나를
위한

제철
밥상

春
夏
秋
冬

나를 위한
제철 밥상

이영미 글 · 김권진 사진

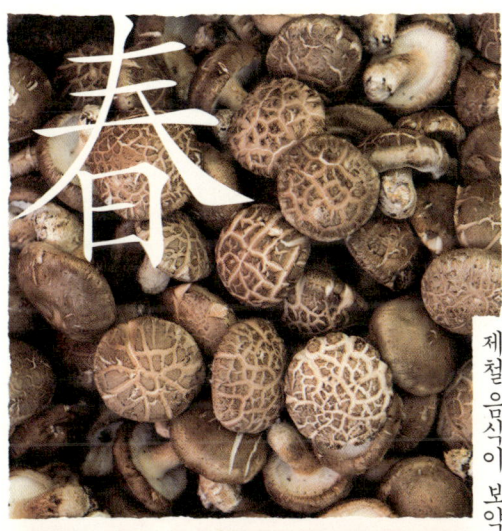

春

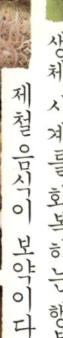

제철 음식이 보약이다.

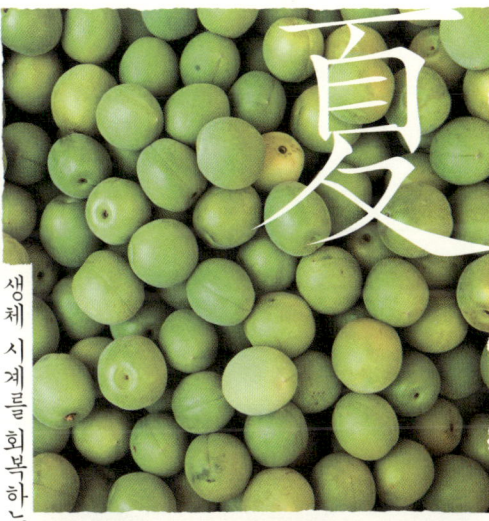

夏

생체 시계를 회복하는 행복한 밥상,

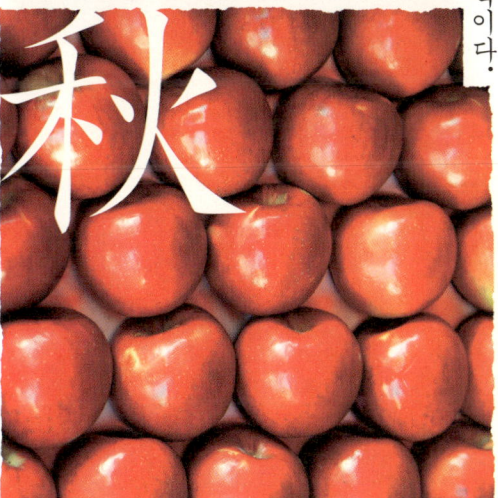

秋

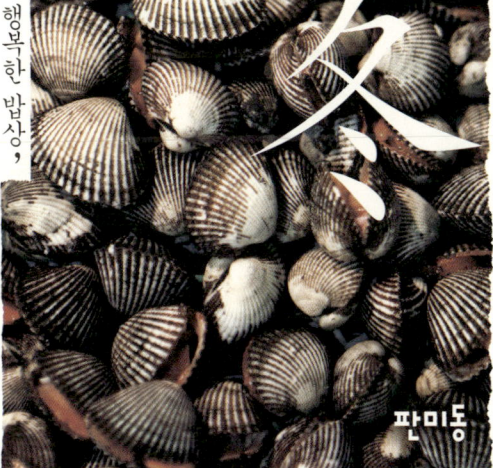

冬

판미동

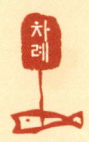

저자의 말 제철 음식으로 차리는 나를 위한 최고의 밥상　7

1부 봄 春

3月 달래와 미나리 향을 맡으며 제철음식을 생각하다　17
　　　베란다는 어느새 장독대　22
　　　이제는 봄 김장이 필요하다　29

4月 봄나물의 변신 — 쑥 튀김, 돌나물 샐러드　34
　　　개망초, 머위, 방풍나물 — 잡초는 없다　40
　　　사촌도 주지 않는 첫 부추　46
　　　매화차와 진달래 화전(花煎) — 봄에만 누릴 수 있는 행복　52
　　　간장 달이고 덤으로 된장까지　56

5月 제철 쪽파와 양파의 기막힌 맛　62
　　　통통한 봄철 바지락과 주꾸미　69
　　　재래시장과 오일장의 보물찾기 — 어린 상추와 산나물들　76
　　　제발 우리, 제철 과일 좀 먹게 놔두세요!　84
　　　생멸치를 본 적이 있나요?　91
　　　싼값에 산 하얀 표고버섯　98

2부 여름 夏

6월 햇마늘 한 단 사서 마늘장아찌 담고고 구워 먹고   107
       매실청 담그기와 먹고 남은 매실 활용법   113
       포근포근한 하지감자 드셨나요?   119

7월 초여름 저렴한 자연산 횟감, 병어   125
       시원한 여름철 식재료 — 오이   130
       시들지 않은 아작한 풋고추를 먹고 싶다   136
       애호박과 오이로 만든 신선한 만두   143

8월 한여름 시원한 콩국수   149
       이제야 밭참외가 나오는구나!   157
       청량음료 없이 여름 나기   164
       물에 씻은 묵은 김치와 짭짤한 강된장찌개   171
       미역냉국과 얼갈이물김치   176

3부 가을 秋

9월 애호박새우젓찌개의 개운한 맛   185
       들깨 듬뿍 넣은 고구마순볶음   191
       추석 음식 — 먹을 것과 추억할 것   197
       가을 전어의 고소한 맛이 돌아왔다   204

10월 콩잎 장아찌, 된장에 박고 멸치젓에 재고   209
        일상화된 '배추 대란' 시대 극복하기   215

제철 맞은 꽃게와 돌게의 맛 — 이것이 밥도둑	223
아릿하고 포근한 가을의 맛 — 토란	229
풋대추와 홍옥 향을 싣고 가을은 지나간다	235

11月 따뜻하고 포근한 햇고구마	240
가을 낙지 — 시원한 연포탕으로 즐기기	246
가을이 깊어갈수록 말랑말랑 대봉 연시	251
무쇠 가마솥 서리태 햅쌀밥에는 윤기가 자르르	257

4부 겨울 冬

12月 김장 끝내면 한 해 김치 걱정이 없다	267
기름 자르르한 고등어 — 가을무 넣고 조리면 일품	273
따끈한 겨울철 음료 — 생강차, 칡차, 대추차	279
매끈하고 부드러운 제철 물미역	286

1月 무농약 감귤 주스와 마멀레이드	292
쫀득 달착지근한 겨울 조개 — 꼬막과 홍합	298
무조림, 들깨 뭇국, 무나물 — 맛있는 무 요리 열전	304
겨울철 생선회의 절정 — 숭어회와 방어회	310
고소하고 부드러운 녹두 맛 — 녹두빈대떡	315

2月 고맙다, 동태	322
겨울의 끄트머리 — 대보름 오곡밥	329
매콤한 석화젓과 고소한 굴튀김, 굴전	336
겨울을 보내는 김칫국, 봄을 맞는 냉잇국	342

> 저자의 말
> 제철 음식으로 차리는 나를 위한 최고의 밥상.

아시다시피 나는 음식에 관한 한 완벽한 비전문가이다. 나는 한국 대중 예술과 연극에 대해 연구하고 글을 써서 먹고사는 사람으로, 음식에 관한 체험을 글로 쓰고 책을 묶어 내기도 했지만, 그것은 내 가욋일이다.

전문 영역도 아닌 음식에 대한 글을 쓰기 시작하면서 발견한 흥미로운 사실이 있다. 시중에 나오는 음식 관련 책은 크게 두 종류이고, 남녀 필자가 다른 경향을 보인다는 점이다.

필자가 남성일 경우 대개 전국 각지의 맛있는 집들을 찾아다니는 방식인 '전국 맛집 기행', 아니 좀 더 정확하게 말하면 '전국 술안주 기행'쯤 된다. 그에 비해 여성 필자들이 쓴 책은 주로 레시피를 첨부한 요리법이 중심이다. 일상적인 반찬이나 간식, 손님 접대용 요리의 조리법이 내용의 대부분을 차지하는데, 그래도 뭔가 '요리'를 가르치는 책이다 보니 평소에는 해 먹기 힘든 다소 어려운 음식들도 많이 소개한다.

음식 책에 드러난 성별의 차이가 말하는 바는 명확하다. 여자는 음식을 하고, 남자는 그걸 먹는다는 현실을 반영하고 있는 것이다. 조금 더 구체적으로 나아가 보면, 여자들은 가족이나 그들이 초청하는 손님을 위해 음식을 하고, 남자들은 가족(대개는 아내일 것이다.)이 해 준 음식에 만족하지 못하고 전국을 돌아다니며 더 맛있는 음식과 술안주를 찾는다는 의미일 수도 있다. 그러니 전국 술안주 기행을 하는 남편을 잡아 두려면 평소에 해 먹는 음식이 아닌, 좀 그럴듯해 보이는 음식을 배우라는 충고처럼 느껴지기도 한다. 이렇게 해석하고 보니, 솔직히 말해서 속된 말로 좀 '빈정 상한다'.

　그럼 내 글은 어디에 속할까? 적지 않은 사람들이 내 글을 '음식 만드는 여자'의 글로 읽는 것 같다. 적어도 음식점 기행이나 맛집 기행은 아니니 아주 틀린 말은 아니다. 하지만 내 글은 요리법을 설명해 주는 글이라기보다는, 내가 해 먹고 사는 음식에 대한 소박한 체험을 적은 수필에 가깝다. 얘기했던 대로 나는 음식 전문가가 아니다. 평론가이기는 하지만 '음식' 평론가는 아니다. 그저 내가 해 먹는 음식, 내가 맛본 음식과 같이 주관적 체험에 국한된 내용만을 쓸 수 있을 뿐이다. 전문가는 자신의 전문 영역에 대한 지식을 이야기하면서 어느 정도 책임을 느끼지만, 음식에 관한 한 나는 전혀 그렇지 않다.

　그래서 나는 음식 이야기를 하는 것이 즐겁다. 내 전문 분야가 아니어서 그렇다. 연극 평론가이자 대중 예술 평론가인 나에게 사람들은 이렇게 이야기한다. "참 좋으시겠어요. 얼마나 재미있는 직업이에요. 우리는 연극 한 편 보기도 힘든데······." 그런데 천만의 말씀이다. 연극이나 텔레비전을 보는 것이 내게는 꽤 고된 일이기 때문이다. 연극 관람은 특히나 중노동이다. 연극 평론을 열심히 하던 시절, 일주일에 연극을 다섯 편 정도 보았다. 화, 수, 목, 금요일에 한 편씩, 주말에 두 편. 이렇게 보려면 정말 죽을 지경이고 입에서 단내가 풀풀 날 정도로 지친다. 텔레비전 보는 건 그 정도로 중노동은 아니나, 엄청나게 긴 시간을 할애해야 하는 '긴 노동'이다. 게다가 남들보다 훨씬 집중하여 보니만큼 더욱 힘이 든다. 가령, 남들은 추억에 젖어 감동하면서 본 '세시봉' 관련 프로그램을 볼 때, 내 머릿속은 온갖 복잡한 분석이 팽팽 돌아가면서 복잡해진다. 게다가 그 가수들이 예전만큼 노래를 못 부르니, 텔레비전 앞에서 혼자 (마치 '남격합창단'의 박칼린처럼) "플랫!"하고 외치는 때가 한두 번이 아니다. 그렇지만 음식 이야기만 하면 기분이 좋아진다. 맛있는 음식을 해 먹는 것이 내 취미이고, 내가 쓰는 음식에 대한 글 역시 소박한 체험을 담고 있다. 그래서 일 년 동안 이 글을 편안하게 쓸 수 있었다.

"명색이 주부인데 음식 만들기가 취미? 노동이 아니고?" 이렇게 반문할 수도 있으리라. 그런데 정말이다. 나에게 요리는 '취미'다. 왜냐하면 나는 '나를 위해' 음식을 만들기 때문이다. 그래서 누군가 내 글을 보고 "남편분은 참 좋으시겠어요."라는 덕담을 해 주면 그다지 기분이 좋지만은 않다. 아니, 좀 더 솔직히 말하면 기분이 확 상한다. 음식 만들기 좋아하는 나로 인해 남편이 덕을 보는 건 사실이겠지만(하지만 남편도 종종 자기가 실험용 쥐가 되는 것이니 그것도 피곤한 노릇이란다.), 그렇게 말하면 마치 내가 남편을 위해서만 음식을 하는 것처럼 되어 버리기 때문이다. 종종 남편 입맛에 맞춘 음식을 하고, 또 남편이 맛있게 먹는 모습을 보며 즐거워하기도 한다. 하지만 그것이 다가 아니다. 내가 '음식 조리권'을 남편에게 넘겨주지 않는 것은 내 입맛에 맞는 음식을 해 먹고 싶기 때문이다. 나는 나를 위해서, 내가 하고 싶을 때 음식을 한다.

감히 이렇게 말하고 싶다. 음식 만드는 건 의무가 아니라 즐거움이어야 한다고. 그래야 함께 먹는 식구들도 즐겁고 행복할 수 있다. 그런데 남편들은 흔히 음식 만드는 것이 아내의 의무이니 잘해야 한다고 생각한다. 자신의 어머니가 만든 옛 맛이 나지 않는다고, 왜 그걸 배워서 그대로 해 주지 않느냐고 은근히 압력을 넣기도 한다. 그럴수록 아내에게 음식 만드는 건 점점 하기 싫은 의무가 되고, 그렇게 만든 음식은 여자의 스트레스가 팍팍 들어간 나쁜 음식이 되어 버릴 것이다.

먹는 즐거움을 위해 기꺼이 없는 시간을 쪼개어 음식을 만드는 나에게, 제철 음식은 그래서 정말 중요하다. 계절의 흐름을 만끽하면서 음식을 맛보는 것, 그리 값비싼 재료가 아님에도 불구하고 자연이 내려 준 제철의 맛을 지니고 있는 것, 그래서 가장 간단한 조리법만으로도 감동적인 맛을 낼 수 있는 것, 그것이 바로 제철 음식이기 때문이다.

나는 지난 18년을 경기도 이천 시골에서 살았다. 30대와 40대를 꼬박 이천에서 보낸 셈이다. 그곳 출신인 것도 아니다. 나는 서울에서 태어났고 아버지 역시 초등학교 때 온 가족이 함께 서울로 이사를 와서 사셨다고 한다. 3대째 서울에서 살고 있으니 토박이라고 해도 과언이 아니다. 학교도 내내 서울에서 다녔고 대학 졸업 후 지금까지 돈을 벌며 살아가는 생활 근거지도 서울이다. 그러다 무슨 바람이 불었는지 우리 부부는 아파트가 아닌, 땅에 붙은 집에 살고 싶다는 생각을 했고 결국 지인이 사는 경기도 이천의 농촌에 자리를 잡았다. 그곳에서 지낸 18년 동안 나는 도시에서는 해 보지 못했던 시골 생활을 만끽했다. 간장과 된장을 해마다 담갔고, 땅속 김장독에서 꺼낸 환상적인 김치 맛을 보았다. 벽난로의 소나무 장작에 고기를 구워 먹었고, 아침마다 갓 따온 두릅과 머위 등으로 초봄의 밥상을 채웠다. 그 행복했던 기간에 쓴 책이 『참하고 소박한 우리 밥상 이야기』(2006)이다.

뼈를 묻을 생각으로 살던 그곳에 76만 5000볼트의 고압선 송전탑이 들어왔다. 건강하게 살고 싶어 들어간 시골이었는데, 이쯤 되니 전자파가 무서워서 살 수가 없었다. 게다가 한국전력은 여태까지 단 한 번도 전자파 위험에 대해 인정한 바가 없고 당연히 보상 같은 것도 한 적이 없다.

우리는 땅과 집을 헐값에 팔고 서울의 아파트로 이사를 왔고, 나는 다시 서울 아줌마가 되었다. 그런데 시골에서 보낸 그 세월이 아주 헛되지는 않았던 듯싶다. 시골에 사는 동안 식재료를 보는 눈이 많이 달라졌다. 이제 시장에 가서 물건을 보면 어떤 상태인지 느낌이 온다. 특히 어떤 것이 제철의 재료인지를 쉽게 판단할 수 있다. 그리고 그 상태를 보면 도매 시장을 거쳐서 오는 물건인지, 아침에 밭에서 바로 뽑아 광주리에 이고 나온 물건인지를 금방 알 수 있다. 또 내가 직접 가꾸어 본 계절을 생각해 보면, 그 재료가 비닐하우스에서 억지로 키운 것인지 노지에서 햇볕과 바람 맞으며 자연스럽게 자란 것인지도 분별할 수 있다.

서울의 시장과 대형 마트에 가면 사시사철 별별 채소들을 다 살 수 있지만, 나는 여전히 한겨울에는 애호박과 풋고추, 오이 같은 비닐하우스 채소를 사지 않는다. 초봄에 나오는 딸기와 참외도 절대 사절이다. 대신 제철이라고 판단될 때는 아주 열심히, 집중적으로 사 먹는다. 도매 시장을 거치지 않고 나온 물건 역시 반갑고 고마운 마음에 구매한다. 그러니 아무래도 대형 할인점보다는 재래시장의 좌판을 자주 이용하게 된다. 별별 재료가 다 나오는 불광동의 재래시장이 정말로 고맙다.

내가 이렇게 제철 식재료에 집착하는 이유는 간단하다. 제철의 재료가 가장 값싸고 가장 맛있고 가장 건강하고 가장 올바르기 때문이다. 계절을 거스르며 채소를 길러 내려면 온도와 습도를 조절하기 위해 석유나 전기 같은 에

너지를 많이 소모하며, 생물체인 재료들의 건강 상태가 좋을 리 없으니 농약을 많이 쓰기 쉽다. 당연히 가격도 비싸지는데 정작 맛은 싱겁고 향도 떨어진다. 철이 아닌 때에 귀물을 먹어 본다는 것 외에는, 아무런 매력도 이득도 없는 셈이다. 이러니 제철 재료를 고집하지 않을 수 없다.

제철 식재료로 음식을 해 먹으면 값싸고 맛있을 뿐 아니라, 계절 감각을 잃지 않아 매 계절이 즐겁다. 도시에서 계절 감각이란 오로지 옷으로만 느낄 수 있을 뿐이다. 하지만 이렇게 제철 음식을 찾아 먹으면, 계절이 오는 것을 고맙고 즐겁게 받아들이고, 또 보낼 때는 아쉬워하며 자연의 감각을 잃지 않을 수 있다. 제철 재료를 찾다 보면 어찌 그리도 철이 금세 바뀌는지. 잠시 미뤄 두고 있으면 어느 틈엔가 장아찌용 마늘이 후딱 지나가 버리고, 향기로운 홍옥도 금방 들어가 버린다. 그러니 재료들 하나하나가 정말로 고맙고 소중하다. 철이 바뀌어 공기 냄새가 달라지고 산의 색깔이 변화하고 하늘빛이 달라지는 것을 민감하게 느낀다. 계절에 따라 내 입속에 들어온 맛있는 것들이 너무도 소중하게 느껴지고 그것을 내려 준 자연이 한없이 고마운 것이다.

이 책이 담고 있는 내용은 음식 이야기라기보다는 재료 이야기라고 하는 편이 더 적확하다. 서울로 이사 온 첫해인 2010년 3월부터 2011년 3월까지 정확히 1년 동안, 장바구니를 들고 다니며 눈에 띄는 제철 재료를 사다 먹고 쓴 글이다. 매주 《중앙선데이》에 연재한 것을 단행본으로 엮으며 수정하였다.

이 책에는 복잡한 조리법도, 화려한 요리 사진도 없다. 그냥 제철 재료의 가장 담백하고 순수한 맛, 일상적으로 먹을 수 있는 평범한 음식들의 이야기이다. 대부분의 요리책은 완성된 요리를 중심으로 하기 때문에 독자의 입장에서는 요리에 필요한 재료를 구해야 한다. 그래서 대개 제철이 아닌 재료를 사야 하는 경우가 있다. 예컨대 초봄에 입맛이 확 도는 상큼한 샐러드를 만들자고 하면서, 새콤달콤한 파인애플 소스와 오이 같은 것을 넣자는 식이다. 그러나 이 책의 중심은 요리가 아니라 '재료'이다. 그냥 장바구니 들고 나가서 가장 싱싱하고 좋은 재료를 사는 것이 우선이다. 초봄에 입맛을 돋우고 상큼한 맛을 원하면 달래나 냉이, 미나리를 먹는 것이 마땅하다는 것이 내 지론이다.

제철 재료는 그 재료가 가장 맛있을 때를 이르는 것이니, 복잡한 조리를 하지 않아도 맛이 있다. 아니, 복잡한 조리를 하지 않아야만 맛있다고도 할 수 있다. 그래야 재료의 맛 그 자체를 즐길 수 있기 때문이다. 얼마나 좋은가. 나처럼 맛있는 것은 좋아하면서 시간도, 돈도 없는 사람에게는 딱 좋은 선택이다. 시각적으로 화려하지 않으면 어떠랴. 입과 코가 이토록 즐거운데.

서울내기로 시골에서 살아 보고 다시 서울로 돌아온 지금, 나처럼 대도시에서 바쁘게 일상을 살아가는 사람들에게 이 책이 도움이 되었으면 좋겠다. 즉 이 책은 대도시에서 제철 음식을 즐기고 싶은 사람들을 위한 책이다. 서른을 넘기면서 20대에는 멀쩡하게 먹고 살았던 패스트푸드나 토스트, 시리얼, 즉석 국이 점점 싫어지는 사람들, 그렇다고 자신을 위해 복잡한 요리를 할 엄두가 나지 않고 시장에 가도 언제 무엇을 사야 하는지 도통 감이 잡히지 않는 사람들에게, 이 책이 매 계절, 매 주일 재미있는 장보기 동반자가 되었으면 좋겠다. 당연히 남녀 불문, 솔로 대환영이다.

이영미

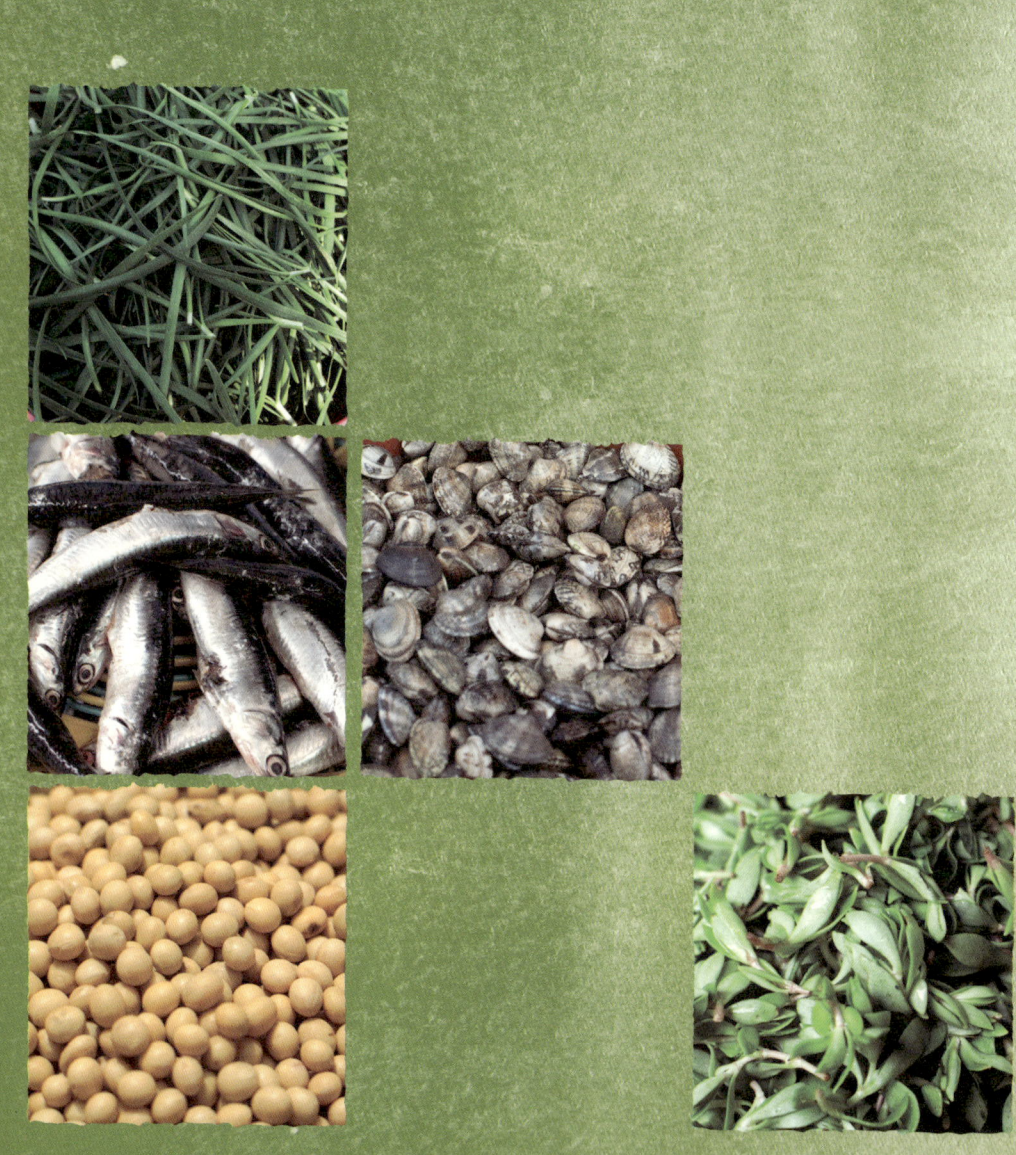

春 夏 秋 冬

달래
미나리
쑥
돌나물
개망초
머위
방풍나물
부추
쪽파
양파
바지락
주꾸미
멸치
표고버섯

春 ⊙ 3月

달래와 미나리 향을 맡으며 제철 음식을 생각하다.

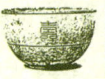

　이천에서 보낸 30대와 40대는 그야말로 제철 재료를 만끽하며 산 세월이었다. 계절마다 땅이 내려 준 것을 고맙게 받아먹었고, 제철이 아닌 재료는 가능하면 사 먹지 않았다. 그리고 다시 서울로 이사를 와 해를 넘겼다.
　다시 찾아온 봄, 나는 시장에 나가 달래와 미나리를 샀다. 달래와 미나리는 겨우내 마트에서 살 수 있었는데, 값도 별로 비싸지 않았다. 달래는 비닐하우스에서 기른 하얗고 깨끗한 것들이었고, 미나리는 미나리꽝에서 뽑아 온 기다란 논미나리였다. 이제 봄이라 보실보실한 흙이 묻은 달래와 밭에서 뜯어 온 연한 미나리 새순이 눈에 띈다. '이런 횡재가 있나.' 하는 심정으로 냉큼 샀다.
　돌아서면서 조금 후회는 했다. '철이 좀 더 지나면 값은 더 싸지고 질도 좋아지는데, 조금 더 참을걸.' 하는 생각이 든 것이다. 4월이 되면 달래는 다소 굵고 흙이 많이 묻은 확실한 노지 것들이 지천으로 깔리고, 길이가 딱 한 뼘쯤 되는 진짜 밭미나리들도 나온다. 서울에 와서 산다고 벌써 이렇게 마음이 급해졌다 싶기도 하다. 하지만 철없다 싶을 정도는 아니었으니, 도로 무를 필요는 없을 듯하다.

제철 음식은 아주 단순히 조리하여 재료의 맛을 만끽하는 게 좋다. 싱그럽고 상큼한 맛으로 먹는 봄나물 같은 것은 더더구나 그렇다.

달래는 봄나물 중 가장 먼저 난다. 추운 겨울을 지내고 땅이 녹자마자 그 연한 것이 가장 먼저 고개를 내민다. 이천 시골집에 살 때 나는 달래를 직접 심기도 했다. 봄에 달래를 한 묶음 사면 도대체 다듬기 귀찮은 자잘한 것들이 꽤 있다. 버리자니 아깝고 다듬으려니 지겹다. 그런 것들을 골라 앞마당 살구나무 아래에 쇠꼬챙이로 구멍을 뚫고 하나씩 쿡쿡 박아 두었다. 그러고는 딱 1년은 잊어버려야 한다. 기다림, 그것도 시골 생활에서 배운 것이다. 지금 바로 심은 것을 몇 주일 후에 수확해서 먹으리라 욕심 부리면 안 된다. 아무리 뿌리를 심었더라도 새로 옮겨 심은 식물들은 첫해에 꽤 심한 몸살을 한다. 그 몸살을 다 끝내고 흙에 적응이 된 이듬해부터 먹을 수 있는 것이다. 달래를 해마다 이렇게 꽂아 두었더니, 서너 해 뒤부터는 봄이면 살구나무 아래에서 꽤 많은 달래가 가느다란 이파리를 내밀었다. 달래가 머위와 함께 가장 먼저 싹을 틔우는 봄나물이란 것도 그때야 알았다. 처음 몇 해 동안은 뿌리까지 먹기가 아까워 밑동까지만 잘라 먹었고, 좀 넉넉해졌다 싶을 때부터는 뿌리도 캐 먹었다. 갓 뽑아 온 싱싱함과 톡 쏘는 진한 달래 향이 어우러져 기막히게 맛있었다.

내가 제일 좋아하는 달래 요리는 달래간장이다. 달래를 다듬어 깨끗이 씻어 썬 다음 간장과 고춧가루, 깨소금을 넣으면 훌륭한 양념간장이 된다. 간장은 집에서 담근 조선간장과 공장제 간장을 절반씩 섞어야 맛이 깔끔하며, 달래 양에 비해 간장의 양을 적게 하여 거의 달래무침처럼 느껴질 정도가 되는

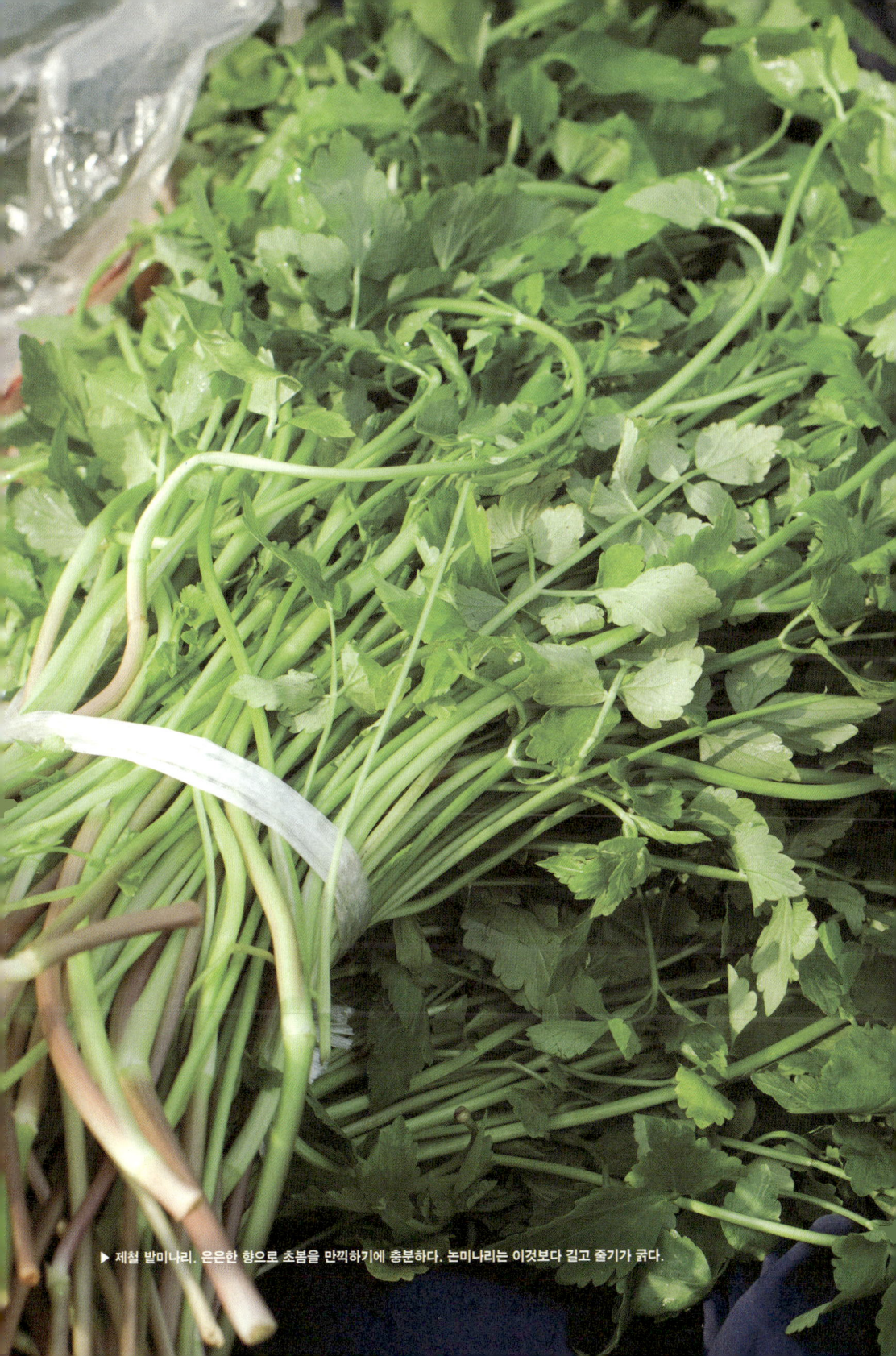

▶ 제철 밭미나리. 은은한 향으로 초봄을 만끽하기에 충분하다. 논미나리는 이것보다 길고 줄기가 굵다.

것이 좋다. 짭짤한 간장에 촉촉하게 잠겨 있는 달래를 젓가락으로 건져, 따끈한 밥 위에 얹어 싹싹 비벼 입에 밀어 넣는다. 와, 상큼한 봄 향기다.

미나리도 연하디연한 것을 샀으니 날것으로 먹어야겠다 싶다. 어찌나 연하고 깨끗한지 다듬을 것도 없다. 깨끗이 씻어 그대로 상에 놓고, 쌈장이나 젓갈, 멸치젓이나 갈치속젓 양념한 것을 함께 차린다. 짭짤한 쌈장과 어우러진 향긋한 미나리 향이 입안에 가득하다. 나머지 미나리는 양배추 샐러드에 얹었는데, 그 맛도 일품이다. 미나리 향만으로도 이렇게 맛있는데, 뭐 하러 값비싼 셀러리를 산단 말인가.

미나리를 먹으니 갑자기 봄의 허기가 찾아왔다. 그다음 날 다시 시장에 갔다. 이번에는 아예 논미나리를 사다 무쳐 먹어야겠다 싶었다. 3월 초부터 4월 초까지는 미나리를 심는 논인 미나리꽝에서 수확한 논미나리도 절정을 이룬다. 그 유명한 청도 미나리도 이때를 제철로 친다.

길쭉한 미나리를 사다 적당히 다듬고 끓는 물에 데쳤다. 미나리는 날것으로 먹을 때에는 비교적 연하다 싶은데, 데치면 질겨지는 느낌이 있다. 씹어 보아 적당한 정도로 익었으면 꺼내 찬물에 헹군다.

나는 미나리무침을 젓갈 양념으로 한다. 그건 순전히 남편 취향이다. 보통 미나리무침은 조선간장과 식초로 새콤달콤하게 무치거나 초고추장으로 무치는 사람들이 많다. 부산 출신인 남편은 멸치젓을 '멧젓'이라 부르는데, "미나리 뭘로 무쳐 줄까?" 하고 물으면 "당연히 멧젓이지."하고 대답한다. 좀 걸진 것을 좋아하면 생젓 국물을 넣고, 깔끔한 맛을 원하면 맑은 멸치액젓을 쓴다. 젓갈과 함께 마늘과 고춧가루, 깨소금 등을 넣어 미나리를 무치면 제철을 맞아 막 달착지근하게 맛이 오르기 시작한 미나리가 멸치젓의 짭짤한 감칠맛과 짝 맞아떨어진다. 와우, 이 맛이야!

이건 무슨 대단한 요리도, 손님 접대용으로 내놓을 특별한 것도 아니다. 하지만 내가 먹기에는 이것보다 더 익숙하고 즐거운 음식이 있을까 싶다. 모두 자연이 내게 내려 준 즐거움이다. 일 년 사계절, 아니 평생토록 이렇게 먹을 수 있으니 이 얼마나 감사한 일인가.

멸치액젓까지 갖추고 살아야 한다고?

- 집에서 김치도 담그지 않고 다소 복잡한 반찬도 해 먹지 않는 사람들은 뭔가를 하려면 우선 갖추어야 할 것들이 참 많다. 그중 가장 기본적인 것은 양념들이다. 흔히 어른들이 '왜간장'이라 부르는 공장제 간장만이 아니라 집에서 담근 조선간장과 몇 가지 젓갈들도 필요하다. 물론 고춧가루와 깨소금(설마 이것을 깨와 소금을 섞은 것이라 여기지는 않겠지? 통깨를 약간만 갈아 놓은 것을 말한다.)도 갖추고 있어야 한다. 특히 젓갈은 갖추지 못한 경우가 많은데, 그런 사람들에게는 우선 멸치액젓 하나만이라도 갖추어 놓으라고 권하고 싶다.

- 멸치액젓은 오래 숙성시킨 멸치젓 위에 뜬 맑은 국물을 의미하는데, 집에서는 멸치젓을 달인 후 고운 무명에 밭쳐 만들기도 한다. 멸치젓이 지닌 강한 감칠맛이 특징이라, 멸치액젓을 쓰면 화학조미료가 전혀 필요 없다. 보통 슈퍼마켓에서 파는 유명 브랜드의 멸치액젓은 국산 멸치만을 재료로 않은 경우가 많고 심지어 멸치가 아닌 다른 생선을 섞어 만들기도 하니, 주의해서 구입한다. 반드시 뒤에 깨알같이 적혀 있는 원재료, 첨가물 등을 꼼꼼하게 읽어 보고 사야 한다. 나는 대개 생협이나 멸치젓 전문 인터넷사이트에서 파는 것들을 구입해 놓는다.

- 멸치액젓은 미나리무침은 물론, 깍두기 등 김치를 담글 때도 필수적으로 쓰는 양념이다. 혹은 어느 날 밤에 맥주가 심히 '당길' 때, 치킨이나 피자처럼 기름진 음식을 시키지 않고 꾹 참으려는데 냉장고에는 오징어는커녕 마른 멸치 쪼가리조차 없을 때, 그냥 양배추를 썰어 깨소금 듬뿍 뿌린 멸치액젓에 찍어 먹으면 아주 좋다. 달착지근한 양배추에 짭조름한 멸치액젓, 거기에 고소한 깨소금이 아주 잘 어울린다.

베란다는 어느새 장독대.

　경기도 이천 시골에서 살다가 서울의 아파트로 이사할 때, 집을 고르며 가장 먼저 고려한 몇 가지 사항이 있었다.

　첫째, 서울치고는 공기가 좋을 것. 시골만큼은 아니지만 적어도 나무가 좀 많이 보이는 곳에서 살고 싶다는 바람은 포기할 수 없었다.

　둘째, 발코니 확장을 하지 않은 집을 고르는 것이었다. 아마 이걸 이해할 사람은 많지 않을 것이다. 남들은 발코니 확장을 하느라고 얼마나 큰돈을 들이는데, 이걸 안 한 '후진' 집을 구하다니! 이유는 딱 한 가지이다. 장을 담가야 하기 때문이다. 이천 시골로 들어가 직접 장을 담그기 시작하면서 나는 간장병, 된장통 들고 친정집 드나드는 일을 끝냈다. 드디어 엄마의 장에서 독립한 것이다. 좀 과장이 섞이기는 했지만 비로소 어른이 된 것 같은 느낌이랄까. 하여튼 엄마표 김치에서 독립했을 때보다 성취감이 훨씬 더 컸다.

　그러니 18년 만에 다시 아파트로 복귀한다고 해서 장을 포기할 순 없었다.

이제 팔순이 된 엄마가 다시 장을 담가 줄 수도 없고, 오히려 내가 장을 담가 갖다 드려야 할 판이다. 조선간장 없이 음식을 할 수는 없지 않은가. 그러니 나에게는 작은 항아리라도 놓을 베란다가 필요했다. 아니면 꼭대기 층을 구해, 옥상이라도 이용해야 했다.

내 또래인 쉰 살 부근의 사람들 중에서조차 이제 장을 담가 먹는 사람을 찾기 힘들다. 그러면서도 장에 대한 결핍감은 30대들도 갖고 있다. 만약 그런 결핍감을 갖고 있지 않다면, 음식을 좀 엉터리로 해 먹었거나 '다시다' 혹은 '맛나' 같은 이름이 붙은 '복합 조미료'에 과다하게 의존하는 경우일 것이다. 조선간장은 소금의 짠맛을 기본으로 하되 콩에서 우러나온 은근한 감칠맛을 주는 양념이다. 슈퍼마켓에서 쉽게 구입할 수 있는 공장제 간장은 일제 강점기에 들어온 일본식 간장으로, 들척지근한 감칠맛이 훨씬 강하고 특유의 향도 강하다. 따라서 이 간장으로는 우리나라 식의 국을 끓일 수가 없다. 그러니 조선간장이 없으면 소금으로 간을 할 수밖에 없는데, 이게 참맛이 나지 않는다.

우리나라의 맑은 국(된장이나 고추장을 넣지 않고 끓이는 국) 중에서, 소금으로만 간을 하는 국은 콩나물국이나 조갯국, 뼈를 고아 만든 설렁탕, 곰탕 같은 종류가 고작이다. 나머지는 모두 조선간장으로 간을 해야 한다. 간이 맞지 않고 뭔가 맛도 없다 싶을 때, 조선간장 한 숟가락을 넣으면 음식의 맛이 완성된다는 느낌이다. 특히 확연한 차이를 보이는 것이 미역국인데, 미역국 때문에 조선간장이 필요하다는 사람이 많다. 그런데 나는 웬만한 고깃국도 소금 간만으로는 영 맛이 나지 않는다 싶고, 나물도 소금보다는 간장에 무친 것을 더 좋아한다. 푹 곤 고깃국물이나 잘 우린 멸치 육수에, 소금 대신 조선간장 한 숟가락을 듬뿍 넣어 보라. 여태껏 겉도는 듯했던 재료의 맛이 확 어우러지면서 입에 짝 붙는다. "아, 이 맛이야!"란 감탄은 바로 이럴 때 쓰는 거다.

조선간장이 없을 경우 쉽게 구할 수 있는 까나리액젓이나 멸치액젓을 종종 쓰기도 한다. 까나리액젓은 멸치액젓에 비해 들척지근한 맛이 덜하고 깔끔하여 조선간장 맛에 근접한다. 하지만 생선으로 맛을 낸 액젓을 어디 콩으로 만든 깔끔한 간장 맛과 비교할 수 있겠는가.

그런데 내가 막상 장을 담가 보니, 솔직히 말해 너무 쉬운 일이었다. 그러니 채광이 잘되는 옥상까지 있었던 아파트 5층에 살 때 장 담그기를 시도해 보지 않은 것은, 순전히 괜한 두려움 때문이었던 것이다. 장독대가 없는 아파트에서는 불가능할 것이라는, 장 담그기가 복잡할 것이라는 두려움 같은 것 말이다. 그런데 엄마는 한옥을 처분하고 고층 아파트의 2층으로 이사를 간 후에도 베란다에서 장을 담갔다. 장 담그기는 미역국 끓이기보다 쉬우니 말 그대로 괜한 두려움이다.

3월 초는 장 담그는 마지막 기회다. 원래 장은 음력 정월 말 정도에 담그는 게 제일 좋다. 그러니 양력으로 치면 2월 말이나 3월 초 정도이다. 날이 따뜻해지면 아무래도 장이 쉽게 상한다. 간장 담그기가 늦어지면 된장 담그는 시기도 따라서 늦어지니, 이때를 놓치지 말아야 한다.

일단 초심자는 메주를 쑤려고 하지 말고 그냥 사는 게 좋다. 메주 띄우기가 쉽지 않을 뿐 아니라, 이미 철도 지났으니 지금은 사는 수밖에 없다. (메주는 햇콩이 시장에 나오는 11월이나 12월경에 쑤어서, 겨우내 말리고 띄우는 과정을 거쳐야 한다.) 메주 고르는 걱정 같은 건 안 해도 된다. 요즘 농협이나 친환경식품점에서 포장 판매하는 웬만한 메주는 다 잘 뜬 것들이다.

메주는 대개 '말' 단위로 판다. 즉, 콩 한 말로 만든 메주를 한꺼번에 파는 것이다. 그런데 이 양이 매우 많고 가격도 꽤 비싸 부담스럽다. 그러니 장을 담글 때 서너 명 정도 멤버를 모아 담그는 것도 방법이다. 사고 싶은 메주를 점찍어 놓고 한 말을 몇 덩이로 만들었는지 미리 확인한 다음, 그 개수만큼 멤버를 모으면 된다. 딱 한 덩이만 가지고 시작하는 게 가격도 양도 만만해서 좋다.

다음으로 필요한 것은 항아리이다. 이천 도자기 판매장에 널린 게 항아리이고, 인터넷에서도 얼마든지 살 수 있으며, 장 담그는 철에는 생협 판매장 같은 곳에서도 항아리를 판다. 인터넷으로 판매하는 항아리는 사이즈도 구체적으로 표시해 놓았으니, 메주 한 덩어리 들어갈 크기의 작은 항아리를 하나 산다. 색깔은 검게 반짝거리는 것을 피하면 되는데, 정 미심쩍으면 좀 비싸더라도 아예 무형문화재 기능 보유자가 만든 '청송옹기' 같은 것을 사는 게 좋다. 값이 좀 비싸다 싶겠지만, 일일이 흙으로 빚어 굽는 항아리라는 게 그리 쌀 수는 없다. 게다가 한 번 사면 평생 쓸 것이라 생각하면 그리 비싼 것도 아니다.

항아리에 물을 붓고 소금(굵은 소금이나 볶은 소금)을 푸는데, 더 이상 녹지 않는다는 느낌이 들 정도로 넣으면 된다. 소금물에 달걀을 띄워서, 물 위로 노출되는 부분이 500원짜리 동전 크기 정도가 되면 적당하다. 물론 더 진해도 상관없다. 장이 좀 짜지기는 하지만 상할 염려가 없으니 나쁘지는 않다. 소금만으로도 음식을 하는데, 이런 간장이라면 감지덕지 아닌가.

이 소금물에 메주를 띄우고(건고추와 숯을 띄우면 더 좋다.), 공기가 통하는 유리 뚜껑을 사다 덮으면 모든 일이 끝난다. 예전에는 아침에 항아리 뚜껑을 열어 놓고 저녁이나 비 오는 날엔 덮는 항아리 관리가 주부의 큰일 중 하나였다. 하지만 위는 유리로 만들어 해를 투과시키고 옆쪽은 작은 구멍을 뚫어 바람을 통하게 하는 신통방통한 뚜껑이 개발된 이후, 이 걱정이 사라졌다.

이제 4주에서 6주 정도만 기다리면 된다. 4~6주가 지난 후에는 메주를 건지고 나머지 간장을 냄비에 넣어 팔팔 끓인다. 어릴 적 구경한 장 담그는 날의 엄청난 노동을 상상하지 말라. 조그만 항아리이니 달이는 장의 양도 큰 냄비 하나 정도면 족하다. 한 김이 나가 항아리에 부어도 깨지지는 않을 듯싶으면, 도로 그 항아리에 부어 놓고 그때부터 먹기 시작하면 된다. 그리고 여름이 지날 때까지는 1~2주에 한 번씩은 들여다보는 것이 좋다. 표면에 뭔가 끼는 듯할 때는 다시 끓여 놓으면 무사하다.

규모로 보자면 소꿉장난 수준이고, 정말 일이라고 할 것도 없다. 그래도 이 정도 양이면 한두 해 충분히 먹고 남는다. 십수 년 전 장을 처음 담가 보고는 '도대체 이 쉬운 걸 왜 여태 안 했담.' 하는 생각이 들었다. 이 생각은 지금도 변함없다.

이천에서 이삿짐을 꾸리면서 한 말들이, 두 말들이 큰 항아리들은 아깝지만 처분했다. 향긋한 장 냄새가 밴 정든 항아리를 남에게 보내려니 섭섭하기가 이를 데 없었다. 하지만 어쩌겠는가. 아파트 크기에 맞는 작은 항아리만 몇 개 들고 서울로 이사를 왔다.

그리고 아파트 베란다에 작은 항아리를 놓고 메주를 딱 한 덩어리 넣어 장을 담갔다. 이제 장을 많이 담가 퍼 주지는 않을 테니, 두 식구에 이 정도 양이면 족하다.

참, 간장에서 건진 메주는 어떻게 하느냐고? 그 메주가 된장의 주재료이다. 하지만 이 글은 여기까지. 신구 선생은 아니지만, 오늘 내 마지막 멘트는 이거다. "4주 후에 뵙겠습니다."

🍲 주의! 장 담글 수 없는 조건

- 대도시 아파트에서도 장을 담글 수 있다고 큰소리를 뻥뻥 치기는 했지만, 솔직히 말해 아무 집에서나 다 장이 되는 것은 아니다. 장이 썩지 않고 제대로 발효되기 위해서는 해와 바람이 필요하다. 그러니 반지하나 바람이 잘 통하지 않는 집, 창문 하나 열기 힘든 오피스텔 같은 곳에서는 장 담그는 게 불가능하다.

- 남향의 베란다, 혹은 동향의 베란다 정도는 되어야 해가 잘 든다. 가장 좋은 것은 물론 해 잘 드는 옥상이다. 동향 아파트의 저층이라면, 비스듬한 해밖에 쬘 수 없으므로 장 담그기는 다소 위험하다.

- 베란다 창문을 수시로 열어 놓을 수 있어야 한다. 간장에 비해 된장은 훨씬 긴 숙성 기간이 필요하고, 곰팡이가 생길 가능성이 높기 때문에 통풍이 잘 되는 곳이어야 한다. 게다가 된장이든 간장이든 쿰쿰한 냄새를 폴폴 내뿜는다. 당연히 창문을 열어 놓는 시간이 많아야 한다. 따라서 창문을 오래 열어 놓을 수 없는 집에서는 아쉽지만 장은 포기해야 한다.

🍲 뭐부터 구입해야 실수가 없을까?

- 일을 하다 보면 완전히 순서를 거꾸로 잡아서, 꼬여 버리는 경우가 종종 있다. 사실 경험자란 별 게 아니다. 일을 효율적으로 풀어 가는 순서를 아는 사람이라 해도 좋다. 장을 담그려고 하면 뭐부터 사야 할까? 아무것도 없이 새로 시작하는 사람이라면 메주부터 구하는 것이 좋다. 물론 소금은 좋은 것이 보이면 미리 사 놓는다. 썩는 것 아니니까.

- 왜 메주부터 사느냐고? 메주 사이즈를 봐야 그에 맞는 항아리를 구입할 수 있기 때문이다. 항아리를 너무 작은 것으로 사서 "항아리 입구로 메주가 안 들어가!" 하고 소리를 치게 되면 곤란하니까.

- 항아리를 살 때에는 간장 항아리와 된장 항아리를 함께 산다. 어차피 몇 주 후에 메주를 건지면 또 된장 항아리가 필요하다. 게다가 된장은 두어 해 묵혀야 먹기 때문에 여러 개가 필요하다. 간장 항아리는 입구로 메주 덩어리가 들어갈 크기로 골라야 하지만 된장은 물러진 메주를 부수어 담그기 때문에 간장 항아리보다 작은 것이 좋다. 따라서 항아리는 간장 항아리 한 개, 작은 된장 항아리 두세 개 정도를 미리 사 놓는다. 아파트 베란다에 항아리 식구들이 조롱조롱 늘어서 있으면 보기에도 정겹다.

- 항아리를 구입한 후 그 크기에 맞추어 유리 뚜껑도 구입한다. 유리 뚜껑을 쓰면 항아리에 딸려 온 뚜껑을 쓰지 않게 되는데, 좋은 항아리 뚜껑은 채소 접시로 써도 멋지다.
- 간장은 반드시 덩어리 메주로만 담근다. 말하자면, 덩어리 형태가 아니고 콩 알갱이가 하나씩 굴러다니는 개량 메주나 메주 가루를 사면 간장을 담글 수는 없다는 말이다. 이런 메주는 오로지 된장이나 고추장 담글 때만 쓴다. 인터넷에서 메주 사진만 보고 무턱대고 '클릭' 했다가는 낭패를 볼 수도 있으니 조심할 것.

春·3月

이제는 봄 김장이 필요하다.

18년 시골 생활에서 얻은 가장 큰 수확이라면 여러 채소와 과일들의 제철을 알게 된 것일 게다. 아니 더 나아가 그 '제철'이라는 게 얼마나 중요한지, 제철을 맞추지 못한 작물이 얼마나 형편없어지는지를 알게 된 것이라고 할 수 있다.

솔직히 고백하자면 시골에 내려가기 전까지는 배추가 사시사철 잘 자라는 식물인 줄 알았다. 배추나 무, 상추 같은 기본적인 채소는 시장에 가면 늘 지천으로 깔려 있으니, 서울내기인 내가 그렇게 생각한 것도 무리가 아니다. 봄과 여름에 얼갈이배추나 열무김치를 먹는 것도, 그저 시원한 국물김치를 담그려고 채 자라기 전의 어린 배추와 무를 뽑아 쓰는 것인 줄 알았다. 푸른 채소는 그저 모두 봄에 싹이 터서 더운 여름에 쑥쑥 자란다고 생각했다. 매일 먹는 김치 재료의 제철도 몰랐으니, 말 그대로 철이 없었다고 할까.

직접 밭에 씨를 뿌려 보니, 놀랍게도 배추와 무는 너무 더운 여름철에는 잘 자라지 않는 채소였다. 더운 여름에는 싹도 틔우지 못하고 잘 자라지도 못할 뿐 아니라, 심지어 벌레들이 파 먹어 이파리 형체조차 알아볼 수 없게 된다. 대신 시원한 날씨에서 잘 자라고, 얼지만 않으면 추위도 곧잘 견디는 식물이 바로 무와 배추라는 사실을 알게 되었다.

왜 김장 김치가 특별히 맛있는지도 그때야 깨달았다. 김장을 하는 11월 말과 12월 초야말로, 통배추와 무가 가장 달고 맛있는 때인 것이다. 추운 겨울에 땅에 묻어 놓아서 김치가 맛있는 줄로만 생각했지, 그게 제철 재료의 맛인 줄을 몰랐던 셈이다.

그러니 봄에 씨를 뿌려 여름에 키우는 통배추는 영 맛이 없다. 내가 어릴 적만 해도 알이 빡빡하게 밴 통배추를 '호배추'라고 불렀다. 말하자면 외래종 배추라는 말이다. 지금도 씨앗 파는 가게에 가서 '조선배추'를 찾으면, 얼갈이배추와 비슷하게 생긴 배추 사진이 붙은 씨앗을 준다. 즉 조선배추는 호배추처럼 통통하게 결구(結球)를 하지 않는다. 그래서 지금은 그저 여름에 얼갈이배추처럼 먹는 용도로만 키운다. 얼갈이배추보다 다소 잎이 넓고 길이가 짧게 자라는 조선배추는, 시장성은 낮지만 맛이 좋아 집에서 먹을 용도로는 키우는 사람도 적지 않다.

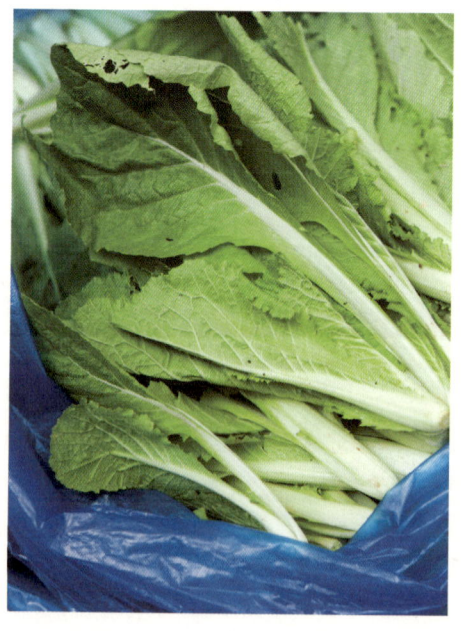

▶ 얼갈이배추 속음은 겉절이용으로 좋다.

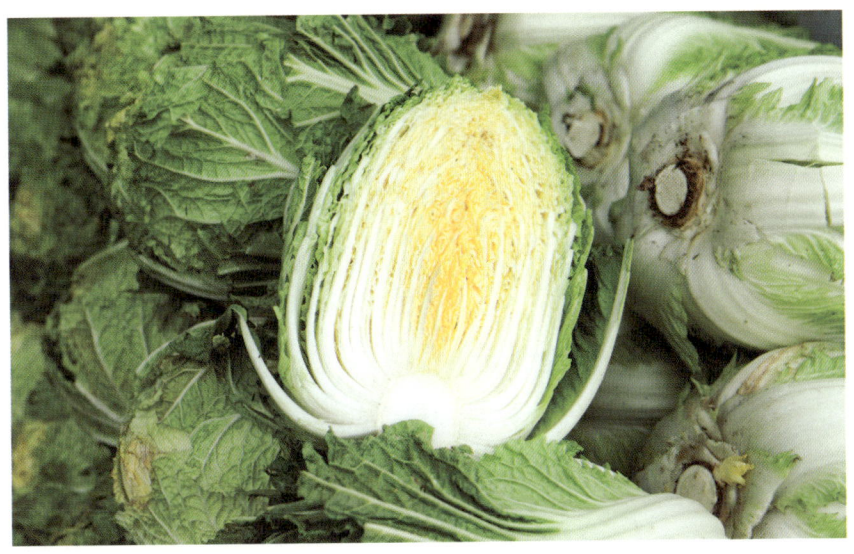

▶ 이렇게 속이 통통하게 들어찬 통배추는 늦가을 김장철에나 나온다.

　통배추를 봄과 여름에 키우기 힘든 것은 당연하다. 통배추는 3개월 이상 키워야 제대로 알이 들어차는데, 봄에 씨를 뿌려도 여름이 되기 전에 수확하기가 쉽지 않다. 날이 너무 더우면 병충해에 매우 취약해지고 잘 자라지도 않는다. 가까스로 6~7월경에 수확하도록 일정을 잘 맞추어도, 여름철 통배추와 무는 싱겁다. 봄에는 배추가 너무 빨리 자라 버리기 때문이다. 그에 비해 김장용 통배추는 8월 초에 씨를 뿌려 100일을 키운다. 100일을 꼬박 채워 키운 이 '백일 배추'를 김장용으로는 최고로 친다. (김장철에 장에 나가 보면, 겉으로 보기에는 멀쩡해 보여도 90일 배추, 80일 배추도 허다하다.) 가을에 자라는 배추는 날이 시원해지면서 점점 푸르고 우람해진다. 그러고는 찬 이슬과 서리가 내리면서 제 스스로 통통하게 결구를 한다. 또한 날씨가 차가워지면서 봄에 꽃을 피울 양분을 저장하기 위해 자기 몸에 단맛을 한껏 지니게 된다. 그러니 가을의 통배추가 맛있는 것이다. 날이 더워지면서 허우대만 훌쩍 커 버리는 여름 통배추와 비할 바가 아니다.

3월 하순은 겨울의 통배추가 마지막으로 나오는 때이다. 이 시기가 지나면 배추 속에서 꽃대가 올라온다. 그러면 9월이 될 때까지는 싱거운 여름 통배추로 만족해야 한다. 여름에는 강원도 등지의 고랭지에서만 생산되고, 그나마 장마에 홍수라도 나면 배추 품귀 현상이 생겨 '김치가 아니라 금치'라는 소리가 나온다. 이렇게 통배추가 나오지 않는 철에는 약품을 사용하여 긴 기간 저장한 배추들이 시장에 나온다는 말까지 있다.

그러니 겨울의 맛있는 통배추가 남아 있는 바로 이때 봄 김장을 하는 게 현명하다. 봄 김장이란 걸 예전에는 생각할 수도 없었지만, 이제는 김치냉장고가 보급되어 충분히 가능해졌다.

그렇다고 겨울에 김장하듯 많이 할 필요는 없다. 지금부터 여름까지는 채소가 풍부하고 얼갈이배추, 열무, 오이 등 다양한 김치 재료들이 나오는 때라서 열무김치나 오이소박이, 오이지 같은 여름 김치들을 담가 먹기 때문이다. 그저 5~6포기 정도 가볍게 담가 놓고 9~10월까지 간간이 통배추 김치가 먹고 싶을 때 꺼내 먹으면 된다. 김치찌개나 김칫국, 김치전 같은 음식은 확실히 김장 김치로 해 먹어야 제맛이다. 김치냉장고에 넣어 두면, 겨울철 김장처럼 오징어나 생태 같은 해물을 넣어도 김치가 상하지 않는다. 자잘한 김장용 생새우가 시장에 나오지 않는 것이 좀 문제이지만, 큰 새우를 갈아 넣거나 마른 새우를 가루로 내어 넣으면 맛을 낼 수 있다. 게다가 요즘은 봄에도 절인 배추를 판매하는 데가 있으니, 정말 세상 좋아졌다.

사실 사시사철 통배추를 사다가 김치를 담가 먹어야 한다는 생각은 최근 몇십 년 동안 생긴 고정관념 중의 하나이다. 김치는 으레 통배추로 담가야 한다는 고정관념에, 그런 제철 모르는 소비자들을 겨냥하여 최첨단 농사 기술로 통배추를 생산해 시장에 내놓은 결과다. 그러나 그 최첨단 농사 기술이라는 것의 상당수가 비료와 농약 등을 많이 쓸 수밖에 없는 방식이다. 철이 맞지 않아 생기는 과도한 병충해 때문에 농약을 많이 쓰게 되는 것이다. 이렇게 기른 통배추가 한여름에도 시장에 깔려 있으니 소비자들은 또 아무 생각 없이 사다 먹고, 결국 자연을 거스르는 악순환이 반복된다.

제철을 따지지 않는 철없는 소비자들은 결국 별로 맛도 없고 건강에도 그리 좋을 게 없는 재료를 사다 먹으니, 그게 무슨 좋은 일이겠는가. 여름에는 여름 채소로 담근 김치를 먹고 사는 게 순리이고, 그것이 가장 맛있고 건강하게 먹고 사는 방법이다. 정 통배추 김치를 먹고 싶으면 겨울에 김장을 넉넉히 하거나 봄에 김장을 한다. 가장 값싸고 맛있는 재료가 나올 때 담근 김치를 두고두고 먹는 것이 현명하다.

김장은 어떻게 하느냐고? 그건 가을, 김장 이야기를 할 때 알려 주겠다.

한여름 김치찌개와 김칫국 재료로 쓰는 김치도 봄 김장 때 담그는 게 편하다.

- 봄 김장을 하지 않던 때는 한여름에 먹을 김치도 모두 초겨울 김장철에 할 수밖에 없었다. 4월에 먹을 김치, 6월에 먹을 김치, 8월에 먹을 김치 등으로 나누어, 애초에 소금을 더 넣어 점점 짜게 담그는 비법을 지닌 '묵은지의 고수'들의 방법이다. 하지만 이제 그럴 필요는 없다. 봄에 담그면서 그냥 해물의 양만 좀 줄이면 된다. 해물을 넣으면 맛이야 있겠지만 돈이 들지 않는가. 어차피 찌개와 국을 끓이면서 고기나 멸치 등을 첨가할 것이니, 그저 엔간히 버무려 놓아도 찌개용으로는 손색이 없다.

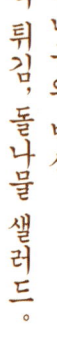
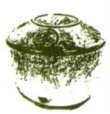

봄나물의 변신
쑥 튀김, 돌나물 샐러드.

요즘은 날씨가 하도 변덕스러워서 기온을 가늠할 수가 없기는 하지만, 그래도 봄은 봄이구나 싶다. 어쩌다가 햇빛이 쨍 하고 나는 날, 도타와진 봄볕의 부피가 손으로 만져질 듯한 이 느낌은 봄이 아니고서는 느껴 볼 수 없다. 이런 날에는 아무리 아스팔트 천지의 대도시라 할지라도 봄볕이 사르르 내려앉은 잔디밭이나 화단 한구석에 보송보송 머리를 내민 쑥을 볼 수 있다.

예로부터 봄에 신선한 나물을 먹어 온 데에는 여러 가지 이유가 있었을 것이다. 환절기가 되면 우리 몸이 비타민 등을 필요로 하는데, 온실 재배가 일반화되기 전에는 겨우내 제대로 된 채소를 먹기 힘들었다. 겨울철 채소라고는 고작 김장 김치 정도였으니 새봄에 땅에서 올라오는 것들부터 부지런히 캐어 먹었을 것이다. 하지만 그 이유 때문만은 아니다. 이런 나물들 중 이 계절을 놓치면 못 먹게 되는 것들이 태반이다. 일 년 중 음식 재료가 가장 맛있는 때를 골라 먹으려니 바로 이 계절에 봄나물을 먹은 것이 아닐까. 나물도 제철이 있는 것이다.

초봄이 되자마자 가장 먼저 먹을 수 있는 나물은 달래, 냉이, 쑥, 돌나물 등이다. 달래와 냉이는 추위를 견디는 힘이 강하여 이파리를 내놓은 채 월동을 한다. 얼음이 녹고 날이 조금 풀리면 월동하던 지저분한 이파리들 사이로 비교적 깨끗한 새잎이 조금씩 피어나는데, 이때 냉이를 먹는다. 이 시기가 지나면 바로 꽃대가 올라오기 때문에 냉이는 오로지 한철에만 먹을 수 있다. 달래는 꽃이 비교적 늦게 피기는 하지만 날이 더워지면 맛이 싱거워진다. 희한하게도 겨울에서 봄으로 넘어가는 바로 그 시기에만 달래의 톡 쏘는 매운 향이 살아 있고, 그 뒤에는 그 맛이 점점 약해진다.

쑥도 먹는 철이 있다. 봄과 가을, 두 계절에 새싹이 나는데, 그때만 나물로 먹을 수 있다. 여름이 되면 어른 허리께까지 크게 자라 어릴 적의 솜털 보송보송한 모습은 찾아볼 수도 없게 된다. 그 왕성한 생명력이 정말 징그러울 지경이다. 밭에다 쑥을 조금만 방치하면 그냥 밭 전체를 뒤덮어 버린다. 말 그대로 '쑥대밭'이다. 시골에 살면서야 '쑥대밭이 되었다.'는 말이 무슨 뜻인지 확실히 알게 되었다. 이렇게 많이 자란 쑥은 약으로만 쓸 수 있다.

돌나물(돈나물이라고 하기도 한다.)도 여름이 되면 먹을 수 없다. 새순이 뾰족뾰족 올라오는 초봄에는 저것이 언제 자라랴 싶지만, 날이 따뜻해지면 나름대로 길이가 길쭉해지고 초여름에 접어들면서는 곧장 노란 꽃이 피어 버린다. 그러니 꽃망울이 생기는 시기부터는 더 이상 먹을 수 없다.

흔히 초봄에 먹는 봄나물 요리란 뻔하다고 생각한다. 쑥이나 냉이로 국을 끓이거나 데쳐서 무쳐 먹고, 혹은 달래무침 같은 것을 해 먹으면 그만이라는 생각 말이다. 이런 것들은 봄에 한두 번은 꼭 먹어야 직성이 풀리는 음식이기는 하지만, 그저 한두 번으로 족하고 늘 먹게 되지는 않는다. 게다가 아이들은 질긴 냉이무침이나 톡 쏘는 달래무침을 입에도 대지 않으니, 아이들에게 봄나물 한 번 먹이기란 참으로 어렵다.

봄나물을 다양하게 먹는 방법이 없지는 않다. 우선 돌나물은 좋은 샐러드 감이다. 흔히 샐러드를 하려면 온실에서 키워 낸 양상추에다 역시 온실에서 키운 색색의 파프리카, 셀러리, 오이 등의 채소들을 쓴다. 주섬주섬 장바구니에 넣다 보면 어느새 1, 2만 원을 훌쩍 넘는다. 비싼 기름값 들여 가며 키웠으니 이 정도는 받아야지 생각하면서도 사 먹는 사람 입장에서는 부담이다.

이럴 때 생각을 바꾸어야 한다. 온실 재배를 하지 않은 제철 채소를 골라 샐러드를 만드는 것. 이것도 얼마든지 가능하다. 내가 요즘 해 먹는 샐러드는 돌나물이 주재료이다. 돌나물은 그저 연하고 시원하기만 한 나물로, 향도 맛도 거의 없다. 그래서 샐러드 감으로 아주 적당하다. 여기에 양파나 달래 이파리를 넣고, 향이 강한 것이 필요하면 참나물이나 미나리를 손으로 뜯어 넣는다. 참나물 역시 이 시기에 나오는 제철 나물이고 셀러리를 넣은 듯한 강한 향이 난다.

아작거리는 오이처럼 씹히는 맛이 있는 재료가 필요하면 달착지근한 배나 야콘을 썰어 넣어도 좋다. 나는 샐러드 재료로 배보다 덜 달고 씹는 맛도 좋은 야콘을 즐긴다. 배는 물이 너무 많고 육질도 연해서 자칫 부스러져 샐러드가 지저분해질 수 있다.

소스는 취향대로 고른다. 나는 집에 있는 재료를 즉석에서 이용하는 편이다. 새콤달콤한 마늘장아찌 국물에 간장을 약간 섞어 채소에 끼얹고, 참기름이나 들기름을 뿌린다. 시판되는 오리엔탈소스와 맛이 비슷한데, 훨씬 더 담백하다. 약간 더 새콤한 것이 좋으면 올리브유와 발사믹식초를 넣고 소금을

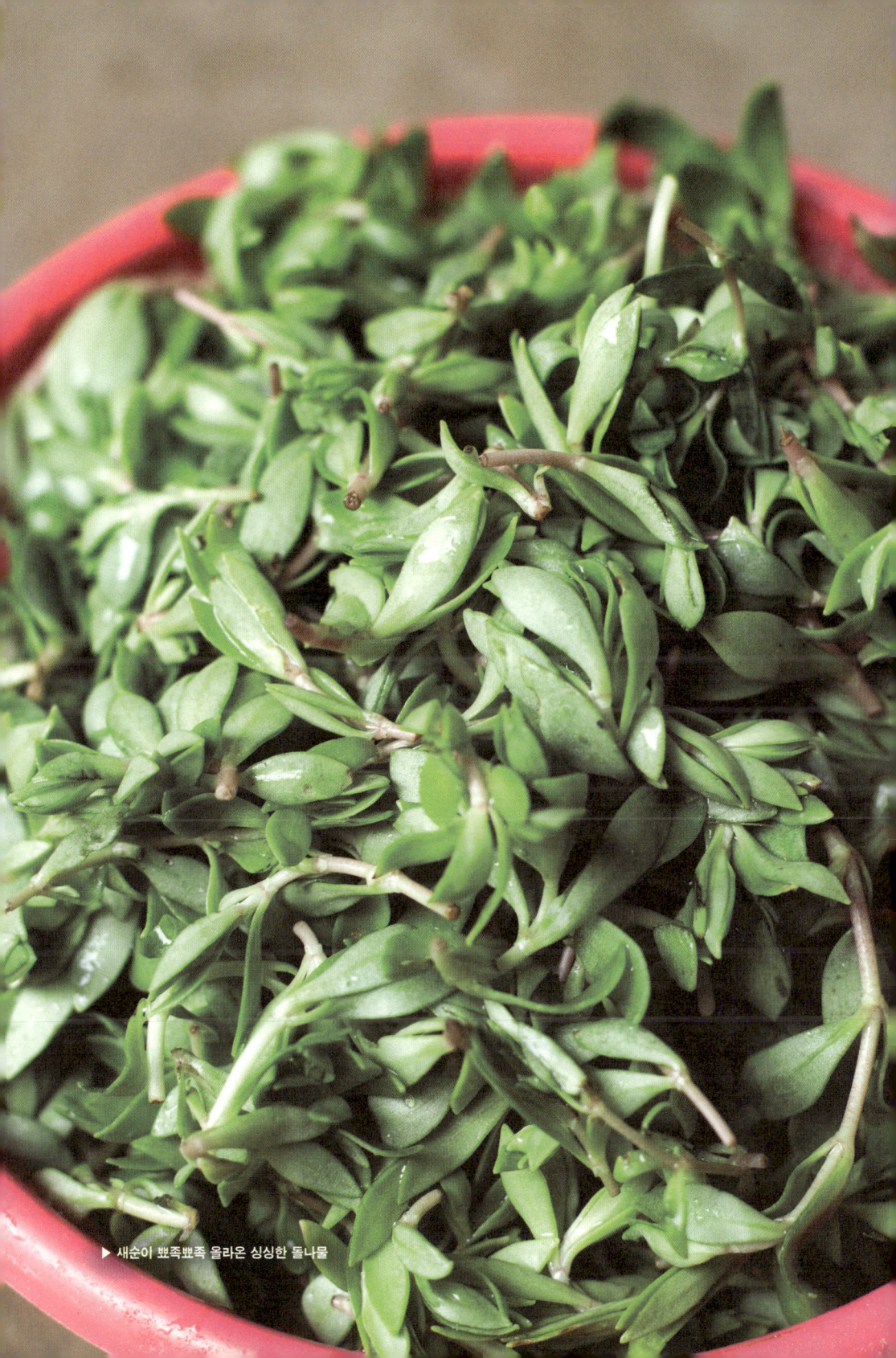

▶ 새순이 뾰족뾰족 올라온 싱싱한 돌나물

약간 뿌려 섞어 먹어도 아주 편하다.

한편 쑥은 한 봉지 사다가 국 한 번 끓여 먹으면 남은 것이 냉장고 속에서 썩어 가기 십상이다. 쑥국은 여러 번 데우면 한약 냄새 같은 것이 나서 맛이 없어지니 한꺼번에 많이 끓일 수가 없다. 그래서 쑥을 사면 늘 절반은 버리게 되고, 그 생각에 다시 사기가 꺼려진다. 이럴 때는 튀김을 해 보는 것도 좋다. 냉장고 안에서 이리저리 밀려다니는 쑥을 다듬어 씻은 다음, 이파리 모양을 그대로 살려 튀김옷을 살짝 묻힌 후 기름에 튀긴다. 마치 쑥갓 튀김을 하듯 튀기면 된다. 향긋한 쑥과 고소한 튀김옷이 아주 잘 어울려, 반찬으로도 좋고 간식으로도 그만이다.

쑥을 보면 떡 생각이 간절해지는 사람이 많다. 집에 쌀가루가 있으면 즉석에서 쑥버무리를 해 먹기가 식은 죽 먹기만큼 쉽겠지만, 떡집에 부탁해야 살 수 있는 축축한 쌀가루를 갖추고 살기란 쉽지 않다. 이런 경우에는 찹쌀가루로 전병을 해 먹는 방법이 있다. 제품화된 찹쌀가루를 쉽게 구할 수 있기 때문이다. 쑥을 다듬어 데친 다음, 물을 약간 섞어 믹서에 곱게 간다. (가는 것이 귀찮으면 칼로 잘게 썰어도 괜찮다. 맛은 이쪽이 더 나은데, 단지 반죽할 때 좀 귀찮다.) 걸쭉한 이 액체에 찹쌀가루와 소금을 약간 넣어 반죽한 다음, 프라이팬에 기름을 두르고 동글납작하게 부친다.

다 익은 전병은 설탕이나 물엿에 찍어 먹는데, 신선한 쑥 향이 기가 막히다. 전병을 찍어 먹을 때 '엣지 없이' 맑은 이온 물엿을 내놓지는 않겠지? 당연히 노란 조청에 찍어 먹어야 제맛이다. 이쯤 되면 쑥국에 입도 대지 않던 아이들도 달려든다.

🍱 양상추로만 샐러드를 만든다는 고정관념을 버리자

- 샐러드는 그냥 서양식 생채라고 생각하면 된다. 그래서 맛이 연한 채소로는 다 샐러드를 할 수 있다. 앞에서 이야기한 생미나리나 달래는 물론 양상추 대신 그냥 상추를 써도 괜찮다. 단 이런 채소는 물이 적고 뻑뻑한 감이 있으니, 야콘처럼 물이 많고 아작거리는 채소를 좀 섞는다. 여름이 되면 오이와 토마토, 파프리카 같은 채소들이 다 제철을 맞으니 그런 재료는 그 계절의 샐러드 재료로 남겨 놓으면 된다.

🍱 전병 부칠 때 찹쌀가루 반죽은 된 반죽으로

- 송편 반죽 정도의 농도면 된다. 만두 반죽도 비슷하긴 한데, 아무래도 쌀가루가 점성이 떨어지니 말랑하지 않다. 밀가루로 부추전을 부칠 때처럼 물을 많이 부으면 안 된다는 말이다. 밀가루는 묽게 반죽해도 열을 가하면 그대로 익으며 굳는 데 반해, 찹쌀은 밀가루 전병 하듯 묽게 반죽하면 프라이팬에서 죽처럼 되어 버린다.
  따라서 삶은 쑥을 믹서에 갈 때는 물을 조금만 넣어야 한다. 자칫 물을 많이 넣으면, 나중에 반죽할 때 농도가 지나치게 옅어져 맛이 떨어진다.

- 쑥 물이 든 찹쌀 반죽을 동글납작하게 만들어 프라이팬에 기름을 두르고 지지는데, 찹쌀 반죽은 점성이 적어 반죽 상태로는 얇게 만들 수 없다. 얇게 만들려고 하면 자꾸 부서지고 끝이 갈라진다. 고민하지 말고 두꺼운 채로 그냥 부치라. 팬에 부치기 시작하면 찹쌀이 익으면서 반죽이 점차 말랑해지는데, 이때 뒤집으면서 눌러 얇게 만들면 된다.

🍱 맛있는 쑥버무리 만들기

- 맛있는 쑥버무리를 원하는 사람이 의외로 적지 않다. 쑥버무리를 만들려면 미리 떡집에 부탁하여 쌀가루를 사다 놓아야 한다. 마른 쌀의 가루가 아니라, 불린 쌀을 갈아 놓은 축축한 쌀가루 말이다. 떡집에서는 꼭 필요한 만큼만 떡가루를 빻기 때문에, 미리 부탁하지 않으면 사기 힘들다.

- 쌀가루에 소금과 설탕으로 살짝 간을 하고, 깨끗이 씻은 쑥을 가루와 잘 섞는다. 그러면 쑥에 남아 있는 물기에 가루가 뒤범벅되는데, 그때 냄비에 찜 받침을 놓고 찐다.

- 찜 받침에 소창이나 베 헝겊을 깐 후 그 위에 떡을 얹는데, 깔 것이 없다면 커피 여과지를 펴서 몇 장 깔아 놓고 쪄도 아쉬운 대로 괜찮다.

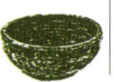

개망초, 머위, 방풍나물 잡초는 없다.

시장에 나가면 봄나물이 지천이다. 지금은 시장에서 나물을 보면 입맛을 다시지만, 사실 나물을 제대로 해 먹기 시작한 것은 결혼 후에도 상당한 시간이 걸려서이다. 고기나 생선 같은 동물성 재료들은 재료 자체가 워낙 맛있어서 소금만 있으면 맛있게 먹을 수 있다. 어른들이 '남의 살' 맛이라고 하는 동물성 단백질의 맛 때문이다. 하지만 나물은 다르다. 재료의 맛도 있지만 양념과 조리 방식에 따라 맛이 크게 달라지는 게 나물인데, 어릴 적 나물을 잘 먹지 않고 자란 입맛으로는 나물 반찬을 잘할 수가 없는 것이다. 게다가 서울내기인 나는 시장에 깔려 있는 연초록빛의 그 수많은 나물들을 구별해 낼 수 없었다.

20년을 시골에서 살다가 서울로 돌아와 첫봄을 맞으니, 가장 간절한 것이 봄나물이었다. '지금쯤 문밖에 나가면 나물 천지인데…….' 하는 생각에 두고 온 흙과 식물들이 간절히 보고 싶다. 이천에서 산 20년 동안 봄부터 여름까지

나물이란 걸 사 본 기억이 거의 없다. 밥 안쳐 놓고 문밖을 나서면 온갖 나물이 지천이었다. 머위나 참나물 등 먹을 만한 나물이 보일 때마다 캐서 집 앞에 심어 놓았는데, 이제는 그걸 못 먹다니 참으로 아깝다.

서울로 온 뒤 시장을 찾았더니 20년 전에는 눈에 들어오지 않던 것이 보였다. 머위였다.(머우, 머구라고도 한다.) 아, 초봄 머위를 시장에서도 파는구나! 머위는 그저 한여름에 거대한 머윗대로만 시장에 나오는 줄 알았는데. 20년 전에도 머위가 있었으련만 그땐 뭐가 뭔지 몰라 그냥 지나쳤으리라. 이 계절, 가장 눈앞에 삼삼했던 것이 머위였는데 이렇게 시장에 만나니 약간 과장하자면 고향 친구를 만난 것처럼 반가웠다. 머위 말고도 취와 땅두릅도 있었지만 별로 사고 싶진 않았다. 중부 지방에서 취나 두릅은 5월이 되어야만 나오는 나물이다. 그러니 제철도 아닌 4월 초에 꽤 자란 취가 나온다는 것은, 남부 지방의 비닐하우스에서 석유깨나 잡아먹으면서 큰 것일 게다. 땅두릅을 두릅과 착각하여 사는 사람이 있는데 이 둘은 맛의 급이 전혀 다르다.

머위는 꽤 쌀쌀한 날씨에도 넓고 푸른 잎을 펼치며 자란다. 마치 한여름 호박잎처럼 땅속줄기 가는 곳마다 쑥쑥 솟아오른다. 손으로 만져 보아 뻣뻣해지기 이전의 여린 잎을 따서 먹는데, 쌉쌀한 그 맛이 아주 매력적이다. 날이 따뜻해질수록 쓴맛이 더 강해지니 지금이 부지런히 따 먹을 때다. 한여름이 되면 이파리가 어른 머리만 해지고, 줄기는 허벅지까지 올라온다. 그때는 이파리는 버리고 줄기만 베어다 껍질을 벗겨 볶거나 조려 먹는다. 그 맛도 일품이지만 초봄에 맛볼 수 있는 쌉쌀한 머위 잎은 봄철 입맛을 확 돌게 하니, 이 맛을 포기할 수 없다. 그래서 그랬던가. 절에서 큰스님 시봉하는 행자가 봄철 머위를 밥상에 세 번 못 올리면 쫓겨나도 할 말이 없다는 말이 있단다.

머위의 여린 잎은 데쳐서 쌈장을 곁들여 싸 먹는 것이 가장 맛있고 먹기 편

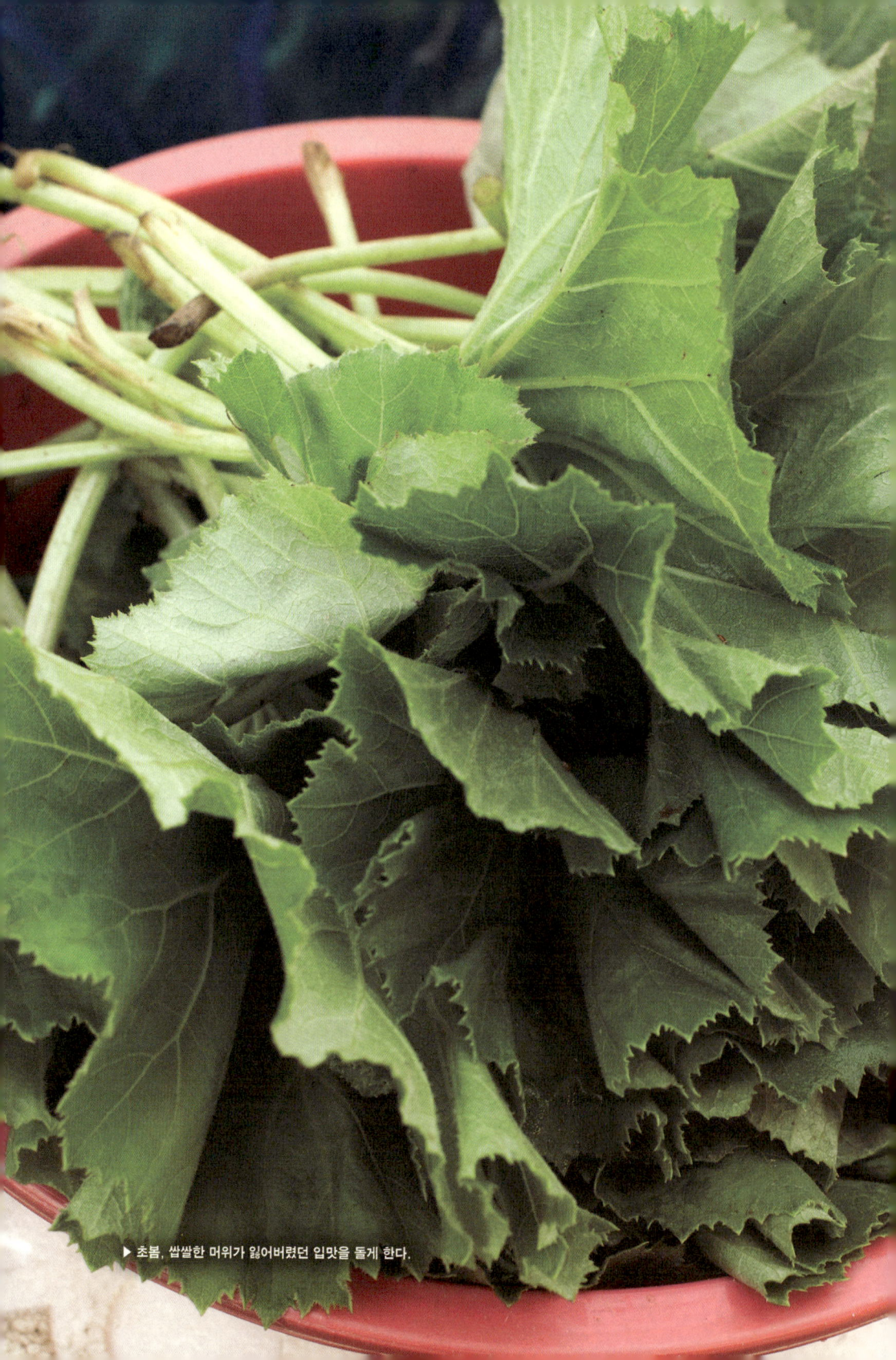
▶ 초봄, 쌉쌀한 머위가 잃어버렸던 입맛을 돌게 한다.

한 방법이다. 입맛 없을 때 밥도둑 소리를 들을 만하다. 뭔가를 좀 더 하고 싶다면, 데친 머위 잎을 된장에 무쳐 먹어도 맛있다. 나물에다 파, 마늘, 깨소금, 된장과 고추장, 약간의 설탕을 넣고 무치는데, 기호에 따라 참기름이나 들기름도 넣는다. 양념이 자신 없다면 집에 있는 쌈장에 무치는 게 가장 간편하다.

할인 마트에서 머위를 집어 장바구니에 담는데, 그 옆에 또 다른 나물이 눈에 띄었다. 직원에게 물어 보니 방풍나물이란다. 잎이 미나리 잎처럼 세 갈래로 갈라졌는데 고수(중국에서 '향채'라는 이름으로 많이 쓴다)나 미나리에 비해 크기가 아주 크고 질감도 꽤 억세 보였다. 한 번도 안 먹어 본 것이기는 하지만 에라, 봄나물이니 대강 먹을 만하겠다 싶어 장바구니에 담았다.

뜨거운 물에 데쳐 보니 생각만큼 억세지는 않았다. 입에 넣고 씹으니 미나리나 고수, 참나물 등의 냄새를 조금씩 섞어 놓은 것 같다고 할까. 하긴 모두 비슷한 종류이니 맛도 비슷한 게 당연하다.

맛을 보니 무치는 방법도 대강 짐작이 되었다. 가장 쉬운 방법은 초고추장에 무치는 것이다. 나물을 싫어하는 사람도 쉽게 먹을 수 있는 요리법이기는 하나, 어떤 나물이든 맛을 획일화하는 단점이 있다. 나물 고유의 향과 맛을 잘 살리는 조리법은 조선간장과 참기름 등을 넣어 깔끔하게 무치는 것인데, 초보들은 이렇게 하여 맛을 내기가 쉽지 않다. 간장의 깔끔한 맛을 원하지만 조선간장만으로 맛 내기가 겁나는 초보들이라면 공장제 간장을 섞어 쓰기를 권한다. 그러면 맛 내기가 좀 쉬워진다.

그러나 부산 출신인 남편은 미나리무침의 양념으로도 쓰는 멸치젓을 가장 좋아한다. 깔끔한 액젓도 괜찮고 아예 걸진 육젓 국물로 무쳐도 맛있다. 그래, 오늘은 멸치젓으로 무쳐 보자. 잘 데친 방풍나물에 맛있는 멸치젓을 넣고 파, 마늘, 고춧가루, 깨소금으로 무친다. 강한 방풍나물 향과 젓갈 맛이 어우러지니 이 역시 밥도둑이다.

　머위와 방풍나물을 먹고 나니 봄나물의 허기가 조금 가시기는 했지만, 완전히 해소되지는 않았다. 사실 시장에 나오지 않는 나물들이 더 많기 때문이다. 지금쯤 왕고들빼기도 연한 잎을 내밀었을 게다. 밭둑에 나가면 한 발짝 떼기가 무섭게 개망초 싹이 발에 밟힐 것이다. 개망초는 하도 번식력이 좋아 둘째가라 하면 서러울 천덕꾸러기 잡초로, 흔히 '계란 꽃', 혹은 '계란프라이 꽃'이라고 부르는 익숙하고 흔한 식물이다. 개망초도 먹을 수 있다. 초봄에 밑동을 잘라 잘 다듬어 데쳐 무치면 맛있는데, 초여름에 키가 꽤 큰 후까지도 어린 순을 먹을 수 있다. 맨 위에 꽃망울이 생기기 전이라면, 손으로 쉽게 꺾어질 정도의 연한 순만 따서 먹으면 된다. 독특한 냄새가 강하다 싶을 때는 데친 후 물에 잠깐 우리면 냄새가 가신다. 초간장과 참기름으로 무쳐내니 깔끔한 맛과 아작아작한 질감이 일품이다.

　그뿐이랴. 명아주, 질경이 등 온갖 잡초가 이 계절에는 다 나물이 된다. 심지어 쇠뜨기까지도 나물로 먹을 수 있다고 한다. 시골에 살 때는 명아주나 질경이는 하도 흔해서 잘 먹지 않았다. 맛도 그저 그랬으니, 맛있는 나물이 흔한 이 계절에 거기까지 손이 가랴. 초봄에는 독초만 아니

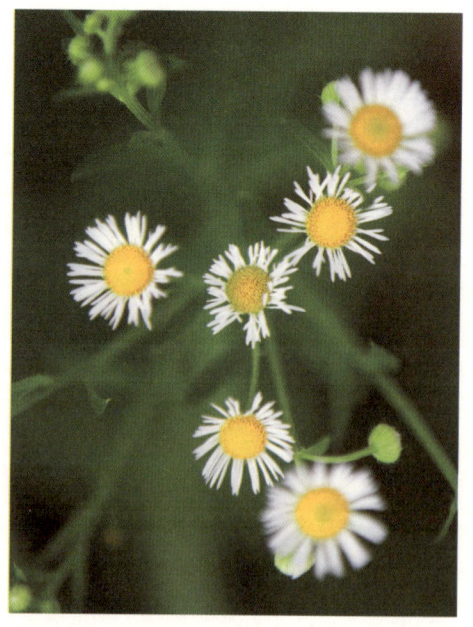

▶ 일명 '계란프라이꽃' 개망초.
꽃이 피기 전에 연한 순을 데쳐 먹는다.

면 웬만한 것들을 다 나물로 먹을 수 있다. 철학과 교수직을 내던지고 생태적 삶을 실천하며 살아가는 윤구병의 책 제목, '잡초는 없다'란 말이 새삼 와 닿는다.

두릅과 땅두릅 구별하는 법

- 친절한 슈퍼마켓에서는 '두릅'과 '땅두릅'을 구별해서 표기하여 판매하기도 하지만, 그렇지 않은 경우도 많다. 또 재래시장에서는 어수룩한 손님이다 싶으면 땅두릅을 두고 그냥 "두릅이에요."라고 말해 버리기도 한다.

- 두릅과 땅두릅은 완전히 다른 종류의 식물이다. 두릅은 나무 끝에서 나온 순을 먹는 반면, 땅두릅은 모래흙에서 새싹처럼 솟아나는 것을 먹는다. 그래서 땅두릅은 두릅이 나지 않는 초봄에 온실에서도 수확할 수 있다. 그에 비해 두릅나무는 온실 재배가 거의 불가능하여 철을 거슬러 나오는 비닐하우스 두릅 같은 것은 거의 없다. 진짜 비싼 두릅은 아예 끄트머리의 나무까지 잘라서 팔기도 한다. 확실한 두릅임을, 게다가 곁가지 순이 아니라 가장 좋은 새순임을 증명하는 것이다. 그러나 그런 것은 너무 비싸서 도저히 살 엄두가 안 난다.

- 일반적으로 땅두릅은 진짜 두릅보다 길이가 길고 밑동 부분도 길다. 또한 흙에서 솟아나온 것이어서 빨리 시들고, 자세히 보면 밑동 부분에 모래 같은 것이 약간 묻어 있기도 하다. 길쭉하고 크기가 큰데도 값은 싸다.
그러니 두릅을 살 때는 5월 제철에, 크기가 작더라도 땅땅하게 뻗으려고 폼 잡고 있는 새순의 모양새를 갖춘 것을 골라야 한다.

사촌도 주지 않는 첫 부추.

  농사 경험이 없는 도시인들에게 밭에서 키우는 채소의 제철을 일일이 외우라고 주문하는 것은 무리일 수 있다. 하지만 적어도 초록빛의 채소는 모두 여름이 제철이라는, 다소 단순무식한 생각 정도는 바로잡을 수 있지 않을까. 집에서 키우는 개와 고양이도 종자에 따라서 성격이 다양한데, 푸른 채소가 여름에만 나는 것이라고 생각해 버린 것은 그냥 좀 무관심했기 때문이다. 종류에 따라 초봄부터 한겨울까지 다양한 채소들이 제철을 맞이한다. 그러니 '뭘 먹을까' 하는 고민을 '뭐가 제철일까' 하는 고민으로 바꾸는 것이 마땅하다.
  예컨대 4월에 가장 맛있는 채소로 부추를 들 수 있다. 부추의 제철이라…… 참 짐작하기조차 힘들다. 슈퍼마켓에 부추가 떨어진 걸 한 번도 본 적이 없으니 말이다. 하지만 눈썰미가 있고 연륜이 쌓인 사람이라면, 8월 즈음 부추가 유달리 뻣뻣해진다는 것을 알고 있을 것이다. 바로 그때 부추가 꽃을 피운다. 설마 "부추도 꽃이 있어?"라고 물어보는 사람은 없겠지. 꽃이 없는 식물은 버섯과 고사리 종류뿐이다. 생물 시간을 떠올려 보라. 꽃 없이 포자로 번식하는 '민꽃식물'에 대해 배웠던 기억이 나지 않는가.

당연히 부추도 꽃이 핀다. 그것도 꽤 예쁘다. 마치 난초처럼 부추의 가운데에서 꽃대가 쭉 올라와, 하얗고 자잘한 꽃이 무리 지어 핀다. 부추는 마늘과 같은 백합과 식물인데, 마늘은 잎이나 땅속줄기(이게 마늘이다.)가 굵은 만큼 꽃대인 마늘종도 굵다. 이에 비해 부추는 이파리도 가늘고 당연히 꽃대도 가늘다.

8월에 부추를 사 보면, 부추 잎보다 조금 가늘지만 두껍고 뻣뻣한 이 꽃대가 간혹 섞여 있다. 꽃을 피우느라 부추 이파리 역시 뻣뻣해져 있다.

부추가 가장 맛있을 때는 초봄인 4월이다. 부추는 파와 달리 노지에서 월동한다. 파는 씨를 받아 보관하고 쪽파는 구근(알뿌리)을 거두어 봄에 다시 심는 반면, 깊게 뿌리를 내리는 부추는 얼어 죽지 않으니 겨울 동안 그냥 밭에 내버려 둔다. 겨우내 시들어 버린 이파리를 보면 죽은 것 같지만, 봄이 되면 뾰족한 머리를 내민다. 달래보다는 조금 늦은 편이지만 다른 채소들에 비해서는 아주 부지런한 놈이다.

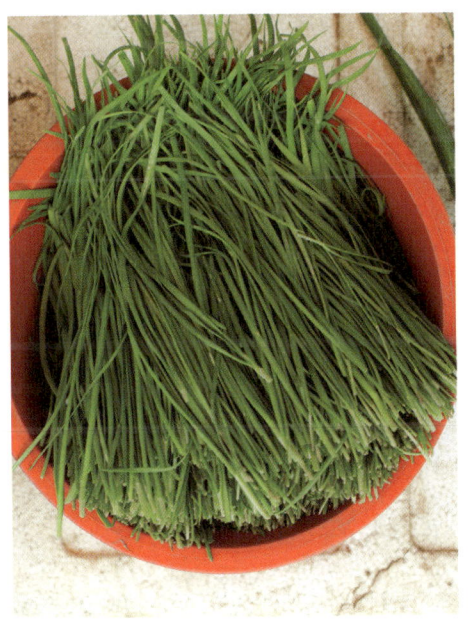

▶ 깨끗이 다듬어 가지런히 정리된 부추

부추가 처음 올라오면 마구 조바심이 난다. 속으로 '빨리 자라라.' 하고 격려하지만, 어디 그게 사람 마음대로 되는 일인가. 한 뼘 남짓 자라면 더 이상 기다리지 못하고 칼로 밑동을 자른다. 올해 첫 부추다.

이렇게 봄에 처음 나는 부추는 사촌도 주지 않는다고 한다. 학교 식당에서 함께 밥을 먹다가 이 말을 들은 신영복 선생은 "아, 그러니까, 밥상 공동체를 벗어나지 못한다는 말이군요?" 하고 경제학자다운 해석을 내렸다. 가장 맛있지만 물량은 얼마 안 되니 집안 식구끼리 나누어 먹을 것도 모자란다. 그러니 어디 대문 밖으로 가지고 나갈 것이 있겠는가. 봄에 새로 나는 것들은 처음 것이 가장 맛있다. 기운으로 보아도 가장 양기 충천한 것들이라고 한다. 그 추운 겨울을 견디고 나온 것이니 얼마나 기운 센 장한 것들인가.

하지만 이렇게 '사촌도 안 주는' 첫 부추를 시장에서 찾기란 여간 힘든 게 아니다. 4월에 시장에 나오는 부추는 겨우내 온실에서 자란 것들이기 때문이다. 부추는 2주 정도에 한 번씩 베어 주면 계속 자라는 신기한 식물이다. 칼로 밑동을 깨끗이 잘라 먹는데, 며칠 지나면 마치 빡빡 깎은 머리에서 머리카락 자라듯 뾰족뾰족 이파리가 자라난다. 이것이 다시 적당하게 자라면 또 밑동을 잘라 먹는다. 자르면 계속 자랄 뿐 아니라, 이파리가 점점 넓적해지고 실해지니 그것도 신기하다. 부추 이파리의 끄트머리에서 잘린 흔적을 볼 수 있는 것은 그런 까닭이다. 즉 3~4월에 단으로 묶여 출하되는 약 30센티미터 길이의 부추는 모두 겨우내 온실에서 잘라 먹고 또 잘라 먹었던 것이다. 말하자면 '사촌도 안 주는 첫 부추'가 아니다.

그래서 나는 4월만 되면 눈에 불을 켜고 재래시장의 나물 좌판을 두리번거린다. 재래시장의 아주머니들은 단으로 묶지 않은 부추를 깨끗이 다듬어 소복이 쌓아 놓고 판다. 길이가 약 10~15센티미터 정도로 짧고 연하게 생긴 부추가 있다면 눈독을 들여 볼 만하다. 특히 부추 끄트머리에 잘린 자국이 없는 것은 첫 부추일 가능성이 높다. 값이야 당연히 단으로 묶인 부추보다 비싸다. 하지만 물건의 질이 다르니 가격이 비싼 것은 당연한 일.

 이런 첫 부추로 익혀 먹는 부추전 따위를 만들 수 없다. 가장 연하고 맛있는 부추이니 당연히 생것으로 먹는다. 부추김치처럼 폭 절여 먹는 것이 아니라 생생하고 부드러운 부추 맛이 그대로 남아 있을 정도로만 조리를 한다.

 내가 가장 좋아하는 방법은 고추장과 간장, 설탕 약간을 섞은 양념에 적당한 길이로 썬 부추를 살짝 버무려 먹는 것이다. 기호에 따라 참기름을 넣기도 하지만 부추 향취를 즐기려면 그냥 먹는 게 더 좋다. 약간의 깨소금 정도면 고소한 맛은 충분하다. 혹은 조선간장이나 액젓에 고춧가루 섞고, 참기름을 가미한 후 살짝 버무리는 것도 방법이다. 어쨌든 이런 조리법의 핵심은 '살짝'이다. 부추는 간이 배어 절면 질겨지는데, 딱 한 끼 먹을 만큼만 살짝 버무려서 바로 먹는 것이 가장 맛있다.

 이렇게 봄 부추의 맛을 만끽할 수 있는 시기는 5월 정도까지이다. 그 이후에는 부추가 다소 뻣뻣해져서, 숭덩숭덩 썰어 전을 부치거나 쫑쫑 썰어 만두 소로 쓰거나 하는 방법으로 익혀 먹는 게 낫다.

 사실 첫 부추를 사는 건 거의 불가능한 일이다. 꼭 먹겠다고 작심한 사람이라면 직접 화분에서 키울 것을 권하고 싶다. 부추는 씨를 심기도 하지만, 그건 정말 '하세월'이다. 처음 싹이 튼 부추는 가늘기가 머리카락 같고, 그해는 물론 그다음 해에도 먹을 만한 굵기로 자라지 않는다. 2, 3년 밭에서 구르고 나이를 먹어야 부추라고 이름 붙여도 미안하지 않을 정도의 이파리가 나오기 시작하니, 성격 급한 도시인들로서는 할 짓이 못 된다. 그러니 씨부터 심을 생각을 하지 말고, 시골 오일장 같은 곳에서 파는 부추 뿌리나 모종을 사는 게

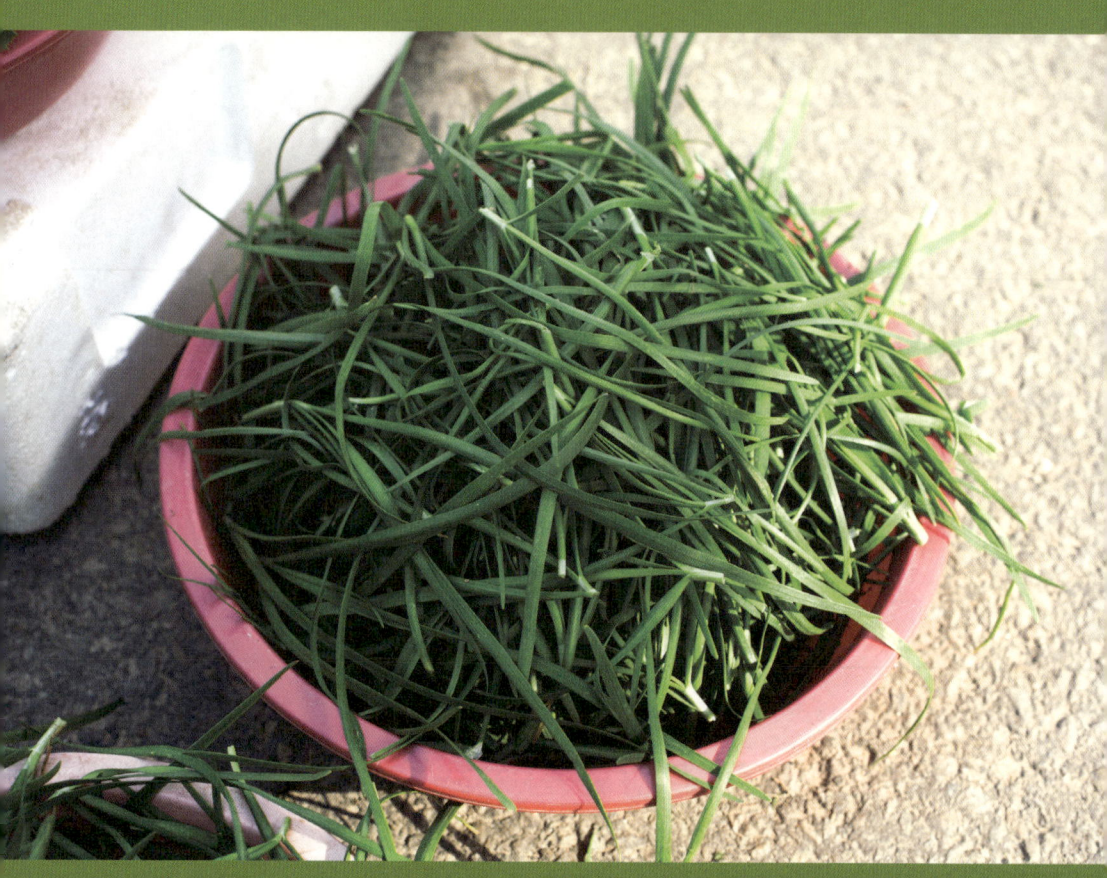

▶ 처음 부추가 나오는 봄에는, 단으로 묶지 않고 다소 짧은 길이의 연한 것들을 수북이 쌓아 놓은 것이 진짜배기

낫다. 부추는 땅속줄기로 자꾸 번식을 해서, 농민들은 적당히 자란 부추를 뽑아 장에 내다 판다. 그걸 사다가 심으면 되는 것이다. 아예 비닐 포트에 모종을 심어 팔기도 한다. 나이가 어린 모종은 이파리가 가늘지만, 다음 해에 먹을 셈을 치면 사 볼 만하다. 한 번 화분에 죽 심어 놓으면 해마다 베어 먹을 수 있고 손도 별로 가지 않으니, 채소 가꾸기치고는 거저먹기다.

올봄에도 맛있는 부추를 사 먹는 행운을 누릴 수 있을지 모르겠다. 어쩌다 맛있는 부추 사 먹는 것도 운에 맡기는 시대가 되었는지, 알다가도 모를 일이다.

여리디여린 부추 보관하기

- 부추 한 단의 양이 너무 많아 늘 반 이상 썩혀 버리는 사람들이 많다. 가격에 비해 적은 양을 주는 무농약 부추나 좌판 아주머니들의 것이 비싸다고 생각하기 쉽지만 썩혀 버리는 것을 생각하면 비싼 부추 사 먹는 것을 그리 억울해할 필요가 없다.

- 부추는 썩기 전에 얼른 조리하여 먹어 치우는 것이 상책이긴 하나, 어쩔 수 없이 보관해야 할 때가 있다. 이럴 땐 부추를 서류 봉투 같은 깨끗한 종이에 싼 후 다시 비닐에 넣어 냉장고에 보관한다. 약간 시들기는 해도 종이가 물기를 빨아들여 덜 무른다. 파 역시 같은 방법으로 보관한다.

- 부추무침에는 파와 마늘을 따로 넣을 필요가 없다. 부추 자체가 알싸한 매운맛을 갖고 있으니 구태여 같은 맛의 양념을 쓸 필요가 없는 것이다.

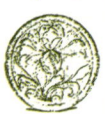

매화차와 진달래 화전(花煎)
봄에만 누릴 수 있는 행복.

'그윽하다.' 이 말을 입으로 소리 내 발음해 본 적이 언제던가. 기억도 가물가물하다. 책에 적힌 글자로만 보는 단어들이 참 많은데, '그윽하다'는 말도 이제 그런 말이 되었다. 이처럼 쓰지도 않던 '그윽하다'란 말을 다시 머릿속에서 떠올려 입으로 발음하게 된 것은, 몇 년 전 이천 옛집 마당에 핀 매화 때문이었다. 묘목보다 조금 큰 어린나무를 사다 심은 지 십 년이나 됐을까. 그간 하도 꽃이 안 피어서 그저 그러려니 체념하고 있었는데, 세월이 가고 나이를 먹으니 조금씩 꽃이 피었다. 나무가 꽃을 피우기까지도 세월이 필요하다는, 너무도 당연한 사실을 깨닫는 데도 시간이 꽤 필요했던 셈이다.

산수유꽃이 시들어 빛을 잃을 때쯤 화려하게 피어오르는 매화는 정말 품격 있다. 사람을 홀릴 정도로 화사한 벚꽃, 잎과 꽃이 함께 어우러져 정겨운 자두꽃, 그리고 여섯 살배기 '핑크 공주'들의 옷 색깔처럼 빛깔 고운 복숭아꽃. 이처럼 봄에 피는 비슷한 종류의 꽃들이 꽤 있건만, 매화에는 이 꽃들과 비교할 수 없는 품격이 있다. 품격의 핵심은 단연 향기이다. 과일을 맺는 엇비슷한 봄꽃 가운데 이 정도 품격에 비할 수 있는 것은 보름달 달빛 아래에서 보는 배꽃 정도일까.('이화에 월백하고 은한이 삼경인 제'로 시작하는 시조가 괜히 나온 것이 아니다.)

매화 향이 집 주변에 퍼져 나가니 절로 '그윽하다'라는 말이 나왔다. 그제야 이육사의 「광야」 중 한 구절의 의미를 알 것 같았다. "이제 눈 내리고 매화 향기 홀로 아득하니"라는 구절에서 '아득하니'의 의미를 '아득하게 멀다'로 해석하는 사람들이 종종 있다. 아직 매화가 피지 않았다고 보는 것이다. 그러나 그렇게 본다면 '홀로'란 말이 이상하지 않은가. 이 구절에서 '아득하니'는 '눈 속에서도 매화가 홀로 피어 정신이 아득해질 정도로 품격 높은 향을 내뿜고 있다.'는 의미로 해석하는 것이 옳다. 그 향은 정말 그윽하고 아득하다.

나는 매화꽃을 따서 말리기로 했다. 약간 덜 핀 봉오리를 따서 널어놓으니, 건조한 봄 공기에 잘 말랐다. 그리고 몇 주 뒤 매화꽃이 모두 진 후에, 말린 매화를 따뜻한 물에 우려 맛을 보았다. "와!" 하는 감탄이 터져 나왔다. 향이 그대로 살아 있었다.

이 맛에 봄에는 꽃차를 찾게 되나 보다. 꽃이 눈과 코를 뒤흔들어 놓으니 입에서도 꽃을 원하는 것이다. 차란 원래 차나무 잎으로 만든 것이며, 나머지는 차를 대용해서 마시는 음료라는 의미로 '대용차'라 부른다. 차 마니아에게 차가 늘 먹는 밥이라면, 대용차는 별식쯤 된다. 겨울에는 모과나 유자, 귤껍질, 생강, 대추, 칡 등 열매와 뿌리를 재료로 하는 대용차를 마시게 되는데, 봄이 되어 바람의 온도와 향이 달라지고 마음이 묘하게 요동칠 때는 맛보다는 향으로 승부하는 꽃차를 찾게 된다. 그것도 계절에 맞추어 가을에는 국화차가 먹고 싶고, 봄에는 매화차와 찔레꽃차 같은 봄꽃을 맛보고 싶다.

꽃차 전문 인터넷 사이트에는 3월 말부터 매화차 햇것이 나온다. 서울 부근에서는 이제야 매화꽃이 피지만, 남쪽에서는 3월 초에 피었기 때문이다. 이런 꽃차는 다관을 쓰지 않고 말린 꽃을 찻잔에 그대로 띄우거나, 맑은 유리 포트에서 우려야 제맛이다. 따뜻한 물에 담긴 꽃잎이 서서히 피어나며 발간 수술을 드러낸다. 물속에서 피는 매화를 보는 흥취가 있다. 눈으로 먼저 즐기고 다음에 향을 즐기며 입으로 마시는 것은 그 다음이다.

이런 꽃차에 어울릴 법한 봄철 간식은 진달래 화전(花煎)이다. 20대 중반, '얼씨구 야야 지화자 내 사랑 가노라' 하는 민요 「화전가」를 만나고 삼짇날(음력 3월 3일) 동네 부녀자들이 모두 모여 화전놀이를 갔다는 이야기를 들은 후부터, 이 화전이라는 음식이 궁금해서 견딜 수 없었다. 화전은 진달래꽃을 붙여 기름에 지진 찹쌀전병인데, 내 손으로 꼭 해 보고 싶어졌다. 고양시 원당에 살던 시절 기회가 찾아왔다. 나는 동네 야산에 올라 깨끗한 진달래꽃을 열 송이 정도 땄다. 재미로 하는 음식인데 이 예쁜 꽃을 아깝게 많이 딸 필요야 없지 않은가. 마른 가지에 피어오른 진달래가 하도 애처로워서 미안한 마음에 많이 딸 수도 없었다.

진달래를 철쭉과 혼동하는 사람들이 종종 있다. 진달래는 잎이 나오기 전에 꽃부터 피고, 철쭉이나 영산홍 종류는 잎이 나오고 난 후에 꽃이 핀다. 진달래꽃은 흐드러지는 느낌이 강해 야산에나 어울리는 꽃이라면 철쭉꽃은 화분에 심어 놓아도 어울릴 정도로 아주 단정하다. 진달래는 먹을 수 있지만 철쭉은 독성이 있다고 하니, 헷갈리지 않도록 주의해야 한다. 개화 시기도 다르다. 철쭉이 4월 말과 5월 초에 걸쳐 핀다면, 진달래는 4월 초부터 중순까지 만개한다. 우리나라 최초의 시민혁명인 4·19가 일어난 그날에도 진달래는 피었을 것이다. 시조시인 이영도의 「진달래」에서 "맺혔던 한이 터지듯 여울여울

붉은", "젊음 같은 꽃사태"로 표현한 것이 바로 진달래 피는 모습이다. 대학에 다니던 1980년 초, 꼭 4·19 때만 되면 진달래꽃이 빨갛게 피어올라 사람을 못 견디게 했던 기억이 아직도 생생하다. 그때쯤이면 각 대학에서 첫 데모가 있게 마련이었고, 진달래꽃 색으로 캠퍼스가 물들면 언제 터지려나 하는 조마조마하는 마음으로 학교를 다녔었다.

처음 만들어 본 진달래 화전은 실패였다. 찹쌀가루를 물에 반죽하여 동글납작하게 만들어 지진 것까지는 좋았는데, 꽃을 예쁘게 붙이고 난 뒤 기름에 지지니 꽃잎 부분이 뜨거운 팬에 닿자마자 갈색으로 변해 버렸다. 어떻게 해야 하나 궁리한 끝에 생각해 낸 방법은 꽃잎을 나중에 붙이는 것이다. 우선 찹쌀 반죽을 팬에 놓고 한 면을 어느 정도 익힌 뒤 뒤집어서 꽃잎을 붙인다. 그러고는 불을 줄여 은근한 열기로 속까지 익히는 것이다. 재료가 찹쌀이라서 이런 방식으로 해도 충분히 속까지 잘 익는다. 단지 시간이 좀 걸린다는 게 단점이다. 그래도 모양으로 승부하는 음식이니 어쩔 수 없다. 빨간 진달래꽃 옆에 앙증맞은 쑥잎을 붙여 장식해도 예쁘다. 다 익은 화전은 조청에 찍어 먹는다.

짐작했다시피 화전은 혀보다는 눈이 즐거운 음식이다. 꽃은 아무 맛이 없으니, 그저 찹쌀전병 맛일 뿐이다. 혀가 아닌 눈과 코가 즐거운 매화차처럼, 화전도 눈이 즐거운 떡이다. 화전에 매화차라니, 이 웬 호강인가. 공기의 냄새가 달라진 이 봄, 한 번쯤은 이런 호사를 누려도 괜찮지 않을까.

간장 달이고 덤으로 된장까지.

한두 달 전에 담근 간장은 안녕들 하신지. 앞의 「베란다는 어느새 장독대」에서 나는 아파트 베란다에서도 간장을 담글 수 있고, 소금물에 메주만 띄워 놓으면 끝나는 아주 간단한 일이라고 말했다. 물론 신경은 좀 써 주어야 한다. 계속 들여다보면서 제대로 익어 가는지 점검해야 하고, 무엇보다도 베란다 창문을 종종 열어서 해와 통풍을 통하게 하여 야외 장독대와 비슷한 조건으로 만들어 주는 것이 중요하다.

간장을 담근 지 4~6주가 되면 메주를 건지고 된장을 담근다. 일반적으로 4~6주 정도가 지났을 때 메주를 건지기는 하지만, 꼭 그래야만 하는 건 아니다. 간장과 된장의 감칠맛은 모두 콩에서 우러나오는 것이다. 그래서 메주를 일찍 건지면 된장은 맛있지만 간장이 맛없고, 좀 오래 두면 간장 맛은 좋아지지만 메주에서 맛이 다 빠져 버려 된장 맛이 떨어진다. 맛있는 간장을 위해서는 좀 오래 메주를 담가 두어도 되지만, 무엇보다도 날이 따뜻해지면 간장이

상할 우려가 있으니 신경 써서 살펴보아야 한다.

좋은 장을 원하는 사람들의 태반은 된장에 집착한다. 하지만 정확하게 말해, 된장은 사실 간장의 부산물로 만드는 것이다. 말하자면 장의 기본은 간장이다. 맑은 간장이야말로 된장이나 고추장 같은 걸진 맛의 장보다 여러 음식에 두루 쓰이는 기본양념이다.

하지만 된장의 매력은 남달라서, 간장으로 대체할 수 없다. 마치 청주를 만들고 난 지게미를 막 걸러 막걸리를 만들지만(그래서 술 이름이 막걸리이다.) 막걸리는 청주가 갖지 못한 매력을 지닌 것처럼 말이다.

다 된 간장에서 메주를 건지고 간장은 냄비나 들통으로 옮겨 팔팔 끓인다. 그저 한 번 파르르 끓이는 수준이 아니라, 충분히 살균이 되도록 폭폭 달이는 게 좋다. 어릴 적에는 장 달이는 이 냄새가 그토록 싫었는데, 이제는 오히려 향긋하다는 느낌마저 드니 나이를 먹긴 먹은 모양이다. 다 달여진 간장을 도로 독에 부어 놓으면, 간장은 완성이다.

이제 남은 부산물로 된장을 담가야 한다. 된장을 담그는 가장 쉬운 방법은 간장에서 건진 메주를 그대로 항아리에 넣어 두는 것이다. 이미 소금물에 불을 대로 불은 메주는 손쉽게 으깨지는데, 그것을 조금 더 고르게 으깨어 항아리에 꼭꼭 담고 표면에 소금을 뿌려 다독여 놓는다. 공기가 통하는 유리 뚜껑을 덮으면 그것으로 끝이다.

리얼리? 이렇게 간단해? 정말이다. 된장 담그기는 이것으로 끝이다. 이미 간이 잘 맞은 소금물에 충분히 불은 상태이기 때문에 더 이상 소금을 첨가할 필요가 없다. 간장 만드는 과정에서 상하지 않았으면, 된장 역시 그 정도 염도가 적당한 것이다. 표면에 소금을 뿌리는 것은 공기 접촉면에 혹시 곰팡이 같은 것이 피지 않을까 하는 우려 때문이지, 간을 더하려는 것이 아니다.

하지만 이렇게 간장에서 건진 메주로만 담근 된장은 달착지근한 맛이 떨어진다. 이미 콩의 감칠맛이 간장으로 우러나 버렸기 때문이다. 그래서 좀 더 맛있는 된장을 만들기 위해 곡물을 새로 넣어 된장을 담그기도 한다. 보리죽을 쑤어 섞거나 불린 흰콩을 삶아 넣으면, 새롭게 들어간 곡물 덕분에 된장 맛이 좋아진다. 달착지근한 맛으로는 보리죽이 윗길이나 자칫 싱겁게 담그면 여름에 끓어 넘치거나 시큼해지는 경우가 있다. 그래서 메주를 만들 때처럼 콩을 삶아 으깨어 넣는 것이 무난하다. 이때는 새 재료가 들어간 만큼 소금을 첨가해야 한다.

이렇게 새로운 재료를 첨가하면 맛은 좋아지지만, 초심자의 경우 간 맞추는 데 애를 먹는다. 이때도 요령이 있다. 간장에서 건져 아무것도 섞지 않은 메주를 조금 떼어 놓았다가, 곡물을 다 섞은 후 소금을 넣을 때 비교해 보면 간 맞추기가 한결 쉽다. 그래도 혹시 된장이 상할까 봐 불안하면, 메줏가루를 사다가 함께 섞어 넣는다. 메주에 있던 효모에다 메줏가루의 효모를 더 첨가하는 셈이니, 아무래도 상할 가능성이 적어진다.

된장 담그기에 까다로운 대목이 없는 것은 아니다. 얼마나 질척하게 담그느냐를 결정하는 것은 결코 쉽지 않다. 된장의 고수들은 죽처럼 뚝뚝 떨어지도록 질척하게 담그는데, 이렇게 하면 된장이 덜 말라 색이 노랗고 맛있다. 하지만 초심자가 하기에는 위험한 방법이며, 특히 채광과 통풍이 좋지 않은 아파트에서는 거의 불가능한 방법이기도 하다. 된장은 물이 많을수록, 간이 싱거울수록, 표면에 푸른곰팡이가 피면서 상할 위험이 커진다. 그래서 된장은 질척할수록 짜게 담가야 한다. 초심자라면 일반적인 된장 정도의 빽빽한 농도가 되도록 물을 넣는 것이 좋다. 된장이 익는 동안 표면은 햇빛을 받아 다소 건조해지는데, 이렇게 되면 된장이 좀 검어지기는 하지만 상할 위험은 현격하

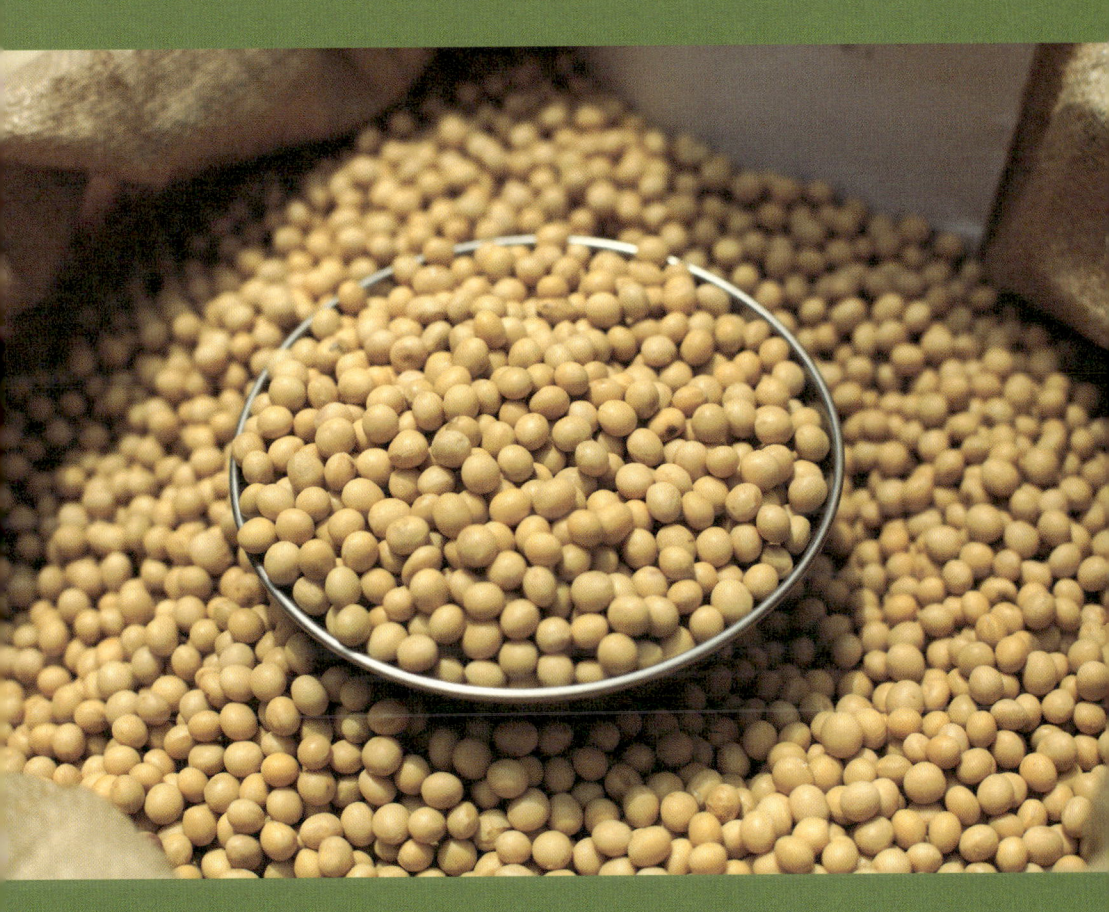

▶ 노르스름한 빛깔의 흰콩(백태).
메주를 쑬 때 쓰며, 간장에서 건진 메주로 된장을 담글 때 달착지근한 맛을 더하려면 이 콩을 더 삶아 넣는다.

게 줄어든다. 일단 이렇게 한번 해 보고 자신이 붙으면 좀 묽고 짠 된장도 시도해 봄직하다.

막장은 간장에서 건진 메주를 쓰지 않고 생메주만으로 만든 된장을 의미한다. 마른 메주를 굵게 갈아 물에 불리고, 고춧가루나 고추씨 같은 것을 조금 섞어 담근다. 간장을 내지 않았으니 된장 맛은 아주 달척지근하고 얕은맛이 강하다. 대신 오래 끓이는 된장국에 쓰기에는 맛이 너무 얕고, 자칫 떫은맛이 나기도 쉽다. 그래서 막장은 쌈장이나 살짝 끓이는 찌개에 어울린다. 어쨌든 새로운 곡물이나 생메주를 써서 담그는 된장은 경험자나 시도해 볼 일이다. 초심자는 우선 간장을 낸 메주부터 안전하게 시작하는 것 좋다.

된장 담그기는 어렵지 않으나 긴 숙성 기간을 기다리는 일은 쉽지 않다. 물론 막장은 숙성이 빨라 너덧 달이면 먹기 시작한다. 보리죽을 섞어 질척하게 담근 된장 역시 숙성이 빨리 된다. 하지만 간장을 낸 메주로만 담근 된장은 그리 쉽게 맛이 들지 않는다. 겨울을 두 번 정도는 지나야만 그때부터 먹을 만하다.

십수 년 전 내가 처음 된장을 담갔을 때도, 시어머님 말씀대로 간장을 낸 메주를 그대로 항아리에 담아 담그는 것부터 시작했다. 그해 늦가을, 궁금해서 된장을 조금 꺼내 맛보았는데 짜기만 하고 맛이라고는 없었다. 정말 난감했다. '이걸 어쩌나? 버리자니 아깝고, 고추나 깻잎을 박아 장아찌 만드는 데에 써 버려야 하나?' 하고 망한 된장 처리에 골몰했다. 어느 날 시어머님께 상황을 보고했더니 건드리지 말고 그대로 두 해 정도만 묵히라고 하셨다. 그런데 겨울이 두 번 지나고 3년째가 되자, 신기하게도 그 장이 제대로 된장 맛을 내기 시작했다. 다른 곡물을 안 넣었으니 달착지근한 맛은 떨어졌지만, 시원하고 깊은 맛을 내는 된장이 완성된 것이다. 그러니 괜히 조바심 피운다고 되는 게 아니었다. 세상이 두 쪽 나도, 나무가 나이를 먹어야 꽃을 피우듯, 된장도 묵을 만큼 묵어야 제맛이 드는 것이었다.

그제야 왜 공장에서는 집 된장 같은 맛을 만들 수 없는지 알았다. 공장제 된장은 비교적 빨리 숙성시켜 얕은맛을 내는 된장들이다. 하지만 깊은 맛을 내기 위해 긴 시간 숙성하려면 숙성 장소와 노동력 등이 많이 필요하니, 공장에서는 이런 방식으로 수지타산을 맞추기 힘들 것이다.

집 된장은 아무래도 공장에서 만든 된장보다 달착지근한 맛이 떨어지고 다소 씁쓸한 맛도 강하다. 이 문제는 국을 끓일 때 멸치나 고기를 좀 많이 넣으면 해결된다. 쌈장을 만들 때도 콩가루, 미숫가루, 멸치가루 등을 첨가하여 맛을 낸다. 여러 해 묵어서 묵은 맛이 너무 강하면, 시중에서 파는 된장을 조금 섞어 깊은 맛과 얕은맛이 조화를 이루도록 한다. (블랜딩은 커피에만 필요한 게 아니다.) 덜 달착지근하고 좀 더 씁쓸하지만, 대신 된장의 깊은 맛과 향은 공장제 된장과 비교할 수 없다. 그건 인간의 손재주에서 나오는 것이 아닌, 세월이 만들어 낸 맛과 향취이다.

된장 관리는 이렇게

- 된장도 간장처럼 잘 돌봐야 한다. 해가 잘 들고 바람이 잘 통하는 곳에 두어야 하고, 공기가 통하는 유리 뚜껑으로 벌레를 막아야 한다. 장마철에 곰팡이가 피면, 깨끗한 숟가락으로 걷어내고 소금을 뿌려 다독거려 두면 해결된다.
- 항아리에서 여러 해 묵어 말라비틀어지고 맛이 떨어진 된장 덩어리가 있는가. 이런 걸 굳이 버리면서 아까워할 필요가 없다. 상해 버린 된장만 아니라면, 새로 된장을 담글 때처럼 삶은 콩과 메줏가루, 물과 소금 등을 넣어 다시 만들어 숙성시키면 된다.
- 장 담그기는 아무 때나 할 수 있는 게 아니다. 장은 너무 더워지면 아무리 잘 담가도 상하기 마련이니 봄철, 적당한 시기를 놓치지 말아야 한다.

제철 쪽파와 양파의 기막힌 맛

　나는 가끔 신문들이 지나치게 호들갑을 떤다고 느낄 때가 있다. 근년 들어 부쩍 이상해진 날씨 탓에 작황이 안 좋아지고, 한창 제철을 맞아 값이 떨어져야 할 시기에도 '금값' 소리가 나온다면 그건 충분히 기삿거리가 된다. 하지만 늦봄에 양팟값, 마늘값이 비싸다고 한다거나 푹푹 찌는 8월에 통배추 값이 비싸다고 대서특필하는 것을 보면 입맛이 쓰다.

　봄 날씨가 하도 이상스러워 햇양파가 제때 안 나오니 일시적으로 값이 올랐다 치자. 하지만 아무리 이상한 날씨라도 꽃은 필 테니, 금세 햇양파들이 시장에 풀릴 것이다. 사실 가정집에서는 몇 주일 동안 양파를 안 먹으면 그만이다. 울상을 지어야 하는 것은 양파 없이는 하루도 지탱이 안 되는 중국음식점들인 것이다. 그런데도 '장바구니 비상'이라고 호들갑이다.

　몇 년 전이었던가. 경제 대통령을 표방한 대통령이 집권 초기에 각료들을 모아놓고 마늘값을 잡으라고 잡도리한 적이 있었다. 그 세심함에 감동하라는

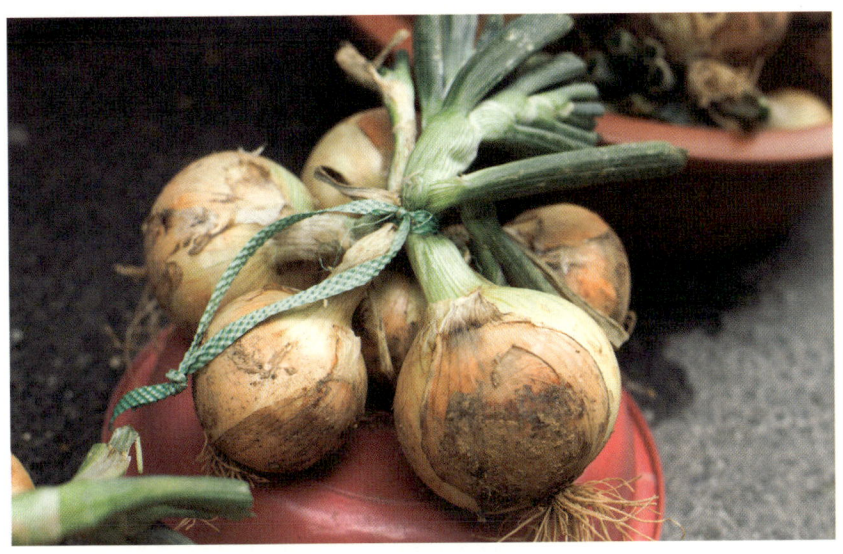

▶ 물기가 고스란히 남아 있는 '하얀' 제철 양파

의도가 살짝 읽혀지는데, 나는 오히려 우습다는 생각이 들었다. 해마다 그맘때에는 마늘값이 오른다. 햇마늘이 나오기 직전이기 때문이다. 저장한 마늘은 이제 마구 썩고 말라비틀어져 좋은 마늘쪽을 찾기가 쉽지 않다. 하지만 몇 주 지나 햇마늘이 나오면 값은 금세 안정된다. 뭐 그걸 가지고 청와대에서까지 난리란 말인가. 대통령 앞에서 심각한 얼굴로 머리를 조아리고 있는, 제대로 장바구니 한 번 안 들어 봤을 듯한 각료들까지 한 장면에 배치해 놓고 보면 더욱 우습다.

이런 현상은 우리가 그만큼 일상적으로 먹는 채소에 대해 제철 감각을 갖고 있지 못하다는 증거이다. 양파, 감자, 대파, 쪽파, 풋고추, 애호박, 오이 등은 늘 시장에 나와 있어 제철이 없는 것들로 착각한다. 양파와 감자는 비교적 저장성이 좋아 사시사철 시장에 넘쳐나지만 역시 제철의 것이 맛있다. 대파와 쪽파, 풋고추, 애호박, 오이, 상추 등은 오래 저장할 수 없는 '풋것'들이다. 따라서 제철이 아닌 때 시장에 나오는 것들은 모두 온실에서 키워 나오는 것이니, 반드시 제철을 생각해 가면서 사 먹어야 하는 채소이다. 초봄에 오이소박이를 담근다거나 한겨울에도 된장찌개에 반드시 애호박과 풋고추를 넣는, 철 없는 소비를 하지 않는 것이 현명하다.

사실 양파는 4월 말부터 5월 초까지가 가장 맛있다. 겨울 동안 저장해 놓은, 빨간 망에 든 주황빛 껍질의 양파를 말하는 게 아니다. 요즘 재래시장이나 동네 채소 가게에 가면 양파를 다발로 묶어 판다. 푸른 줄기를 그대로 둔 채 큰 단으로 묶어서 팔기도 하고, 줄기를 자르고 너덧 개씩 단정하게 묶어 팔기도 한다. 밭에서 갓 뽑아 올려 겉껍질이 주황빛으로 마르기 이전의 하얀 양파, 물기가 고스란히 남아 있는 싱싱한 양파인 것이다.

대개 초보 주부들은 이런 양파는 거들떠보지도 않는다. 맛이 없어서가 아니라, 그게 양파라는 생각을 못하고 그냥 지나쳐 버리는 경우가 태반이다. 하지만 바로 이렇게 딱 한 철에만 만날 수 있는 양파야말로 진짜 맛있는 양파이다. 이것을 사다가 썰어서, 그냥 쌈장에 찍어 먹어 보라. 전혀 맵지 않고 씹을 때마다 아작한 단물과 양파 향이 솟아난다. 춘장에 찍어 먹는 중국집의 양파는 매운맛을 줄이느라 물에 담가 놓은 것이어서, 양파의 향과 맛도 함께 줄어들어 있다. 그러니 이런 햇양파 맛과는 비교할 수가 없다. 익혀 먹기 아까울 정도로 맛있는 햇양파는 채를 썰거나 동글하게 썰어 채소샐러드나 샌드위치에 넣으면 아주 맛있다.

쪽파도 지금이 제철이다. 쪽파는 일 년에 두 번 제철을 맞는다. 겨울이 풀리자마자 심어 봄에 나오는 것, 그리고 초가을에 심어 늦가을부터 김장철까지 나오는 것, 이렇게 두 번이다. 봄철에 한참 나온 뒤 6월 말쯤 되면 쪽파는 거의 자취를 감춘다. 설사 있다고 해도 알이 너무 굵어져서 맛이 덜하다. 이때 쪽파를 모두 수확하여 알뿌리를 잘 보관하다가, 8월 말과 9월 초에 다시 땅에 심는다. 그것을 길러 가을에 출하하는 것이다. 따라서 7~8월에는 쪽파를 써야 할 때 '실파'를 대신 쓴다. 실파는 파(대파)의 씨를 봄에 뿌려 길러 낸 어린 파이다. 굵기가 쪽파 정도는 되지만 아무래도 어린놈들이라 다 자란 쪽파 맛에는 비교할 수 없다. 혹시 집에 큰 화분이 있다면, 실파를 사다 먹고 남은 것을 심어 보라. 거름만 잘 하면 대파로 키울 수 있다.

양파든 쪽파든, 제철 채소의 좋은 점은 별달리 조리를 하지 않아도 그 자체로 맛있다는 것이다. 쪽파를 그대로 데쳐 초고추장을 찍어 먹으면 달착지근하고 맛있다. 데친 오징어에 돌돌 말면 금상첨화이다.

재료가 맛있으니 파전을 부쳐도 맛있다. 쪽파를 길쭉하게 썰어 걸쭉한 파전 반죽에 섞어 부치는 것이 가장 쉬우나, 이것은 밀가루 맛으로 먹는 싸구려 파전이다. 제대로 파전을 부쳐 볼까. 우선 썰지 않은 긴 쪽파를 기름 둘러 달군 팬에 펼쳐 놓고, 그 위에 밀가루와 달걀, 물 등을 섞은 걸쭉한 반죽을 훌훌 뿌린다. 더 맛있게 하려면 여기에 굴과 오징어, 고기 양념한 것 등을 조금씩 얹어 함께 부친다. 깨끗하고 말끔하게 부쳐지지는 않지만, 이렇게 하면 밀가루보다는 파 맛으로 먹는 진

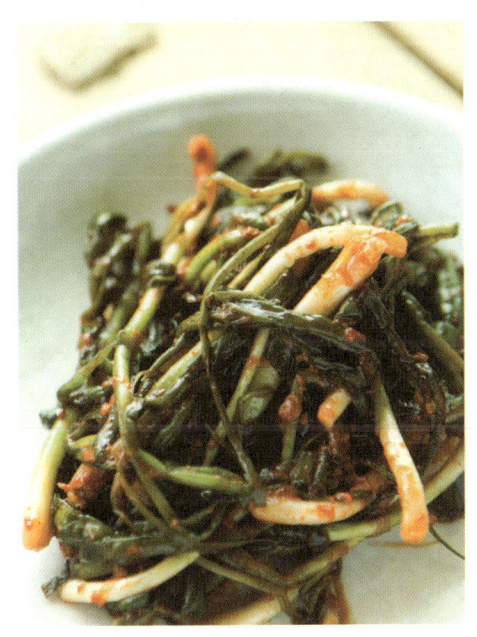
▶ 멸치액젓과 고춧가루만으로도 맛깔난 파김치

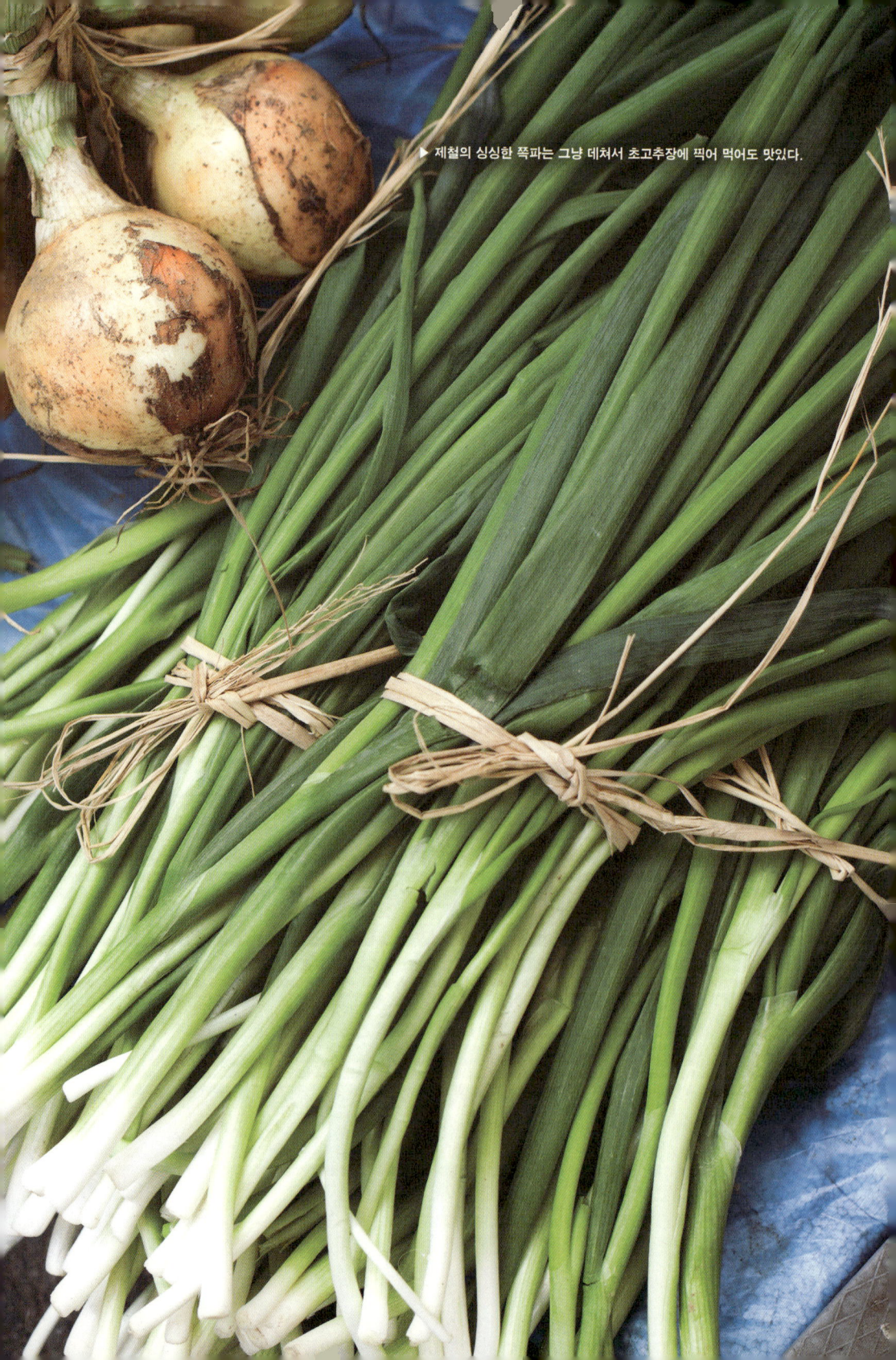

▶ 제철의 싱싱한 쪽파는 그냥 데쳐서 초고추장에 찍어 먹어도 맛있다.

짜 동래파전 스타일의 파전이 된다.

하지만 뭐니 뭐니 해도 쪽파가 제철일 때에는 파김치를 한번 해 볼 일이다. 김장철 갓김치 안에 넣어 담가 겨우내 맛있게 먹었던 쪽파가 이젠 다 떨어졌다. 약간 아쉬운 감이 드는 이때쯤 다시 한 번 파김치를 담그면 여름까지 먹을 수 있다.

파김치는 다른 김치와 달리 손이 거의 가지 않는, 만들기 쉬운 김치이다. 보통 김치를 담그려면 배추와 무 같은 기본 재료는 물론, 파와 마늘, 생강, 젓갈, 고춧가루를 준비하고, 여름 김치일 경우에는 찹쌀풀까지 쑤어야 하니, 재료 준비가 일의 절반이 넘는다.

하지만 파김치 담그는 것은 아주 간단하다. 깨끗이 다듬어 씻어 놓은 쪽파에 멸치액젓과 고춧가루만 있으면 된다. 소금에 약간 절였다가 버무리는 사람도 있고 찹쌀풀을 쑤어 섞는 사람도 있는데, '귀차니스트'인 나는 그냥 절이지 않은 쪽파에 멸치액젓과 고춧가루만 넣고 버무린다. 몇 번 손으로 뒤적이면 뻣뻣하던 쪽파가 어느새 숨이 죽어서 잘 버무려진다. 파와 마늘 같은 양념은 필요 없다. 파김치에 다시 파를 넣을 필요가 없는 것은 물론이고, 마늘도 안 넣는 것이 깨끗하다. 오로지 액젓에 절인 파, 그 자체의 맛으로 먹는다.

짭짤한 파김치는 하루 이틀이면 숨이 죽고 간이 맛있게 밴다. 그때부터 먹기 시작하는데, 신김치를 좋아하는 나는 파김치도 익혀 먹는다. 냉장고에 넣지 않고 며칠 익히면 김치 익은 냄새가 나기 시작한다. 다시 하루쯤 냉장고에서 숙성시켜 먹는데, 이때부터 파김치는 정말 밥도둑이다. 멸치액젓 맛과 어우러진 향긋한 파 냄새가 정말 매혹적이다.

한겨울 된장찌개에 온실 채소를 쓰지 않으려면

- 아무리 한겨울이라도 풋고추나 애호박을 넣지 않고 어떻게 된장찌개를 끓이느냐고 항변할 수도 있다. 하지만 음식점 된장찌개도 한겨울에는 별 맛이 없는 쥬키니호박(돼지호박이라 부르는 껍질 색이 진하고 큰 호박)을 아주 조금 넣는 경우가 많다. 말하자면 맛으로 넣는다기보다는 그저 구색을 맞추려고 넣는 것이다. 즉 겨울에 끓이는 된장찌개에는 제철에 출하되어 겨울까지 저장해 두는 감자와 양파 정도만 넣어도 충분하다. 기호에 따라 무를 넣어도 좋다. 겨울 무의 맛은 유난히 달착지근하여 찌개 맛을 돋우어 준다.

- 그래도 호박을 넣어야겠다 싶으면, 늙은 호박이나 단호박을 권하고 싶다. 겨울철 나오는 늙은 호박이나 단호박은 온실에서 키운 것이 아니라 가을에 수확하여 보관해 놓은 것들이다.

- 그럼 풋고추는? 고춧가루로 대신한다. 특히 청양고추로 만든 매운 고춧가루를 별도로 준비해 놓았다가 이런 때 조금 섞으면 맛있다. 그래도 풋고추가 꼭 필요하다고 생각한다면, 한여름 풋고추가 많이 나오는 철에 사다가 냉동실에 얼려 놓고 쓴다.

파김치, 정말 간단하다!

- 정말이다. 생전 김치라고는 담그지 않던 내 친구도 내 말만 듣고 파김치를 담가서 바로 성공했다. 시장에서 다 다듬어 파는 쪽파를 사다가 멸치액젓과 고춧가루만 넣고 버무리는 일인데, 누군들 못하겠는가.

- 파김치에 찹쌀풀을 넣는 사람도 있다. 익지 않은 생생한 파김치를 즐기는 취향이라면 찹쌀풀을 쑤어 섞어 넣으면 좋을 것이다. 하지만 냉장고 뒤편 시원한 곳에 두고 한 달 후까지 먹으려면 그냥 액젓과 고춧가루만으로 담글 것을 권한다.

春 ⊙ 5月

통통한 봄철 바지락과 주꾸미.

해물이야말로 계절을 많이 타는 재료이다. 식물은 온실에서 키울 수라도 있다지만 해물 재료들은 사계절이 흘러가는 대로 자란 것을 바닷물에서 건져 먹는 것이다. 아무리 양식을 한다 해도 겨울 수온을 여름 수온으로 맞춰 줄 수는 없는 노릇이다.

그러니 겨울에 병어회를 먹고 여름에 숭어회를 먹는 것은 좀 바보 같은 짓이다. 정말 이것이 같은 생선일까 싶을 정도로 맛이 달라지기 때문이다. 제철 없이 그저 아무 때나 먹는 해물이란 냉동한 새끼 조기, 얼린 횟감 참치, 수입 동태 같은 수입 냉동 해물들뿐이다.

봄이 되면 갯벌도 봄을 맞는다. 어느 해인가 매주 홍성에 강의를 하러 다닌 적이 있었는데, 그해에는 정말 해물 덕분에 황홀한 봄을 보냈다. 지금 와서 생각하니 학생들에게는 정말 미안한 일이지만, 내 마음은 솔직히 말해 염불보다 잿밥에 있었다. 강의를 하러 서해대교를 타고 홍성으로 향하는 날이면, 내 머릿속은 (강의가 아니라) 그 근처 오일장을 돌아다니며 해물을 살 기대로 꽉 찼다. 매주 같은 지역의 오일장을 만날 수 있는 것은 아닌데, 그래 봤자 갈산, 광천, 홍성 등이 모두 차로 10~20분 거리에 있다. 그 동네 주유소에서 기름을 넣으며 "오늘은 어디 오일장이에요?"라고 물으면 바로 알려 주니, 날짜 맞춰 찾아가면 늘 싱싱한 해물을 만날 수 있었다.

그곳에 가서야 비로소 나는 바지락과 주꾸미의 제철이 봄이라는 것을 알았다. 작은 비닐봉지에 물과 함께 담겨 있는 바지락만 보고 살았던 나로서는, 커다란 함지박 가득가득 싱싱한 바지락들이 일제히 물을 뿜는 모습이 그저 놀라울 뿐이었다. 정말 저것이 바지락일까 싶을 정도로 통통하게 살이 오른 바지락들은 긴 발을 내밀고 함지박 안에서 놀고 있었다.

주꾸미는 또 어떤가. 너무 쌩쌩해서 함지박 바깥으로 기어 나오는 놈들을 집어넣기가 바쁘다. 밴댕이 말리는 것은 어디에서나 볼 수 있고, 재수가 좋은 날은 수북수북 쌓여 있는 생물 밴댕이를 만나기도 한다. 어느 날은 함지박 안에서 눈을 껌뻑껌뻑하고 있는 간제미(노랑가오리의 방언인데, 충남 시장에서는 '갱게미'라고들 했다.)를 구경하느라 한동안 넋을 잃었다.

그런 날 집으로 돌아오는 자동차 안은 온통 갯내로 꽉 찼다. 당시 나는 아예 스티로폼 상자를 싣고 다니며 해물을 집으로 날랐다. 자동차에 냄새 배는 게 문제랴, 이렇게 좋은 구경을 하고 맛있는 것을 먹을 수 있는데. 그리고 그날부터 사나흘은 바지락 국, 주꾸미 숙회, 간제미 찜, 소라 숙회, 밴댕이구이 등 온통 싱싱한 해물들만 밥상에 올랐다.

이렇게 한 해 봄을 '학습'한 결과, 이제는 봄만 되면 바지락을 찾는다. 이런 계절에 물에 담겨 비닐 포장된 바지락을 사는 어리석은 짓은 하지 않는다. 비닐 포장된 바지락은 대개 알이 잘다. 맛있는 바지락은 함지박에 담아 놓고 무

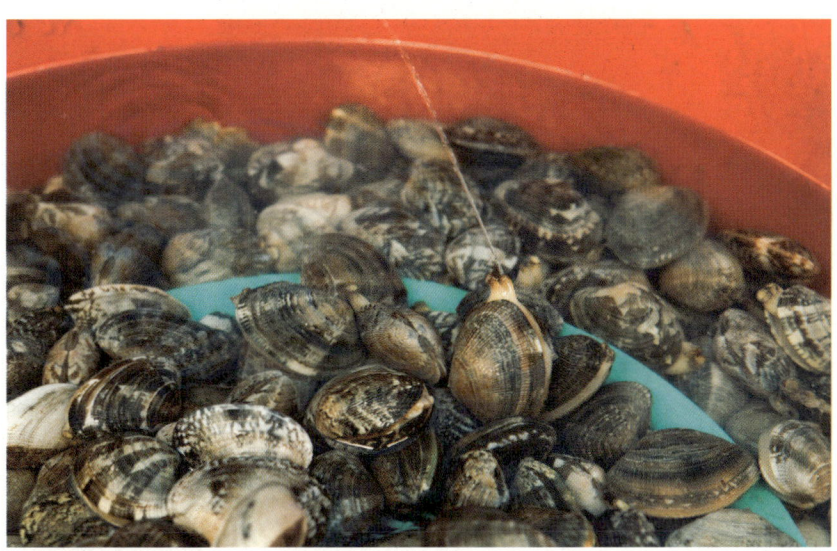
▶ 함지박 가득가득 바지락들이 물을 뿜는다.

게로 달아 파는, 다소 알이 굵은 것들이다.

    4~5월에는 웬만한 시장의 생선 가게에서도 바지락을 함지박에 담아 판다. 서해안 산지에서 직접 사는 것만큼 싱싱하지는 않아도 역시 제철 바지락이라 살이 통통하게 올라 있다. 소매점에서도 킬로그램당 가격이 5, 6천 원 선인데, 이때만은 통 크게 1~2킬로그램 사다 놓고 원 없이 먹는 게 좋다.

    제철의 싱싱한 해물은 단순하게 조리하여 오로지 재료 맛을 살려서 먹는 것이 최고이다. 조개를 껍질째 잘 씻어 건진 후, 팔팔 끓는 물에 쏟아부어 살짝 익혀 먹는 것이다. 조갯살 맛으로 먹으려면 물이 끓을 때 조개를 넣고, 국물을 내어 먹으려면 찬물에 넣어 끓이는 것이 좋다. 조개 같은 해물은 오래 삶을수록 맛이 떨어지고 질겨진다. 뜨거운 물에 살짝 데치듯 한 번 파르르 끓여 입을 짝짝 벌린 조개를 그대로 상에 올리는 방식이, 가장 맛있는 조갯살을 먹는 비법이다. 당연히 물은 적게 잡는 것이 좋다.

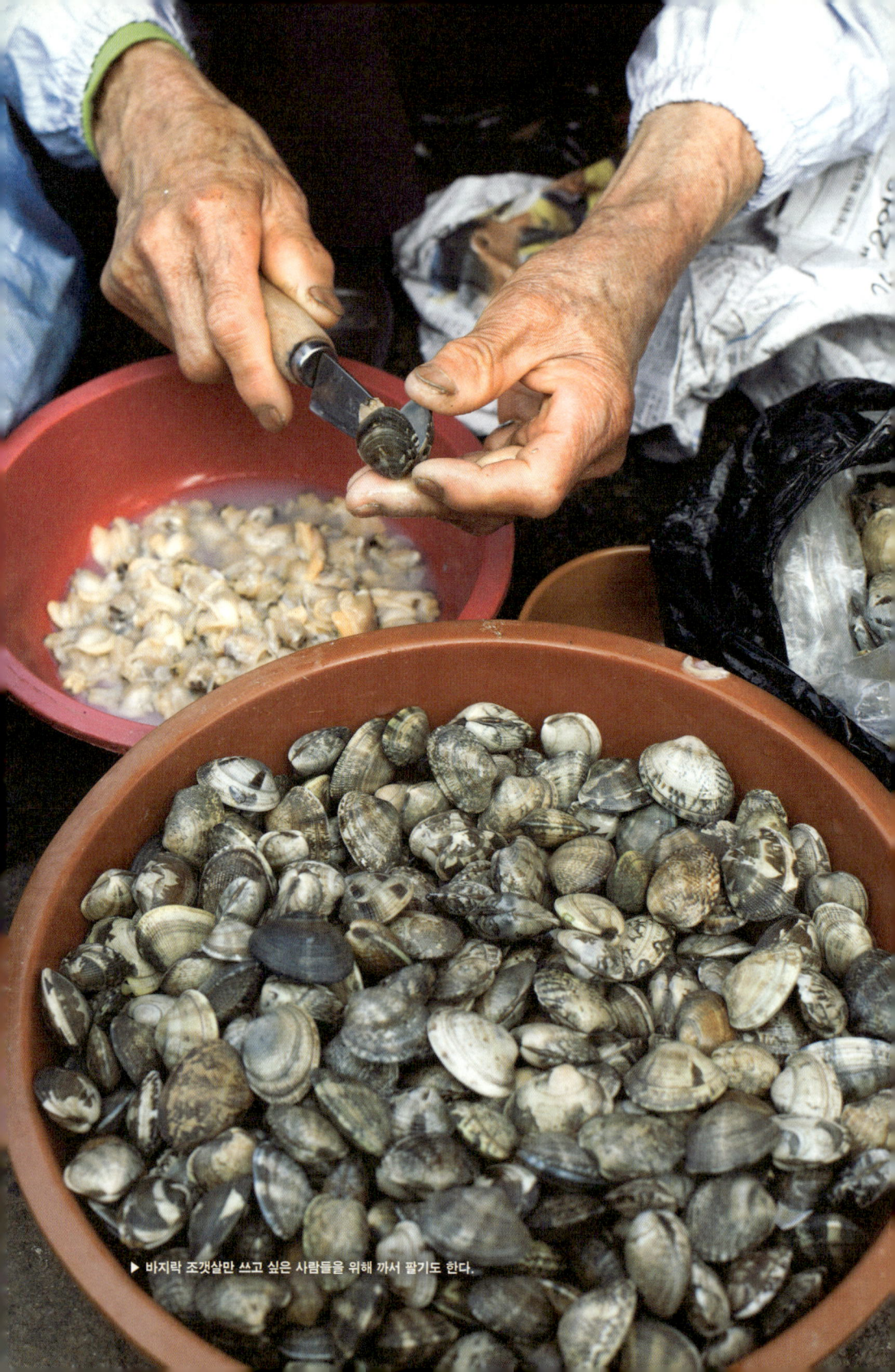
▶ 바지락 조갯살만 쓰고 싶은 사람들을 위해 까서 팔기도 한다.

데친 조개를 그대로 상에 올려 마치 겨울에 홍합 까 먹듯이, 벌교에서 삶은 꼬막 한 사발씩 놓고 먹듯이, 조갯살을 발라 먹는다. 통통하고 연하면서도 쫄깃한 이 바지락 맛을 어디에 비할 것인가. 괜히 조개구이 한다고 번거롭게 불 피울 것도 없다. 가장 편하고 담백하게 먹는 방법이다.

남은 조개 국물은 된장국이나 미역국을 끓일 때 이용해도 좋고, 그 즉시 먹어도 좋다. 국물에는 다진 마늘을 조금 넣고 소금 간을 약간 한다. 먹기 직전에 부추나 파를 넣는데, 조갯국에는 파보다 부추를 숭숭 썰어 넣는 것이 맛으로는 훨씬 윗길이다.

'자랑질'을 좀 하자면, 봄 바지락을 허영만 화백과 함께 먹은 적이 있다. 무슨 일에 얽혀 대여섯 명이 1박 엠티를 간 적이 있었는데, 내가 아침밥 당번이었다. 마침 봄이었고 허영만 화백의 고향이 항구도시 여수라는 사실을 감안해서, 메뉴는 바지락으로 해야겠다고 마음먹었다. 큰 냄비 하나 가득 삶은 바지락을 모두들 손으로 정신없이 먹고 부추 띄운 진한 국물까지 먹으면서, 허영만 화백은 "옛날 어머니가 해 준 맛이 생각난다."고 했다. 『식객』을 본 사람이라면 다 알겠지만, 이 말은 허영만 화백이 할 수 있는 최고의 칭찬이다. 하지만 내 음식 솜씨 때문이 아니었다. 오로지 바지락에 소금과 마늘만 넣고 삶는 것을 무슨 요리라고 할 것도 없지 않은가. 그저 제철 재료의 힘이었다.

주꾸미 역시 단순하게 먹는 게 좋다. 동그란 머리에 칼을 대지 않고 그냥 뒤집어 고동색 내장만 빼내는 방식으로 다듬어 씻는다. 머리 안에 든 하얀 것은 맛있는 주꾸미 알이니, 내장인 줄 알고 버리면 안 된다. 주꾸미 애호가들은 이 '밥알'을 한 숟가락 먹어 줘야 봄이 봄답다고들 너스레를 떤다. 주꾸미를 씻을 때 밀가루를 섞어 주물럭거리며 빨면 다리의 빨판도 깨끗해지고 미끈거리던 것도 좀 사라진다. 이렇게 다듬은 주꾸미를 팔팔 끓인 물에 넣어 살짝 데

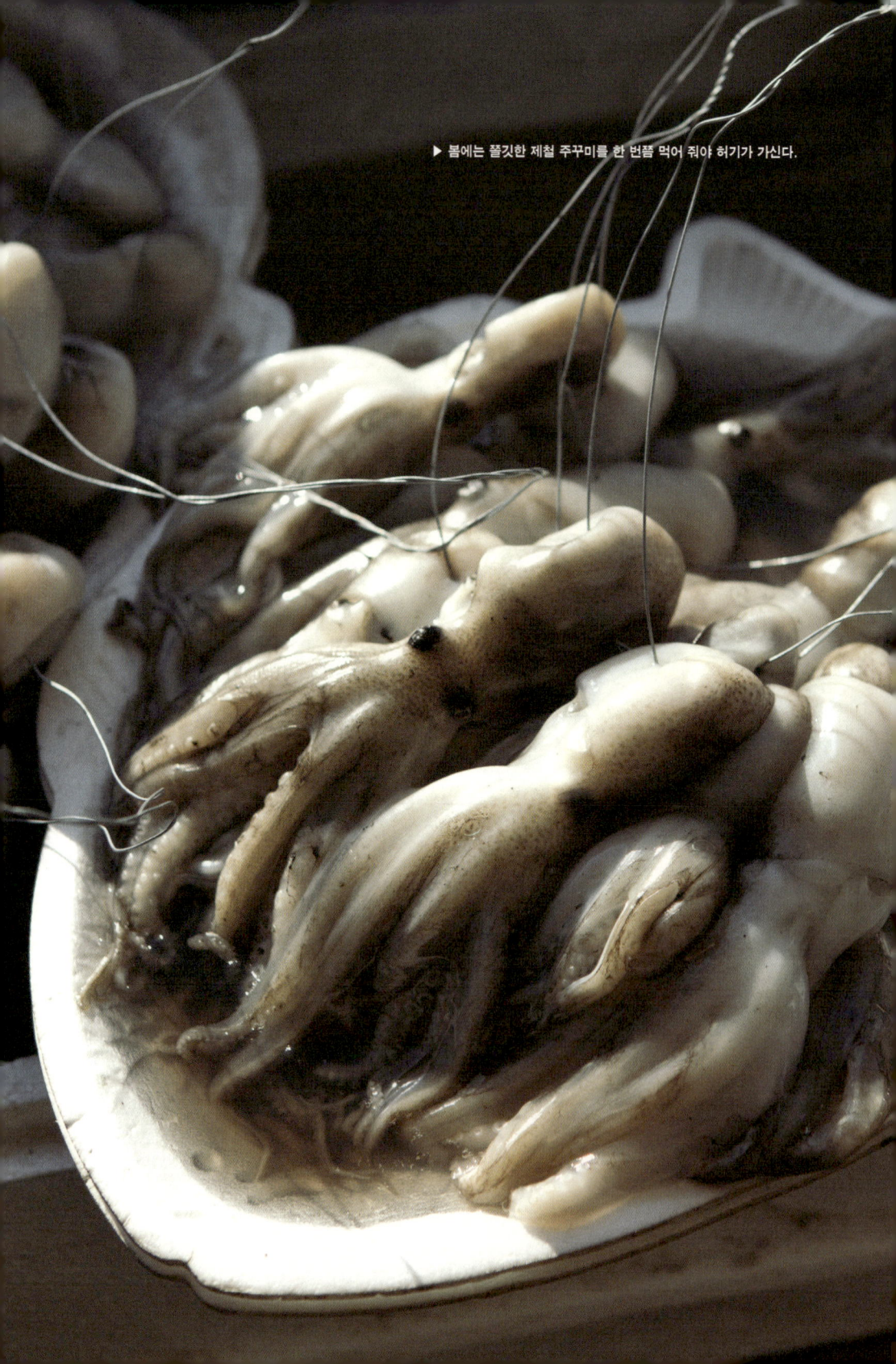

▶ 봄에는 쫄깃한 제철 주꾸미를 한 번쯤 먹어 줘야 허기가 가신다.

친 후 초고추장을 찍어 먹으면 쫄깃하고 신선한 맛이 그만이다.

조금 '요리스럽게', 그러나 번거롭지 않게 해 먹고 싶다면 샤브샤브가 좋다. 비린내 덜 나는 멸치를 끓여 육수를 만들고, 버섯, 파, 미나리, 쑥갓, 부추 등 샤브샤브에 넣고 싶은 채소를 입맛대로 준비한다. 나는 버섯을 좋아해서 새송이버섯, 팽이버섯, 표고버섯 등을 고루고루 준비한다. 특히 표고버섯은 봄에 제철을 맞아 어느 때보다도 탱탱하고 맛있으며 값도 싸다.

주꾸미와 채소는 손질해 접시에 수북수북 쌓아 놓고, 찍어 먹을 소스도 미리 준비해 둔다. 소스는 입맛대로 한다. 한국 사람들은 초고추장이나 간장과 고추냉이를 섞은 소스를 가장 즐기는데, 서양식 겨자소스나 땅콩소스를 좋아하는 사람도 있다. 나는 간장에 마늘장아찌 국물 같은 것을 조금 섞어 싱겁고 감칠맛이 나도록 한 것을 좋아한다.

이제 먹기만 하면 된다. 상 위에 그대로 차려 두고, 조선간장으로 간을 한 육수를 팔팔 끓이며 온갖 재료를 집어넣었다가 꺼내 소스를 찍어 먹는다. 샤브샤브 요리는 다소 부산스럽기는 하지만 다이내믹한 맛이 있어서 나름대로 매력적이다. 무엇보다도 채소와 주꾸미를 데치자마자 바로 먹을 수 있으니 제철 재료의 맛을 손상시키지 않고 먹을 수 있다. 향긋한 미나리와 수수한 냄새의 부추, 거기에 더해진 매끈하고 쫄깃한 주꾸미 맛이 일품이다. 따끈한 국물에 청주나 막걸리 한잔 곁들이면 금상첨화 아니겠는가.

재래시장과 오일장의 보물찾기
어린 상추와 산나물들.

제철 음식을 만나는 가장 중요한 장소는 바로 재래시장, 그중에서도 오일장이다. 봄철 재래시장과 오일장에 가면 그 지역 할머니들이 이고 나오는 함지박 물건들을 눈여겨보기 바란다. 비닐 하나 깔아 놓고 수북수북 쌓아 놓은 돌미나리, 부추, 취나물, 혹은 배추와 상추 솎음들. 그런 것들이야말로 카트 끌면서 쇼핑하는 대도시의 대형 매장에서는 절대로 만날 수 없는 보물이다.

그런데 의외로 젊은 층들은 재래시장, 특히 이렇게 바닥에 수북이 쌓여 있는 벌크 형태의 채소들을 두려워하는 경향이 있다. 많은 사람들 속에서 밀려다니다 보니 재래시장에서는 차분히 구경을 할 수가 없고, 물건을 만지작거리다 장사하시는 아주머니들한테 야단이라도 맞을까 봐 두렵기도 할 것이다. 그 마음은 충분히 이해한다. 나처럼 재래시장에 익숙한 사람 역시 망설일 시간을 주지 않는 재래시장의 시스템은 확실히 불편하다. 대형 마트의 장점은 물건 고르기에 앞서 충분히 생각할 시간이 있다는 것이다. 포장된 것이나마 만져 보고, 중량과 가격을 머릿속으로 계산하며 집에 남아 있는 재료들을 떠올려 본 뒤 살까말까 망설일 시간이 좀 필요하지 않는가. 그런데 재래시장에서는 "뭐 드릴까?" 하고 바로 물어보는 주인의 관심 때문에 이렇게 망설일 여유가 없다. 나도 그러한데, 초보 주부는 말할 것도 없을 것이다.

그래서 대형 마트에서만 장을 보는 초보 주부들은 단정하게 단으로 묶이고 랩으로 깨끗하게 포장된 채소에만 익숙한 탓에, 대형 마트에서도 벌크로 파는 채소들을 거들떠보지 않는다. 벌크로 쌓여 있는 채소들은 어쩐지 지저분하고 찌꺼기 같아 보이며 그저 수북하게 쌓여 있기만 해서, 뭐가 뭔지 알아보지 못하니 건드려 볼 수가 없을 것이다. 하지만 이런 벌크 물품이야말로 소포장을 하느라고 주물럭거리지 않았으니 가장 싱싱하고 상태가 좋은 것일 가능성이 높다. 게다가 벌크로 나오는 것은 제철 식재료들뿐이다. 그러니 대형 매장에서도 벌크로 나온 식재료들을 눈여겨봐야 한다.

대형 마트나 시장의 채소들이 어떤 과정을 거쳐 소비자한테까지 왔는지를 상상해 보면, 벌크 물품을 마다할 수가 없다. 포장된 채소들, 묶음으로 단정하게 쌓아 두고 파는 채소들은 산지에서 전문적으로 생산되어 박스에 담겨 도매 시장으로 옮겨지고, 다시 소매로 옮겨진 것들이 대부분이다. 말하자면 여기저기로 옮겨지면서 시간을 보낸 것들이다.

유통 과정이 긴 것도 문제지만 그보다 더 중요한 사실이 있다. 외양상 상품성이 떨어진다 싶은 채소, 긴 기간의 유통을 견디지 못할 것 같은 여린 채소들은 과감히 제외된다는 점이다. 묶을 수 없이 모양이 고르지 못한 것들, 포장을 하기에는 너무 자잘한 것들, 도매 시장을 거치면 바로 시들어 버릴 물건들은 깨끗하게 묶여 도매 시장에 나오기는 힘들다.

그러다 보니 봄에 만나는 이런 채소는 대개 겨우내 온실에서 크게 키워 낸

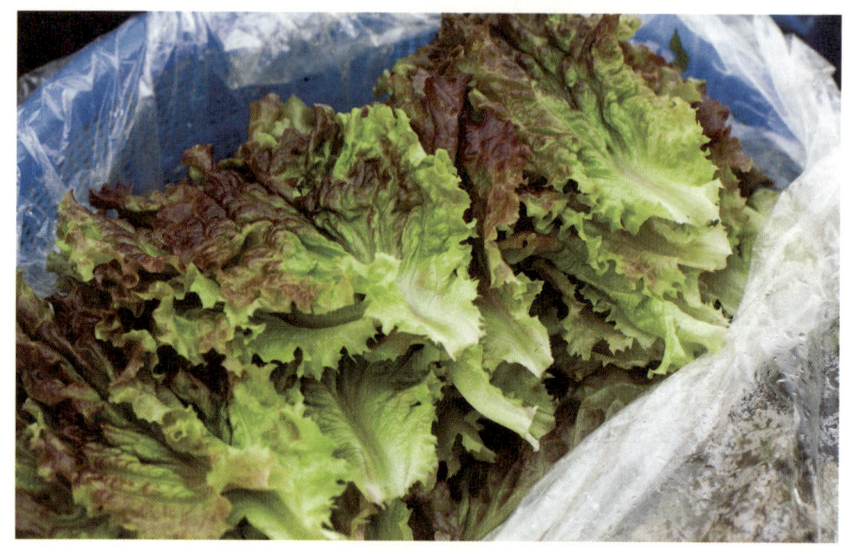
▶ 밭에서 갓 따온 상추 잎. 줄기 끝이 하나도 변색되지 않았으니 아주 싱싱한 것이다.

것이다. 아무리 초봄이라도 일정한 크기가 되지 않으면 도매 시장에 내놓을 수가 없기 때문이다. 온실에서 자라 흙바람을 맞지 않았으니 깨끗하고, 겨울부터 키웠으니 초봄부터 튼실하게 길쭉길쭉 잘 자랐다. 말하자면 허우대가 멀쩡한 것들만 단으로 묶이고 포장되어 나오는 것이다.

하지만 이런 채소들은 야생의 맛이 없을 뿐 아니라 의외로 질기다. 봄 채소는 초봄에 싹이 터서 나온 그 야리야리하고 연한 맛이 제맛인데, 겨우내 출하된 뒤끝에 나오는 상추나 부추는 이미 나이가 많이 든 노쇠한 포기에서 나오는 것이기 때문이다.

함지박 할머니들은 시장에 정식 가게를 둔 상인한테 밀려, 시장 중심까지 진입도 못하고 변두리 한 귀퉁이에 비닐을 깔고 장사를 하는 경우가 많다. 파는 종류도 몇 가지 안 되고 양도 적다. 그런데 바로 이런 할머니들이 파는 채소에서 종종 진짜 보물이 발견된다.

엄지손가락 길이로 자란 상추 솎음, 한 뼘이나 될까 싶은 연한 배추와 열무와 같은 채소들은 봄철 노지에 씨를 뿌려 키워서(혹은 비닐하우스라 할지라도 제철에 씨를 뿌리고 비닐을 열어 바깥바람을 많이 쐬면서 키워), 군데군데 솎아 낸 것들이다. 처음 씨를 뿌릴 때는 아무래도 많이 뿌리게 되는데, 어느 정도 크면 군데군데 솎아 주어야만 나머지 것들이 상품성 있게 클 수 있다. 하지만 이렇게 솎아 낸 연한 것들이야말로 봄에 먹는 참맛이다.

상추는 씨가 늦게 트고 자라는 속도로 느리다. 7~8센티미터쯤 자랐을 때 적절히 솎아 주는데 이것들을 내다 파는 것이다. 그러니 이것은 딱 한철에만, 전문적인 장사꾼이 아닌 재배 농민이 파는 경우가 많다. 오일장에서 이런 것을 발견하면 지체 말고 빨리 사는 게 상수다. 아주 작은 것들이라면 뿌리째 깨끗이 씻고, 약간 더 자란 것은 뿌리만 똑똑 따는 방식으로 다듬는다. 씻어 건진 작은 솎음 상추를 참기름 넣은 양념간장을 뿌려 살짝 뒤섞어 먹으면 얼마나 맛이 있는지. 입에서 살살 녹는다는 말은 고기나 회에만 쓸 수 있는 말이 아님을 알게 된다. 연하디연한 첫 배추와 열무에 찹쌀풀 섞어 국물김치를 담가도 마찬가지이다. 그 아작하고 야들야들한 맛이 얼마나 기가 막힌지, 시장에서 그냥 재료만 바라보아도 입에 침이 돈다.

돌나물이나 머위처럼 초봄부터 먹기 시작했던 나물들도 이제 재래시장에 가면 확실히 노지 것을 만날 수 있다. 이런 돌나물은 온실에서 키워 도매 시장을 거쳐 나온 것보다 탱탱하고 덜 길쭉하다. 또 아무래도 절단면이 덜 시들어 다듬을 것도 없다. 그냥 두어 번 씻은 후에 양념간장이나 초고추장을 뿌려 먹거나 국물김치를 담근다. 돌나물 국물김치는 열무 물김치 담글 때와 동일한 방식으로 담근다. 물에 찹쌀풀을 쑨 것을 섞고 소금과 파, 마늘을 넣은 후, 빡빡하다 싶을 정도로 돌나물을 넣어 담근다. 돌나물은 으깨지면 맛이 없으니 절일 필요 없이 그냥 담그면 된다. 기호에 따라 고춧가루나 양파를 썰어 넣어도 좋다. 이틀 정도면 노르스름하게 익는데, 다시 냉장고에 넣어 하루나 이틀쯤 더 숙성시킨다. 돌나물 물김치는 열무에 비해 훨씬 연하고 특유의 야생의 맛이 매력적이다.

재래시장의 함지박 할머니는 두릅도 비교적 싸게 판다. 노끈에 묶어 파는 비싼 것보다는 다소 자잘한 것들이지만, 한 바구니 아담하게 담아 5천 원 내지 1만 원에 파는 두릅은 꽤 먹을 만하다. 살짝 데쳐 연녹색이 도는 두릅을 얄팍하게 썰어 초고추장에 찍어 먹으면 밥상이 호사스러워진다.

그러나 이런 계절에 만날 수 있는 진짜 보물은 뒤섞어 파는 나물들이다. 지방 중소도시 시장에 가면 큰 비닐 가득, 온갖 잡다한 산나물들을 뒤섞어 파는 사람들이 가끔 있다. 이런 산나물은 백퍼센트 야생이라고 믿어도 좋다. 생각해 보라. 일부러 재배를 하지 않은 야생의 나물들은 여러 종류가 뒤섞이기 마련이다. 일부러 취나 고사리, 두릅 등을 전문으로 따러 다니는 사람들도 있지만 이들 눈에 다른 나물이 눈에 띈다면 그것 역시 따고 싶지 않겠는가. 뒤섞인 나물들은 나물꾼들이 돌아다니며 먹을 만한 것들을 뒤섞어 채취한 것을 그대로 들고 나온 것이리라. 취, 원추리, 풋고사리, 홑잎나물, 씀바귀 등이 뒤섞여 있고, 가끔 아주 작고 볼품없는 두릅도 섞여 있다. 이런 나물들은 건조한 봄날씨에 흙먼지를 뒤집어써서 깨끗지 않아 보이지만, 그 역시 재배한 것이 아니라는 증거이니 나쁠 것 없다. 어차피 씻어 먹을 텐데 흙먼지쯤이야 어떠랴. 이런 것들은 한 보따리 사다가, 대강 종류별로 나누어 따로 조리를 해 먹는다. 연한 것들은 그대로 쌈장에 찍어 먹고 나머지는 데쳐서 고추장이나 간장에 무쳐 먹으면, '이것이 야생 산나물이구나.' 하고 실감하게 된다. 특히 취나물은 크고 깨끗하게 자란 온실 물건과는 그 향이 비교가 되지 않는다.

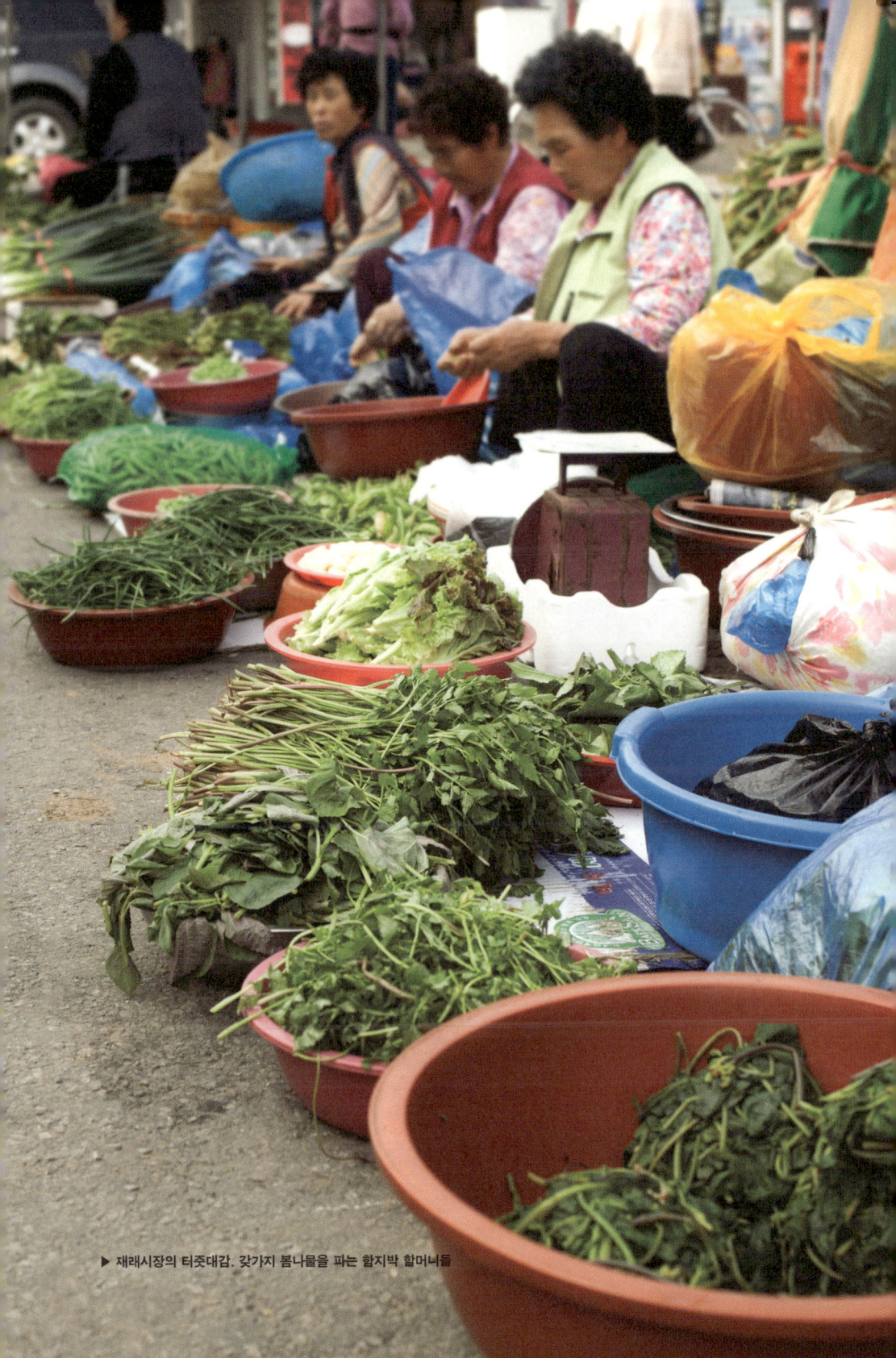

▶ 재래시장의 터줏대감. 갖가지 봄나물을 파는 함지박 할머니들

물론 이렇게 좌판 아주머니들에게 살 때도 주의할 점은 있다. 예를 들어 봄철에 꽤 굵은 고춧잎을 수북이 쌓아 놓고 파는 경우다. 고추는 봄에 씨를 심어 5월이면 밭에 모종을 옮겨 심는다. 그런데 이런 계절에 꽤 자란 고춧잎이 수북이 나왔다면 그 정체가 뭘까? 이건 겨우내 온실에서 풋고추를 키우고 난 찌꺼기이다. 이제 새 모종을 할 때가 되어 묵은 포기를 다 뽑아 버리고 나온 고춧잎인 것이다.

또 마치 어린 상추처럼, 뽀글뽀글한 작은 상추들을 수북하게 쌓아 놓고 파는 경우도 있다. 멀리서 볼 때는 어린 상추 솎음인가 싶지만 가까이 가서 보면 이파리가 꽤 굵다. 이건 솎음이 아니다. 상추 역시 이제 새로 모종을 할 때가 되어, 겨우내 온실에서 키우며 팔고 남은 묵은 포기를 뽑아 버리는 시기이다. 그 포기의 맨 꼭대기 부분에는 아직 덜 자란 작은 이파리들이 오글거리고 있는데, 그걸 따다 파는 것이다. 따라서 이런 상추의 맛은 씨를 틔워 막 자라기 시작하는 어린 상추와는 비교할 수 없는 수준이다.

결국 제철 재료를 찾아 현명하게 먹고 살려면 계절과 식물에 대한 감각을 키워야 한다. 물건을 보고 어떤 상태로 밭에서 나온 것인지 바로 감을 잡아야 그릇된 판단을 하지 않는다. 그러

▶ 함지박 할머니들은 봄나물을 데쳐서 팔기도 한다.

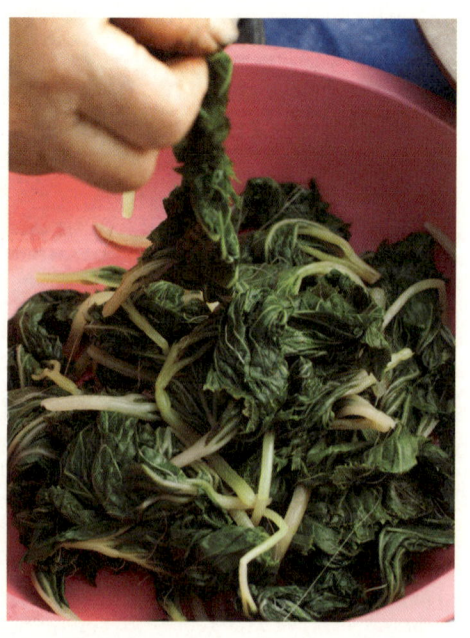

려면 도시의 공동 텃밭이나 아파트 베란다에서라도 뭔가를 키워 보는 것이 좋다. 한두 해만이라도 작물을 키워 보면 식물에 대한 감이 생긴다. '아는 만큼 보인다.'는 말은 문화유산 답사 때만 필요한 것이 아니라, 재래시장 쇼핑에서도 필요하다.

오일장, 이렇게 이용하자

- 대도시에 사는 사람이 오일장과 만나려면 일부러 찾아다녀야 한다. 하지만 그게 그리 어려운 일은 아니다. 지금 세상이 어떤 세상인가. 인터넷 검색창에 '전국 오일장'이라고 입력해 보면, 네티즌들이 전국 주요 지역의 오일장과 장이 서는 날짜를 모두 표로 만들어 놓은 것을 찾을 수 있다.

- 오일장은 대개 '1 · 6장', '2 · 7장'과 같은 식으로 부른다. 즉 1일, 6일, 11일, 16일, 이런 식으로 서는 장이 '1 · 6장'이고, 2일, 7일, 12일, 17일 순서로 서는 장이 '2 · 7장'이다. 오일장은 하루씩 바로 옆 지역으로 이동한다. 즉 1일에 경기도 파주 금촌에서 장이 서고, 2일에는 바로 그 옆 동네인 봉일천에서 장이 서고, 3일에는 일산으로 옮겨 가는 식이다. 오일장은 상설 재래시장이 크고 다채로워진 것이라 생각하면 된다. 평소에는 가게를 하는 사람들만 나와서 장사를 한다면, 오일장에는 아마추어 상인인 농민들과 오일장만 돌아다니는 장꾼들이 그 주변에 포진하여 다양한 물건을 판다.

- 꼭 오일장을 찾아다니지 않더라도 봄에는 재래시장이 풍성하다. 나는 일 때문에 지방 도시에 가게 되면 재래시장에 들른다. 재래시장들은 대개 기차역 앞에 있으니 일부러 찾아다닐 것도 없고 시간도 많이 들지 않는다. 기차 시간을 넉넉히 잡고, 잠시 역 앞의 시장에 들러 서울에서는 보기 힘든 물건들을 중심으로 산다. 우리에게 없는 건 시간이 아니라 관심이다.

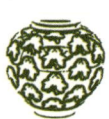

제발 우리, 제철 과일 좀 먹게 놔두세요!

5월이 되면 가장 고민스러운 것이 과일이다. 이 시기에 나오는 제철 과일이 없기 때문이다. 과일 가게에는 과일이 넘쳐나는데 무슨 소리냐고 의아해할 사람이 있겠지만, 단언컨대 이 계절에 제철 과일은 없다.

가을에 수확한 사과와 배는 이제 푸석푸석해지고 맛이 크게 떨어졌다. 겨우내 나오던 귤과 한라봉도 쭈글쭈글 변한 것들뿐이다. 봄에 잠깐 출하되던 금귤은 찾아볼 수도 없다. 과일의 태반은 나무 열매이다. 온대지방의 나무 열매들은 봄에 꽃을 피우고 가을에 열매를 맺는 것이 보통이다. 열매가 작은 오디, 복분자, 살구, 자두 순서로 여름에 하나하나 나오고, 8월 말 포도와 복숭아를 거쳐, 가을이 되어야만 사과와 배, 감이 나오는 것이다. 그러니 새로운 제철 과일이 나오는 것은 (귤 같은 독특한 작물을 제외하고는) 일러야 6월이다. 봄은 꽃을 피우는 계절이지 열매를 맺는 계절이 아니니, 봄에 과일이 없는 것은 정말이지 당연하다.

　6월에 나오는 새로운 제철 과일이란 다름 아닌 딸기이다. 딸기는 다년생 풀에서 열리는 열매라 비교적 이른 시기에 열매가 익는다. 이후 여름까지의 과일(혹은 과일 대용 채소)은 토마토, 참외, 수박 등 나무가 아닌 풀에서 나는 것들이 많다.

　그런데 이야기가 이쯤 흘러오면 맥이 빠진다. 딸기는 벌써 5월 중순에 끝물이었고 5월 말이 되면 시장에서 거의 사라지는데, 무슨 새삼스럽게 '새로운 제철 과일' 운운하고 있느냐는 항의가 귀에 들릴 듯하다.

　그러나 사전을 뒤져 보라. 딸기는 5~6월에 꽃이 피고 개화한 지 35~40일이면 수확한다고 적혀 있다. 정상적으로 노지에서 딸기를 키웠다면 5월 하순은 하얀 딸기 꽃이 막 지고 연둣빛 풋열매가 달려 있을 계절이다. 그리고 5월 말과 6월이 되면서 딸기는 제철을 맞아 시장에 출하되는 것이 정상이다.

　불과 30년 전만 해도 그랬다. 그때는 제철의 밭딸기를 먹을 수 있었다. 그러던 것이, 점차 딸기 나오는 시기가 앞당겨지더니 1990년대부터는 아예 한겨울부터 딸기를 함지박에 쌓아 놓고 팔기 시작했다. 눈이 펑펑 내리는 한겨울, 길가의 트럭에서 빨간 플라스틱 그릇에 딸기를 수북이 쌓아 놓고 파는 풍경은 이제 전혀 낯설지 않다. 옛날 어느 효자가 눈 속에서 딸기를 땄다는 기적은 이제 최신 기술의 과학 영농으로 인해 누구나 누릴 수 있는 시대가 되었다.

　그 딸기를 어떻게 키웠을지 생각하면 기가 막힌다. 서리가 내리면서부터 온실 안에 모셔 두고 난방비를 어마어마하게 쏟아부어서 키운 딸기, 거기다 당도를 높이기 위해 첨단 영농 기법이 동원된 딸기인 것이다. 그러나 더 기가 막힌 것은 그런 딸기가 결코 비싸지 않다는 점이다. 첫 출하 때만 비쌀 뿐 3~4월에 이르면 그저 예전의 제철 딸기 값보다 약간 비싼 가격을 유지한다. 그 엄청난 온실 유지비를 생각하면 기가 막힌다.

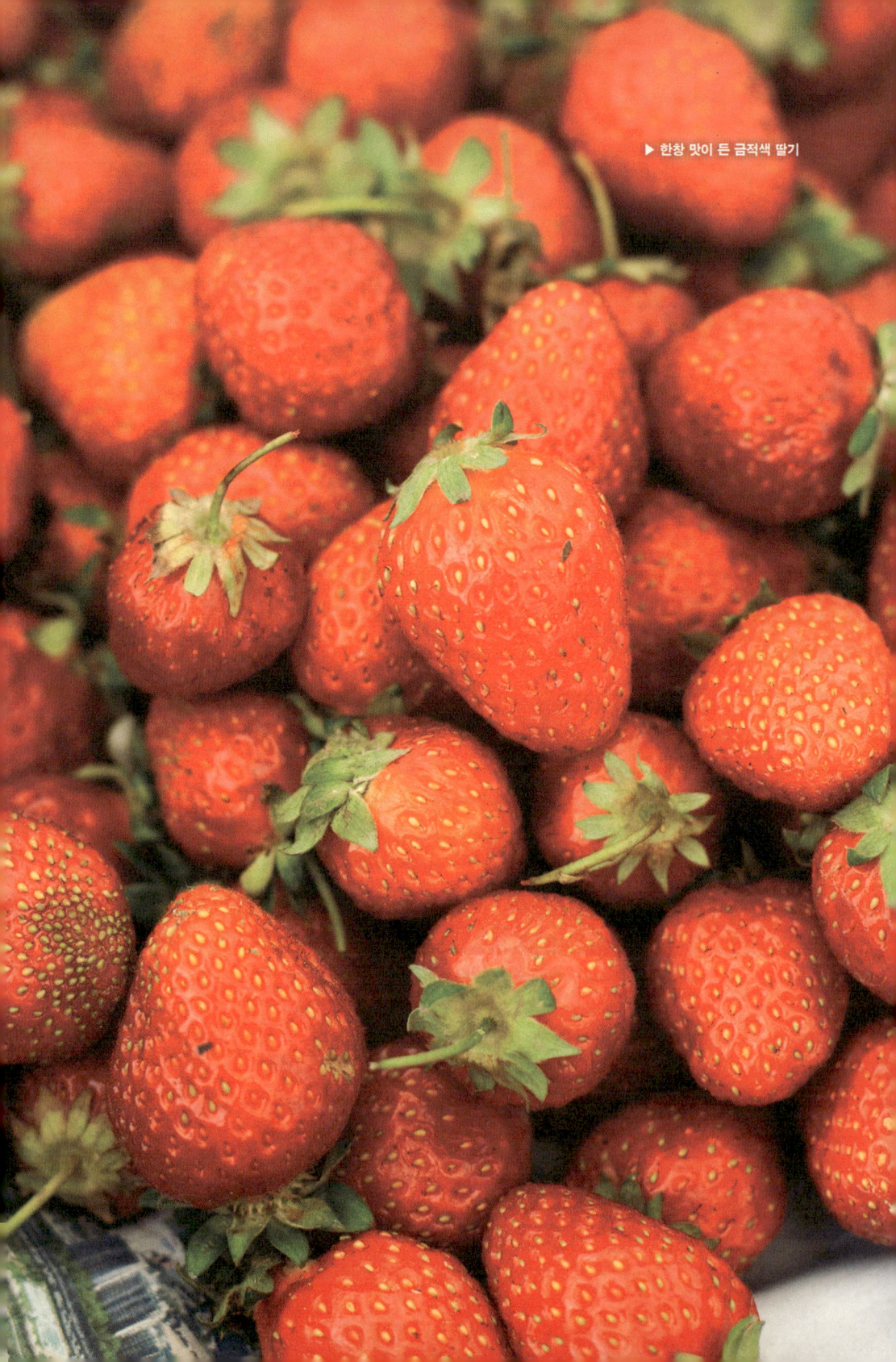

▶ 한창 맛이 든 금적색 딸기

이런 딸기는 아무래도 향이 떨어지고 맛이 싱겁다. 당도는 종자 개량과 첨단 기술을 통해 상당히 높여 놓았지만, 딸기 특유의 향기와 신맛은 크게 떨어진다. 어떤 딸기는 이게 혹시 무화과가 아닐까 싶을 정도이다.
　이런 온실 딸기는 5월 초가 되면 벌써 끝물 티가 나기 시작하고 5월 후반에는 시장에서 사라진다. 그래도 이때 딸기가 좀 먹을 만하다. 같은 온실 딸기라 해도 조금씩 바깥바람을 쐬고 일조량도 늘어난 시기에 자란 것들이기 때문이다. 벌써 색깔부터가 다르다. 한겨울 딸기가 물감을 칠한 듯 반짝거리는 선홍색이라면, 5월의 딸기는 씨에 금빛이 돌면서 노란 기운이 도는 빨간색, 즉 금적색(金赤色)으로 빛난다. 하지만 이런 것들도 예전에 보던 6월의 밭딸기에 비하자면 아직 멀었다.
　제철 과일을 먹겠다는 신념으로 나는 겨울부터 봄까지 딸기를 사지 않았다. 손님이 사 오거나, 혹은 손님 접대를 위해 내놓을 과일이 없어 어쩔 수 없이 사는 경우가 아니면 말이다. 매해, 과일 판매대 앞에서 군침만 흘리다가 독한 마음으로 돌아서기를 무려 넉 달 넘게 반복한다. 매해 이렇게 인내를 하면서 가끔 '내가 뭔 짓을 하는 건가.' 하는 생각이 든다. 면벽수도를 하는 것도, 묵언수행을 하는 것도 아니고 이게 웬일이란 말인가.
　그런데 허망한 것은 정작 6월 딸기 철에는 딸기를 볼 수가 없다는 점이다. '노지에서 키운 제철 딸기'란 의미의 밭딸기란 말은 이미 사라진 지 오래이다. 이 얼마나 허망한 일인가. 수행은 했건만 도로 아미타불이 되어 버린 꼴이다.
　그러니 내가 할 수 있는 최선의 선택은 온실 딸기의 맨 끝물을 사는 것이다. 그런데 이건 정말 어려운 일이다. 서울 시청에 가려면 '종각 다음 역에서 내려라.'라고 해 주면 찾아가기 어렵지 않지만, '서울역 바로 전 정거장에서 내려라.'라고 알려주면 정말 어렵다. 딸기 철이 언제 끝날지 알 수 없는데, 그

직전까지 버티려니 '복불복 게임'을 하는 것 같다. 그래서 해마다 딸기는 두어 번밖에 못 사 먹는다.

  5월의 과일 가게에 철없는 딸기만 있는 것이 아니다. 철 이른 토마토와 참외도 지천이다. 토마토는 7월, 참외는 8월 중순이 되어서야 제대로 맛이 드는데 도대체 왜 봄부터 이렇게 참외를 먹어야 하는 걸까. 농민은 비싼 기름을 때어 가며 애써 일찍 출하하지만, 이제 흔해지다 보니 그리 비싼 값을 받지 못한다. 소비자는 맛과 향이 현격하게 떨어지는 비정상적인 과일을 먹어야 한다.

  이런 상황은 계속된다. 9월 중순이 되면 벌써 붉은 사과와 큼지막한 배가 나온다. 특히 추석이 9월에 있는 해에는 추석을 겨냥해서 이런 현상이 더욱 심화된다. 차례상에 푸른 사과를 쓸 수 없으니(홍동백서, 즉 붉은 사과와 감, 대추를 동쪽인 오른편에 놓아야 하니 말이다.), 어쩔 수 없이 붉은 사과를 그때에 맞춰 출하해야 하는 것이다.

  그런데 이렇게 일찍 나오는 사과와 배는 대부분 성장 촉진제를 사용하여 키운다. 이 약제를 뿌리면 한 달쯤 일찍 훌쩍 커 버린단다. 약 먹으며 급하게 자랐으니 질감과 맛은 당연히 떨어지는데, 당도를 보강하기 위해 다른 약제를 쓰게 된다. 그런데 우리는 꼭 추석이 아니더라도, 일찍 나오는 과일을 사 먹는다. 4월부터 참외를 먹기 시작했으니 8월이 되면 참외가 지겨워지고, 7월 말부터 비닐하우스 포도를 먹기 시작했으니 정작 제철인 9월 초에는 포도에 손이 덜 간다. 더 새로운 것을 찾아 헤매는 '신상 집착'은 과일 쇼핑에서도 여지없이 드러난다.

  그러나 공산품과 달리 철을 어기는 농산물은 정상적으로 키울 수가 없으니 소비자에게 좋은 물건일 수가 없고, 농민으로서는 생산비가 많이 든다. 아무에게도 도움이 되지 않는 이런 어리석은 짓을 우리는 왜 계속해야 하는 것일까.

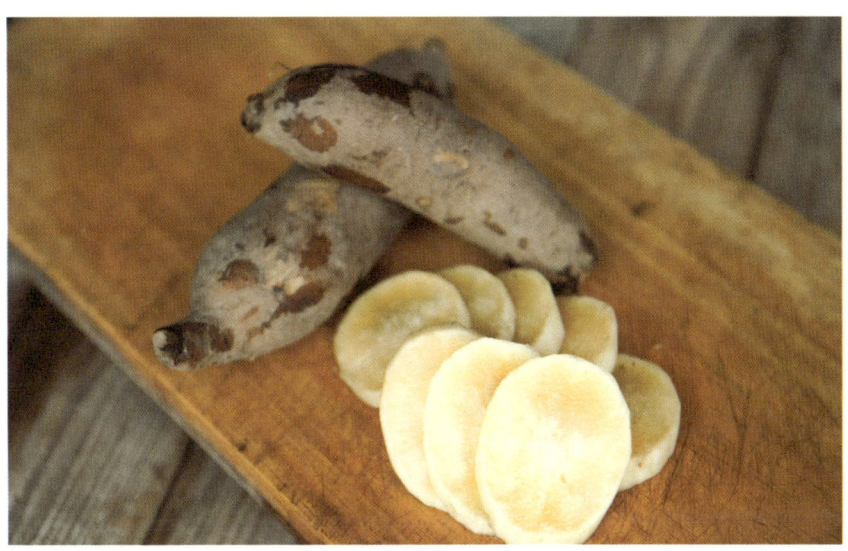

▶ 누구냐, 넌? 물이 많고 아작거리며 달콤한 야콘!

　소비자는 시장에 나오니 사 먹는다고 할 것이고, 농민은 소비자가 원하니 키운다고 할 것이다. 이 괴물 같은 시장의 욕망 메커니즘에서 벗어나는 방법은 없을까. 하다못해 친환경 식품점에서라도, 제철 과일을 주문하여 생산하도록 독려할 수는 없을까.

　제철 과일이 없는 봄철, 나는 대용 과일을 선택한다. 가장 좋은 것은 야콘이다. 고구마처럼 땅속에서 나는 뿌리인 야콘은 11월에 수확하여 일 년 내내 보관하며 먹는 채소이다. 생긴 것에 비해 아주 맛있는데, 배와 무의 중간쯤 되는 맛이다. 물이 많고 아작거리며 달착지근하여, 이 정도면 과일 대용으로 훌륭하고, 단맛에 비해 열량이 낮아 당뇨나 비만 환자에게는 안성맞춤이라고 한다. 게다가 농약이나 비료 없이도 잘 크니 대부분은 무농약이나 유기농 재배를 한다. 구태여 유기농을 찾아 헤매지 않고 웬만한 곳에서 사도 안심이다.

　나는 인터넷에서 야콘 농장을 검색하여 아예 한 박스씩 구입을 해 놓고 먹는다. 냉장고에 보관하며 과일 생각이 날 때마다 하나씩 깎아서 먹고 아는 사람과 나누어 먹기도 한다. 과일샐러드나 채소샐러드 어느 쪽에 넣어도 잘 어울려서 야콘을 채 썰어 새싹채소 등과 버무린 샐러드를 밥상에 올리기도 한다.

작년 초여름에 사다가 설탕에 재어 놓았던 청매실을 물에 타서 마시는 방법도 좀 아쉽기는 하지만 쓸 만하다. 과일 씹는 맛은 없지만 과일의 향과 맛을 그럭저럭 느낄 수는 있기 때문이다. 마시는 것만으로 허전하면, 작년에 제철에 맞춰 사다가 설탕에 끓여 놓았던 복숭아 조림, 귤 마멀레이드 등을 요구르트와 섞어 먹는 것으로 과일 허기를 달랜다.

이렇게 '과일 간절기'를 버티면서 나는 다시 기다린다. 7월에 제철 토마토와 제철 수박을 만나기를. 아니, 언젠가 6월 밭딸기를 마음껏 먹을 수 있기를.

야콘이나 마는 톱밥에 보관

● 봄이 무르익어 갈수록, 가을에 수확한 것들은 점점 빠른 속도로 상한다. 그건 야콘도 마찬가지이다. 실온에서도 비교적 저장이 잘 되기는 하지만, 겨울에 비하면 썩는 것들이 늘어난다. 그런데 어느 야콘 판매 사이트에서, 야콘과 마 등을 소나무 톱밥 속에 넣어 보내 왔다. 그래서 이곳에서 구입한 야콘과 마를 다 먹고 난 후, 시장에서 야콘이나 마를 사다가 그 톱밥 속에 넣어서 보관해 보았다. 이게 웬일? 그냥 바깥에 둔 것에 비해 신선한 상태가 놀랍도록 잘 유지되었다. 대개 그냥 두면 야콘 등에 물기가 서리고 그곳부터 썩기 시작하는데, 톱밥은 그 물기를 적절하게 빨아들이는 한편 지나치게 건조해지는 것도 막아 야콘의 신선함을 유지해 주는 것이다.

사시사철 제철 과일을 먹으려면?

● 옛날 사람들이 왜 그렇게 소금에 절이고 설탕에 졸이는 등 저장식품을 만들어 먹었는지 알 만하다. 사시사철 제철일 수 없기 때문이다. 과일이 귀할 때를 대비하여, 늦여름과 초가을부터 이것저것 과일을 이용해 잼과 조림 등을 만들어 보관해 두라. 제철 과일을 먹는 아주 현명한 방법이다.

春 ⊙ 5月

생멸치를 본 적이 있나요?

멸치를 모르는 한국인은 없겠지만 생멸치를 보지 못한 한국인은 의외로 많을 것이다. 가공된 형태로 나온 식재료들만 보아 온 도시 사람들이, 애초에 그 재료가 어떤 모양이었는지를 짐작하는 것은 매우 힘들기 때문이다. 예컨대 생물도감에 나와 있는 녹색 이파리의 식물이 나물로 볶아 먹는 고동색의 고사리와 왜 같은 이름으로 불리는 것인지, 나는 정말 오랫동안 의아했다. 서른 살이 넘어 산에서 솟아나는 고사리 싹을 보고서야, 그리고 몇 달 후 그것이 거대한 이파리로 자라 있는 것을 보고서야 밥상 위의 고사리와 생물도감 속의 고사리가 같은 것이라는 걸 이해할 수 있었다. 멸치에 대한 인상도 그런 종류의 것이다. 생멸치를 직접 보기 전에는 멸치를 그저 비쩍 마른 작은 물고기라고만 생각했다.

그런데 결혼 후 시댁에서 희한한 멸치조림을 맛보았다. 마른 멸치를 조린 것임은 분명했다. 그런데 다른 재료를 넣지 않고 마른 멸치만을 주재료로 조림을 했다는 것도 희한한 일인 데다, 그 마른 멸치의 맛 또한 독특했다. 울산에 계신 시이모님이 생멸치 말린 것을 보내오셨다는 시어머님 말씀을 듣고서도 그게 무슨 말인지 알아듣지 못했다. 한참을 헤매고서야 겨우 우리가 아는 마른 멸치는 생멸치를 끓는 물에 데쳐서 말린 것이라는 사실을 이해했다. 시부모님은 웃으시면서 "그럼, 멸치를 그냥 말리는 줄 알았니?" 하셨다.

그러고서 또 한두 해 뒤에 추어탕처럼 생선살이 풀어진 된장국을 먹게 되었는데, 그게 다름 아닌 멸칫국이었다. 말리지 않은 생멸치를 삶아 된장과 얼갈이배추 등을 넣고 끓인 국인데, 이것을 먹어 보고서야 나는 말리지 않은 '생멸치'의 존재를 새삼 실감했다. 나는 이렇게 신기해하는 음식을 남편은 어릴 적부터 늘 먹고 자랐을 터이다.

이런 남편과 결혼해서 산 지 벌써 30년이 가까워 온다. 이제 나는 해마다 이때쯤이면 생멸치를 사고 싶은 유혹을 느낀다. 4월 중순이면 기장 멸치축제에 가 보고 싶고, 5월부터 6월 초까지는 수산물 도매 시장에 나가 멸치를 살까 하는 생각을 한다.

이 계절, 도매 시장에서는 생멸치를 납작한 상자에 담아 판다. 파르스름하게 반짝거리는 작은 생멸치를 직접 보면, 그것이 고등어, 삼치, 꽁치, 정어리, 전어처럼 등 푸른 생선이란 것을 한눈에 알 수 있다. 등 푸른 붉은 살 생선은 흰 살 생선보다 맛이 진하다. 멸치 역시 그렇다. 살이 아주 연하고 기름기가 많으며 달착지근한 맛도 강해, 어떻게 조리해 먹어도 매우 맛있다. 하지만 이 계절에 생멸치를 사야 하는 가장 중요한 이유는 바로 이것으로 멸치젓을 담가야 하기 때문이다.

몇 년 전 늦봄, 밤 10시가 넘어 우연히 들른 수산 시장에서 생멸치를 만났다. 이것저것 반찬거리를 사다가 멸치 한 짝을 발견한 것이다. 어찌나 신선한

지, 그 연한 살이 전혀 무르지 않고 반짝거렸다. 상인 말로는 이 정도면 그냥 회로도 먹을 수 있다는데, 눈으로 보기에도 정말 그래 보였다. 그런데 문제는 그 상자가 꽤 컸다는 점이다. 반 상자는 팔지 않는다니 다 살 수밖에 없었다. 이럴 때, 속된 말로 정말 '갈등 때린다'. 상자 앞에서 한 10분쯤 망설였나 보다. 결국은 그 반짝거리는 멸치의 유혹을 뿌리치지 못하고 자동차에 싣고 왔는데, 문제는 그 다음이었다. 시간에 따라 신선도가 달라지는 생물이니, 그걸 그냥 두고 잠을 잘 수 없지 않은가.

시장에서 생멸치를 산 뒤 상인에게 직접 젓을 담가 달라고 부탁하면, 멸치를 씻지 않은 채 김장용 비닐 봉투에 넣어 왕소금을 섞어서 준다. 그대로 항아리에 넣도록 해 주는 것이다. 인터넷 사이트에서 검색을 해 보면, 기장 등 멸치 산지에서 아예 멸치와 소금을 뒤섞어 플라스틱 통에 넣어 집으로까지 배달해 주는 경우도 있다. 이런 것은 그냥 가져다 숙성만 시키면 된다.

그러나 내 입맛에는 시장에서 담가 주는 멸치젓이 너무 짜다. 소금을 덜 넣으라고 잔소리를 해도, "전문가가 어련히 잘 알아서 해 줄까 봐. 이렇게 넣지 않으면 상해요." 하며 바가지로 소금을 푹푹 퍼서 넣는다. 그게 '전문가' 레시피인 모양이다. 산지에서도 그렇게 멸치젓을 담그니 시중에서 파는 멸치젓 역시 짤 수밖에 없다. 그래서 나는 10년 전부터 직접 멸치를 사다가 젓을 담기로 마음먹었고, 이 계절이면 꼭 생멸치를 산다.

그래서 그해에도 멸치 한 짝을 사서 그대로 집에 들고 온 것이다. 집에 들어온 시각이 11시였다. 아무리 시간이 늦었어도 그대로 두면 상해 버릴 테니 어쨌든 처리를 해야 했다. 우선 특별히 싱싱하고 굵은 것들을 몇 개 골라 다듬어, 집에 있는 채소를 넣고 비빔회를 버무렸다. 멸치회의 기본양념으로는 고추장보다는 된장을 쓴다. 새콤하고 구수한 멸치회에 막걸리 한두 잔을 남편과 나누어 마셨다. 여기까지는 행복한 밤참이었다. 이미 시간은 자정을 훌쩍 넘었고 이제 일을 마무리해야 할 때였다.

시장에서는 씻지 않은 채 그대로 젓을 담그지만, 그래도 집으로 가져왔으니 그럴 수는 없다. 최소한 스티로폼 조각 같은 이물질을 씻어 버리고 싶어서 멸치를 깨끗한 물에 한 번 헹구는데, 어찌나 양이 많은지 나중에는 진땀이 났다. 멸치 기름과 생선 비늘로 뒤범벅이 되고, "내가 또 이런 짓을 하다니, 미쳤지, 미쳤어." 하는 말을 몇 번을 반복하고서야 그 노동은 끝이 났.

사실 젓갈 담그기는 그리 어렵지 않다. 생멸치를 항아리에 넣고 소금만 넣으면 되니 말이다. 적당하게 간을 보는 것이 관건인데, 생선이 엔간히 절여진 4~5일 후에 국물을 찍어 맛보면서 다시 간을 맞추면 거의 실패하지 않는다. 짠 음식이 몸에 나쁘다고 너무 싱겁게 담그면 제대로 익지 않고 구리구리한 냄새를 풍기며 상해 버리니, 염도는 웬만큼 유지해야 한다.

젓갈 항아리는 공기가 약간 통하도록 창호지나 소창 같은 헝겊으로 단단히 봉한 후, 뚜껑을 덮어서 실온에 둔다. 구멍이 큰 망사헝겊(양파 망 같은)으로 덮어 두는 것은 위험하다. 그 구멍으로도 벌레가 알을 낳을 수 있다.

젓갈은 간장이나 된장처럼 햇볕을 쐴 필요는 없다. 천천히 오랜 시간에 걸쳐 숙성되는 새우젓은 땅을 파고 묻으면 더 좋다고 하는데, 멸치젓은 두어 달만 지나면 다 익으니 그럴 필요도 없다. 단 기름기가 많은 생선이라 그것을 빨아들일 종이를 덮는 것이 좋다. 어른들에게 물어보면 창호지를 덮으라고 가르쳐 주지만, 우리 생각에는 그게 꽤 찜찜하다. 옛날과 달리 요즘은 창호지를 만드는 데 어떤 첨가물을 쓰는지 알 수 없지 않은가. 고민을 좀 하다가 좋은 안을 생각해 냈다. 식품에 쓰는 종이는 두 가지이다. 하나는 종이 타월, 그리고 또 하나는 커피 여과지이다. 종이 타월을 덮으면 풀어져서 안 될 테고, 커피

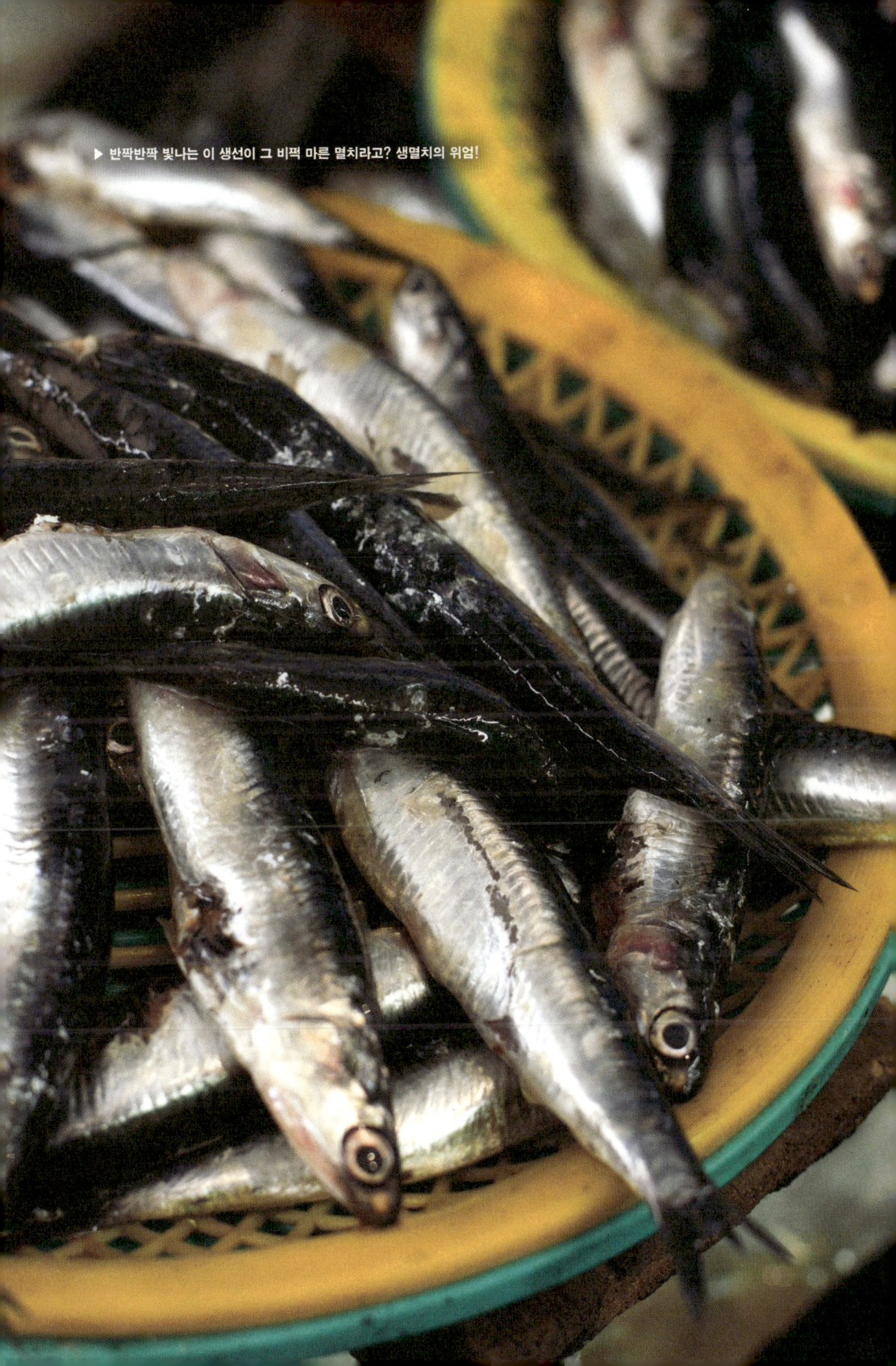

▶ 반짝반짝 빛나는 이 생선이 그 비쩍 마른 멸치라고? 생멸치의 위엄!

여과지를 쓰면 안성맞춤이다 싶어 표백제를 쓰지 않은 여과지 여러 장을 펼쳐서 위에 덮어 놓았다.

날이 더워질 때쯤 멸치젓 항아리에서는 구수한 냄새가 나기 시작한다. 구수한 냄새가 나면 멸치젓이 익은 것이다. 이즈음이 되면 자주 항아리를 점검하여 혹시 상하지 않았는지, 벌레가 이상한 짓을 해 놓지는 않았는지 점검해야 한다. 싱겁게 담근 멸치젓은 빨리 익는데, 이렇게 익은 젓갈은 더 상하기 전에 냉장고에 보관해야 한다. 김치냉장고에 보관하면 한두 해 동안 충분히 먹을 수 있다.

잘 숙성된 멸치젓은 마늘과 고춧가루, 풋고추 등을 썰어 넣고 반찬으로 먹는다. 날 양배추나 찐 호박잎, 물미역이나 다시마 등과 쌈을 싸 먹어도 기막히게 맛있다. 입속에서 살살 녹는 멸치 살을 건져 먹고, 남는 국물과 뼈 등은 김장 담글 때 양념으로 넣으면 걸쭉한 남도식 김치 맛을 낼 수 있다. 그러고도 남는 찌꺼기는 물을 약간 넣고 끓여 국물만 보관하면서, 멸치액젓 대용 양념으로 틈틈이 쓴다. 그러니 멸치젓은 만들기에 손이 좀 귀찮을 뿐, 하나도 버릴 것이 없다.

이게 문제다. 사실 손이 '좀' 귀찮은 게 아니라 '꽤' 귀찮다. 하지만 여름부터 겨울까지 맛있는 멸치젓을 먹고 나면, 작년 봄에 '미쳤지'를 연발하던 마음을 잊어버리고는 또 멸치젓을 사려고 도매 시장을 기웃거리는 것이다.

팔방미인 멸치

- 꼭 수산 시장에 가지 않아도 인터넷 사이트를 뒤지면 다양한 생멸치를 구입할 수 있다. 멸치젓을 담그도록 소금과 버무려 플라스틱 통과 함께 택배로 부쳐 주기도 하고, 얼음을 채워 회와 구이용을 판매하기도 한다. 구이용은 비교적 굵은 것들을 골라 보내 주는데, 전어구이처럼 소금을 뿌려 구워 먹는다. 머리와 뼈를 깨끗이 발라서 보내 주는 횟감은 그대로 채소를 넣고 무쳐 먹으면 아주 편하다. 식구가 적으면 양이 좀 많다 싶기는 하다. 하지만 한두 번은 회로 무쳐 먹고, 나머지는 조려 먹고, 또 우거지를 넣고 된장국을 끓여 먹으면 그리 많은 양은 아니다.

- 멸치회무침은 흔히 먹는 전어회무침을 떠올리면 된다. 미나리, 부추, 양파, 풋고추, 깻잎, 오이 등 집에 있는 온갖 채소, 특히 향이 강한 채소들과 된장, 고추장, 설탕, 식초 등을 넣고 버무린다. 물론 5월이라면 오이나 풋고추 등은 제철이 아니니 미나리와 부추, 양파, 당근 정도만 넣어도 좋다. 기호에 따라 참기름을 넣기도 하는데, 참기름을 넣으면 멸치 특유의 비린내가 상당히 줄어든다.

- 멸치회무침에 어울리는 술은 단연 막걸리이다. 카!

싼값에 산 하얀 표고버섯.

　철을 따지지 않고 무난하게 먹을 수 있는 식품으로, 버섯은 단연 으뜸이다. 온실에서 적당한 온도와 습도를 맞추어 놓고 톱밥 같은 것에 키우는 팽이버섯이나 새송이버섯 같은 것들 말이다. 이런 버섯들은 대개 농약을 치지 않고 키우는 것들이니, 제철 아닌 채소들에게서 흔히 문제가 되는 과도한 농약 사용을 걱정하지 않아도 된다. 하지만 제철이 중요한 버섯이 있다. 재배를 할 수 없어 여전히 산을 헤매며 채취해야 하는 자연산 송이버섯은 가을 딱 한 철만 생생한 생물을 맛볼 수 있다. 나머지 계절에 송이 요리를 하려면 냉동한 송이를 쓸 수밖에 없다.

　재배를 하여 대중적으로 먹는 버섯 중에서도 표고버섯은 가장 계절을 많이 타는 버섯이다. 물론 종균을 박은 커다란 참나무를 비닐하우스에 놓고 온도를 맞추면 사시사철 생생한 표고버섯이 생산되기는 한단다. 하지만 원래 표고버섯의 제철은 날이 따뜻하고 습기가 적당한 봄부터 가을까지이며, 그중에서도

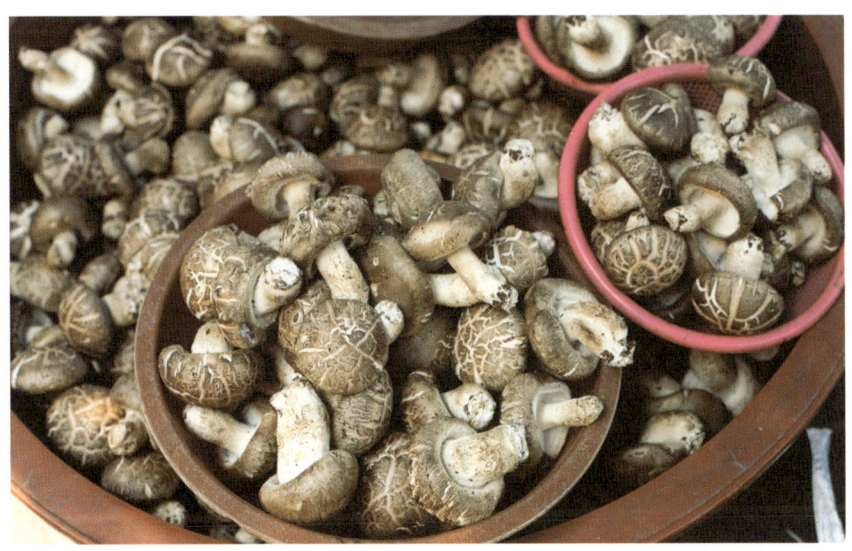

▶ 제철 표고는 인심도 후하다.

봄에 가장 좋은 표고가 나온다.

표고버섯의 등급은 가장 고급인 백화고, 그 바로 아래 등급인 흑화고, 보통 흔히 먹는 등급인 동고로 나눈다. 이것은 종자에 따른 분류가 아니라 품질에 따른 분류이다.

대개 명절 때 선물용으로 전시되는 값비싼 고급 표고버섯이 바로 백화고를 말린 것이다. 말 그대로 하얀 꽃 같은 표고이다. 표고를 재배하는 사람들에게는 거무튀튀한 참나무 등걸에 피어나는 이 표고버섯이 하얀 꽃처럼 느껴질지 모르지만, 우리처럼 그저 먹기 위해 사는 사람들에게는 꽃보다 거북 등 모양이라고 하는 것이 더 적당해 보인다. 백화고는 버섯의 갓이 거북 등처럼 갈라진 것이 많아서 하얀 속살 부분이 많이 드러나 있는 표고이다. 아니, 검은 갓이 갈라져 있다기보다는 오히려 하얀 버섯에 갈색 융기가 올라와 있는 것처럼 보일 정도로, 하얀 부분이 많이 노출되어 있다.

이 백화고는 육질이 가장 단단하고 향도 좋다. 그런데 백화고는 겨울이 지나고 맞은 봄날의 건조한 기후에서만 생산되며, 그나마 버섯 천 개 중 두세 개만이 백화고가 된다고 할 정도로 귀하다. 이렇게 귀하니 수확하는 사람들에게는 '하얀 꽃'으로 보이지 않겠는가. 이 명명에는 농민들의 기쁨과 찬탄이 스며 있다.

이슬이나 습기를 많이 먹으면 이보다 좀 무르고 축축한 버섯이 되는데, 그것이 흑화고이다. 버섯 갓이 거북 등처럼 쩍쩍 갈라져 있기는 한데, 백화고처럼 하얗다는 느낌까지는 주지 않는다. 습기를 더 많이 먹어서 백화고처럼 완전히 오그라들지 않은 것이다. 하지만 흑화고 역시 육질이 상당히 단단하고 향도 좋다. 단지 백화고만 못할 뿐이다. 흑화고는 봄과 가을 두 번 생산되는데, 봄에 더 흔하다.

우리가 사시사철 시장에서 보는 생표고버섯은 동고이다. 버섯 갓이 거의 갈라지지 않은 고동색이며 만져 보면 꽤나 축축하다. 당연히 백화고나 흑화고보다는 육질이 무르다. 동고도 갓이 완전히 핀 것보다는 오그라든 상태의 덜 핀 것이 더 댕댕하고 맛있다.

생표고버섯은 4월부터 6월 정도까지 물량도 가장 풍부하고 가격도 저렴할 뿐 아니라, 품질도 좋다. 이러니 표고버섯의 계절은 확실히 봄이라 할 만하다. 이 계절, 질 좋고 값싼 표고버섯을 넉넉히 사다 먹고 남으면 그대로 얼리거나 말려 두었다가 쓰면 좋다. 표고버섯은 말려야 비타민이 더 활성화된다고 하는데, 나는 귀찮기도 하고 생표고버섯 맛을 더 즐기기도 하는 터라 그대로 냉동실에 얼려 보관한다.

나는 이맘때 평소에는 잘 가지 않던 대형 할인 매장을 찾는다. 표고버섯이 한창 나오는 이때, 대형 매장에서는 표고버섯을 산처럼 쌓아 놓고 마음대로 골라 갈 수 있게 해 두기 때문이다. 평소에는 두어 개 포장되어 2~3천 원에 팔리던 표고였건만, 이 계절에는 100그램에 1~2천 원 정도의 싼값으로 특별 판매를 하는 경우도 있다.

　매장에서 이런 걸 만나면 "아이고 고마워라." 소리가 절로 나온다. 큰 비닐을 들고 그 앞에서 표고를 고르기 시작한다. 이처럼 산처럼 쌓인 표고 더미에서는 다른 계절에는 거의 만나볼 수 없거나, 매우 비싼 값으로 팔리는 백화고나 흑화고도 종종 만날 수 있다. 나는 바로 이걸 고르는 것이다. 대형 매장 좋다는 게 뭔가. 20분씩 서서 골라도 뭐라고 하는 사람이 없다는 것 아닌가. 손에서 바삭바삭 소리가 날 것처럼 거죽이 마른 백화고가 많은 날에는 너무 좋아서 표정 관리가 안 될 정도이다. 이게 웬 횡재냐 싶다. 비닐봉지 하나 가득 담아도 가격은 만 원이 안 된다.

　표고는 어떻게 먹어도 맛있는 버섯이다. 싱싱한 생표고를 사면 나는 제일 먼저 전을 부친다. 끓는 물에 데쳐 갓을 떼어 내고 소금 간을 약하게 한 후에, 밀가루와 달걀 옷을 입혀 팬에 부치는 것이다. 요리책에는 고기 다진 것을 양념하여 표고 가운데에 박아서 부치는 법도 소개되고는 하지만, 표고 자체가 이렇게 맛있고 담백한데 더 이상 뭘 바라겠는가. 제철이 아닌 겨울에 먹는 물렁한 버섯과는 비교가 되지 않을 정도로 탱탱한 표고를, 전으로 부쳐 한입 베어 물면 '맛있다' 소리가 절로 나온다.

　쇠고깃국에 가장 잘 어울리는 부재료도 표고이다. 양지나 사태 살을 덩어리째 한두 시간 푹 고아 찢어 놓고, 생표고버섯 저민 것과 마늘, 파 등을 넣어 다시 한 번 끓인다. 간은 당연히 조선간장으로 해야 제맛이 난다. 이렇게 끓이면 고기의 양을 줄여도 감칠맛이 유지되고, 고깃국 치고는 기름기가 적어 개운하다. 고깃국에 든 표고버섯을 씹으면 쫀득하고 탱탱한 그 맛이 기가 막히다.

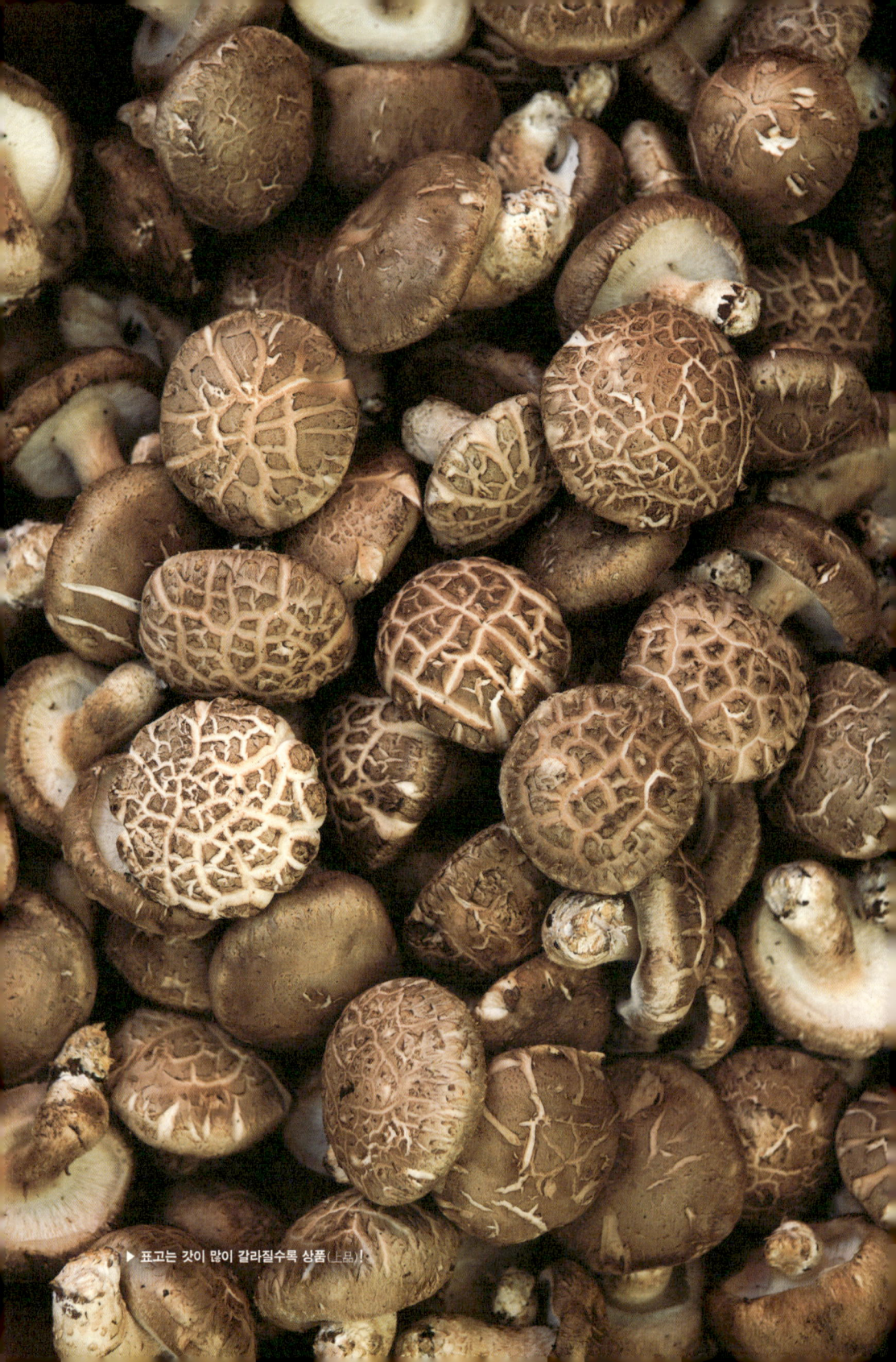

▶ 표고는 갓이 많이 갈라질수록 상품(上品)!

고기를 싫어한다면 들깻가루를 풀어 국을 끓이면서 표고를 넣어도 맛있다. 이런 버섯탕에는 새송이버섯이나 느타리 등도 두루 사용되지만, 그래도 표고만 한 맛이 없다. 물론 그대로 얄팍하게 썰어 기름에 살짝 볶는 것도 좋다.

탱탱한 육질의 버섯을 씹으며, 대형 매장에서 백화고와 흑화고만 20분을 고른 보람이 있다고 중얼거린다. 이래서 봄은 즐겁다.

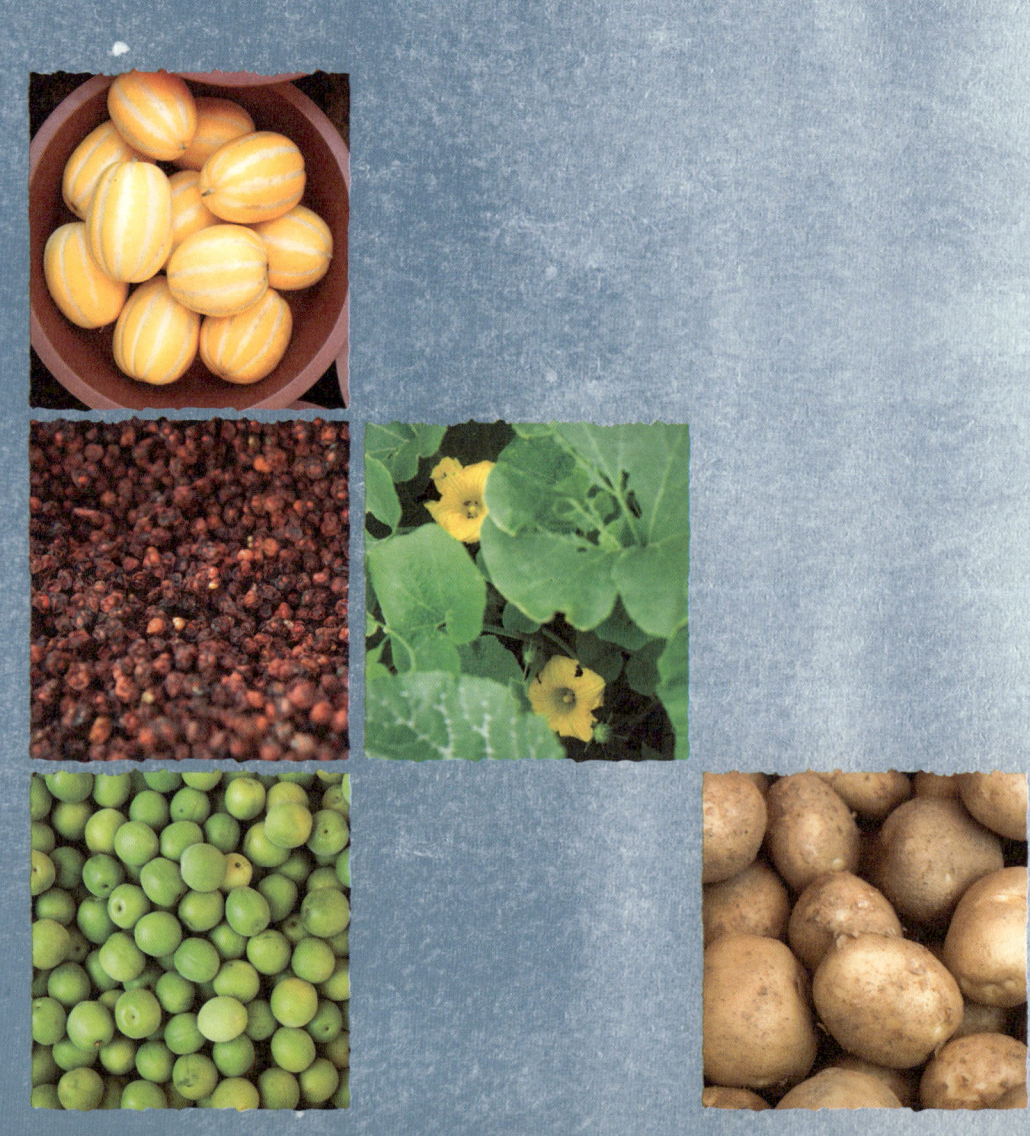

마늘
매실
감자
병어
오이
풋고추
애호박
참외

春夏秋冬

> 햇마늘 한 단 사서 마늘장아찌 담고 구워 먹고.

요즘 들어 기상이변은 일상이 되었다. 봄인지 여름인지 계절은 계속 헷갈리고, 변덕스러운 날씨에 채소들도 몸을 상해 값이 천정부지인 해가 많다. 그래도 신통방통한 것은 비싼 값이나마 제철 채소는 꼬박꼬박 시장에 나온다는 점이다. 평소보다 값이 들쭉날쭉하기는 하지만, 하여튼 계절에 따라 흘러간다. 싱싱한 햇마늘이 단으로 묶인 채로 시장에 나온 것을 보니, 이제 6월이다 싶은 것이다.

봄에는 야들야들한 이파리 형태의 풋마늘로 나오던 것이, 6월이 되면 마늘의 꼴을 갖추고 시장에 나오기 시작한다. 처음 시장에 출하되는 햇마늘은 두 가지이다. 하나는 그냥 양념으로 먹을 만큼 잘 여문 것, 다른 하나는 이보다 훨씬 연하고 물이 많은 장아찌용 마늘. 이렇게 두 가지가 한꺼번에 나온다. 말하자면 마늘장아찌 마늘과 양념용 마늘은 숙성의 정도가 다른 마늘이고, 두 가지 용도의 마늘이 거의 비슷한 시기에 시장에 출시되는 것이다. 그래서 초

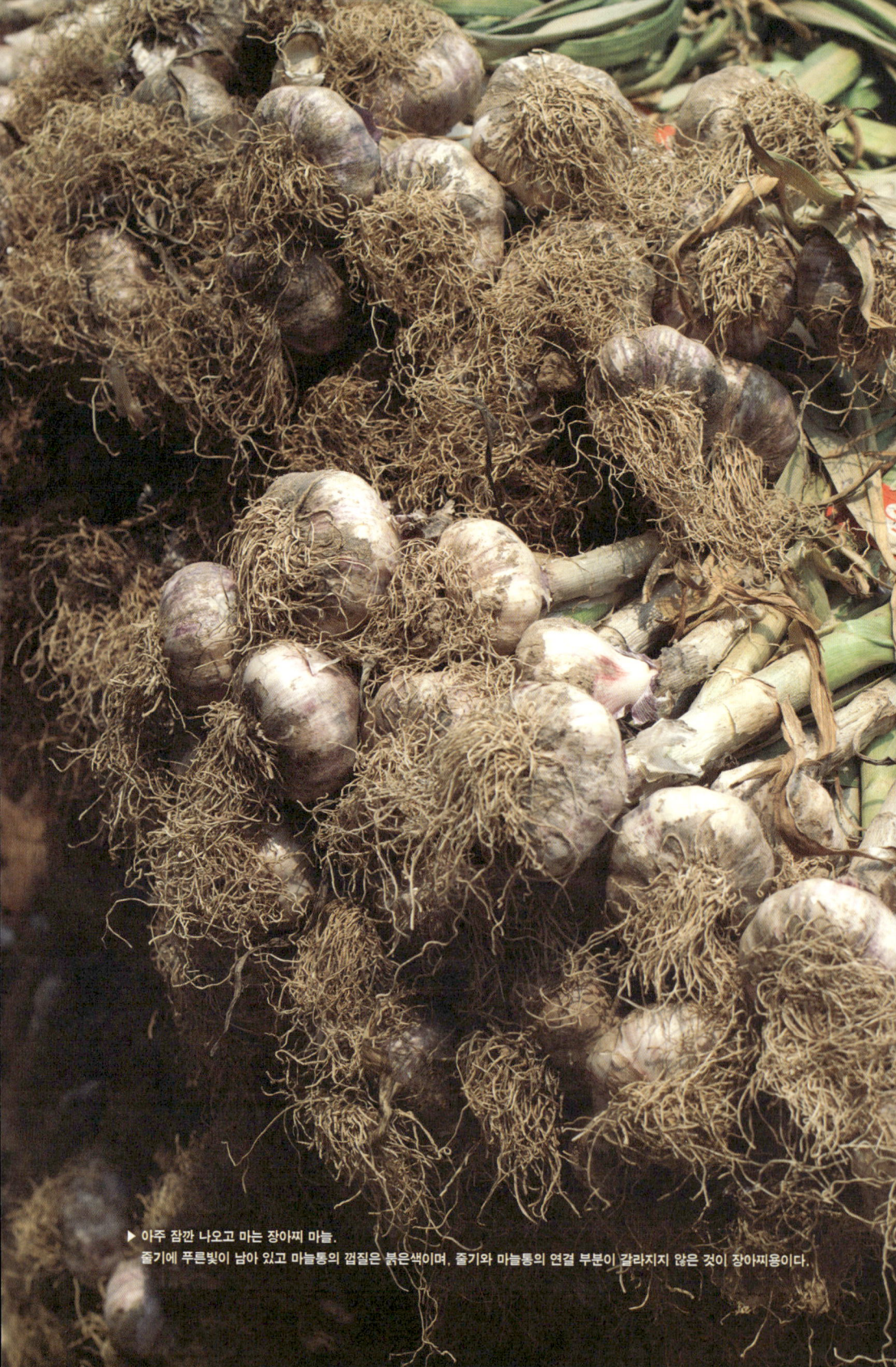

▶ 아주 잠깐 나오고 마는 장아찌 마늘.
줄기에 푸른빛이 남아 있고 마늘통의 껍질은 붉은색이며, 줄기와 마늘통의 연결 부분이 갈라지지 않은 것이 장아찌용이다.

보 주부들은 대개 이 두 가지를 구별조차 하지 못한다.

 마늘장아찌는 양념으로 쓰기에는 너무 연하고 어리다 싶은 마늘로만 담글 수 있다. 양념으로 쓰는 잘 여문 마늘은 매운맛이 너무 강해서 마늘장아찌로 담그기에 좋지 않다. 그러니 마늘장아찌는 바로 첫 마늘이 나오는 시기에만 담글 수 있다. 사실 장아찌란 것들이 다 그렇다. 딱 한 철에 나오는 채소를 두고두고 먹는 방법으로 강구한 것이 '장'으로 담는 '지'(김치), 즉 장아찌이다.

 장아찌용 마늘과 양념용 마늘의 크기는 비슷하다. 하지만 장아찌용 마늘은 더 어리고 덜 말라, 껍질에 붉은빛이 많이 돌고 수분을 머금어 반지르르한 기운을 띤다. 그에 비해 양념용 마늘은 다소 말라서 껍질의 붉은빛은 옅고 줄기도 많이 말라 있다. 이 시기 양념용 마늘은 대개 통이 벌어져 있는 것에 비해, 덜 자라고 덜 마른 장아찌용 마늘은 통이 벌어지지 않았다는 점도 쉽게 구별할 수 있는 차이점이다.

 장아찌용 마늘은 대개 50개, 즉 반 접씩 단으로 묶어 판다. 장아찌는 저장 음식이니 최소한 이 정도는 담가야 하는 것이다.

 마늘장아찌를 담글 때 가장 괴로운 일은 마늘 까기다. 나중에 먹기 편하려면 까서 담그는 것이 좋은데, 아직도 물기가 많은 장아찌용 마늘은 잘 마른 마늘보다도 더 까기 힘들다. 내가 처음 장아찌를 담그던 해, 마늘 한 접을 사다 까면서 얼마나 후회를 했는지 모른다. 하필이면 쪽이 많은 마늘이어서 정말 까도 까도 끝이 없었다. 엄마는 해마다 석 접씩 마늘장아찌를 담그셨는데, 그저 보기만 했으니 도대체 그 일이 얼마나 힘든 것인지 몰랐던 것이다. 결국 몇 통은 포기하고 통으로 담가 버렸다. 사실 취향에 따라서는 통으로 담근 마늘장아찌를 더 좋아하는 사람도 있다. 이렇게 담근 장아찌는 먹을 때 가로 방향으로 썰면 마늘의 동글동글한 형태가 그대로 드러나 손님상에 올릴 모양새로는 더 좋다.

껍질을 까서 깨끗이 씻어 놓은 햇마늘 쪽은 하얗고 반질반질하여 참 예쁘다. 까지 않고 통으로 담글 때는 뿌리를 자르고 지저분한 겉껍질을 대강 벗긴 후, 쪽을 나누지 않은 채 그대로 씻는다.

체에다 한두 시간 밭쳐 두어 물기가 대강 마르면, 유리병에 마늘을 넣고 마늘이 잠길 정도로 식초를 부어 놓는다. 첫날 할 일은 이것으로 끝이다.

이렇게 일주일쯤 두면 마늘이 식초에 절여진다. 이제 장아찌 만드는 마지막 공정인 간장을 부을 때다. 혹시라도 식초를 부어 둔 마늘이 약간 초록빛으로 바뀌면, 마늘이 상하기 시작했는 신호이니 일주일씩 기다리지 말고 지체 없이 마지막 공정으로 들어가야 한다.

가장 먼저 할 일은 큰 그릇을 준비해 놓고 삭힌 식초를 따르는 것이다. 3분의 1이나 4분의 1 정도만 병에 남기고 나머지 식초는 큰 그릇에 따라 놓는다. 그런 다음 삭힌 마늘과 식초가 약간 남아 있는 그 병에, 공장제 간장과 설탕을 부으면서 간을 맞춘다. 취향에 따라 간장의 양을 맞추는데, 간장 맛이 너무 많이 나는 것을 싫어하는 경우라면 소금이나 조선간장을 물에 넣어 끓인 것을 간장과 섞어 부어도 된다.

간장과 설탕, 식초가 어우러진 국물의 맛을 보아 자신이 가장 좋아하는 취향으로 맞추면 되는데, 이때 큰 그릇에 따라 놓은 삭힌 식초를 부어 가면서 함께 간을 맞춘다. 여기에서 주의할 점은 이미 마늘에 식초가 많이 배어 있다는 것을 감안하는 것이다. 식초 맛이 약간 부족하다 싶은 정도가 적당하다.

이제 공정은 다 끝났다. 시간이 흘러 맛이 들기를 기다리기만 하면 된다. 맞춰 둔 간이 자신이 없으면, 이 역시 2~3주일 뒤에 다시 맞추면 된다. 그때쯤이면 마늘에 배어 있던 식초 맛이 우러났을 테니, 달고 짠 세 가지 맛의 균

형을 다시 잘 맞춘다.

 마늘장아찌는 담근 지 두 달 정도가 되어야만 제대로 맛이 든다. 간 맞춘 것이 불안하면, 한두 주일 후에 국물 맛을 보아 간장과 설탕, 식초를 적절하게 가감하면 거의 실패하지 않는다. 보관 역시 간단해 그대로 실온에 두어도 무방하다. 물이나 이물질 묻은 숟가락을 담가 오염시키지만 않으면 1~2년 동안은 상하지 않는다. 까서 담근 장아찌는 그대로 꺼내 상에 놓으면 되고, 통으로 담근 것은 절반으로 잘라 상에 올린다.

 그럼 마늘을 절이고 남은 식초는 어디에 쓸까. 버리는 사람도 많지만 나는 식초를 담았던 페트병에 넣어 보관한다. 냉국, 튀김 간장, 초고추장 등 식초가 필요할 때에 쓰면 되기 때문이다. 마늘을 절였으니 식초가 좀 싱거워지고 마늘 냄새도 강하게 난다. 하지만 냉국이나 튀김 간장 등에 쓰면 따로 마늘을 넣지 않아도 되니 더 편하고 좋다.

 마늘 까기가 싫어서 마늘장아찌를 못 하겠다 싶다면, 마늘종으로 하는 방법도 있다. 깨끗이 씻은 마늘종을 적당한 길이로 잘라 담그면 되고, 방법은 동일하다. 맛은 당연히 마늘장아찌보다 훨씬 순하다. 그러니 마늘과 마늘종을 섞어서 담가도 괜찮다.

 이렇게 마늘장아찌를 담가 보면, 같은 방식으로 양파장아찌나 고추장아찌도 할 수 있다. 이 두 장아찌는 마늘보다 재료의 맛이 훨씬 순하니 더 빨리 먹는다.

 이렇게 장아찌를 담그고도 햇마늘이 남는다면? 가장 편하게 먹는 방법으로 통마늘구이를 추천하고 싶다. 통마늘을 대강 다듬어 씻은 다음 그냥 통째로 오븐이나 전자레인지에 굽는 것이다. 손으로 만져 보아 껍질 속 마늘이 말랑하게 익을 정도로 익힌다.

이렇게 구운 마늘은 촉촉하고 말랑한데, 구수한 익은 마늘 냄새를 풍긴다. 놀랍게도 마늘의 매운맛은 온데간데없고 오히려 달착지근한 맛이 살아나 있다. 군고구마처럼 껍질을 벗겨 그대로 쌈장에 찍어 먹으면 반찬, 간식, 안주 등 어떤 용도로도 좋다. 구운 마늘은 앉은 자리에서 서너 통씩 먹게 되니, 마늘을 많이 먹고자 하는 사람에게 추천할 만한 방법이다. 통마늘구이는 마늘에 싱싱한 기운이 남아 있는 여름까지만 맛있다. 이것도 딱 제철에만 맛볼 수 있는 별미이다.

마늘은 다 그게 그거라고?

- 마늘은 모두 그게 그것으로 보이지만 사실 그렇지는 않다. 이 시기에 나오는 마늘은 양념용이든 장아찌용이든 모두 알이 동그래서 익으면 마늘통의 가운데가 벌어지는, 이른바 '벌마늘'이라고 부르는 종자이고, 다 익어도 통이 벌어지지 않는 조선마늘은 장마가 지난 이후에야 다소 비싼 값으로 나온다. 이 둘은 맛도 다르고 가격도 다르다.

- 대개 슈퍼마켓에서 '깐 마늘'로 포장 판매되는 것들은 모두 벌마늘 종자라고 보면 틀림이 없다. 유심히 보라. 마늘쪽이 동글동글하다. 그래서 까서 파는 마늘임에도 값이 저렴한 것이다. '저장 마늘'이니 '육쪽마늘'이니 하고 파는 통마늘 값을 보면 입이 떡 벌어지는 이유가 이것이다. 하지만 슈퍼마켓의 포장된 깐 마늘은 벌마늘 종자일 뿐 아니라, 마늘을 물에 담가 두었다가 깐 것들이다. 이렇게 하면 마늘을 쉽게 깔 수 있기 때문이다. 그러니 좀 빨리 상하고 그 물이 과연 깨끗했는지 의심스럽기도 하다. 이래저래 싼 이유가 있다.

- 그에 비해 재래시장의 좌판 아주머니들이 즉석에서 까서 파는 마늘은 벌마늘이 아닌 조선마늘인 경우도 많다. 게다가 좌판 아주머니들은 마늘을 물에 담그지 않고 마른 상태에서 그냥 칼로 깐다. 이래저래 좌판의 깨끗한 깐 마늘 값이 더 비싼 것은 당연하다.

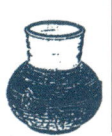

매실청 담그기와
먹고 남은 매실 활용법.

夏 ⊙ 6月

매화 필 적에 가슴이 아프고 속상하더니, 매실이 열리는 계절이 되니 또 속이 상한다. 이천 시골집을 팔고 서울로 이사를 온 후 적응을 잘 한다 싶다가도, 텔레비전과 시장에서 이런 것들을 볼 때 갑자기 시골집 생각이 나는 것이다. 우리, 아니 이제 남의 것이 된 매화나무에도 매실이 주렁주렁 달렸을 텐데.

매실은 꽤 여러 주에 걸쳐 계속 나온다. 6월 초부터 나오는 것들은 남부 지방의 매실이고, 6월 중순이 지나면서 서울과 경기 지방의 매화나무에도 진한 연두빛 매실이 주렁주렁 달린다. 매실을 나무에서 똑 딸 때의 그 상쾌함이란! 시장에서 파는 매실의 약간 마른 듯한 느낌은 전혀 없이, 나무에 달려 물기를 한껏 먹은 탱탱한 육질이 정말 싱그럽다.

시장에 나온 진연둣빛 매실을 보고 걸음을 멈출 수밖에 없었다. 그 색깔에 혹하여 시장에서 매실을 또 살까 하다가 그만두었다. 롤러코스터의 노래 「습

113

관」의 '습관이란 게 무서운 거더군'이라는 가사가 딱 맞다. 해마다 매실을 사고 매실청을 담그니 올해도 이걸 안 하면 뭔지 허전한 것이다. 하지만 아직 작년에 담근 매실청이 남아 있는데 또 담가 무엇하겠는가. 괜한 욕심이고 습관일 뿐이다. 「습관」에서는 헤어진 애인 사진을 보며 '사랑해'라고 습관적으로 말하는 자신을 노래하는데, 시장에서 싱싱한 매실을 보니 헤어진 애인을 길거리에서 우연히 만난 듯하다.

불과 십수 년 전만 하더라도 이 계절에 매실을 사는 이유는 대부분 매실주를 담그기 위해서였다. 매실이나 모과 같은 과일은 과육에 물이 많지 않고 맛도 그리 좋지 않은 대신 향기 하나는 기가 막혀서, 소주에 담가 우리기에 적당하다. 그래서 애주가라는 사람들 집에 가면 큰 유리병에 매실주가 그득그득 담겨 있는 것을 흔히 볼 수 있었다.

그러다 어느 틈엔가 매실청을 만드는 것으로 유행이 바뀌었다. 콜라나 사이다 같은 청량음료를 마시지 않고 매실청을 물에 타 먹기 시작한 것이다. 탄산음료나 '탱' 가루 같은 분말로 출발했던 여름철 음료는 1990년대 초 식혜나 대추, 늙은 호박 같은 한국식 천연 재료를 이용한 음료로 바뀌더니, 얼마 가지 않아 아예 집에서 매실청을 만들어 음료로 즐기는 방식으로 변한 것이다. 여름 음료란 으레 서양식이어야 한다는 고정관념을 탈피하여 우리 입맛에 맞는 한국의 재료로 만든 음료, 이에 더해 건강을 생각한 음료를 선택하기까지 무려 40~50년이나 걸린 셈이다. 그 긴 세월 동안 굳건히 살아남은 우리의 입맛이 참으로 대견하다.

매실청 만들기는 매우 간단하다. 매실은 굵으면서도 푸른 것이 좋다. 너무 잔 것은 지나치게 덜 자란 것일 수 있고, 노래진 것은 신선도가 떨어졌거나 나무에서 너무 익은 탓에 청을 담그기가 좋지 않다. 매실은 우선 꼭지를 떼면서

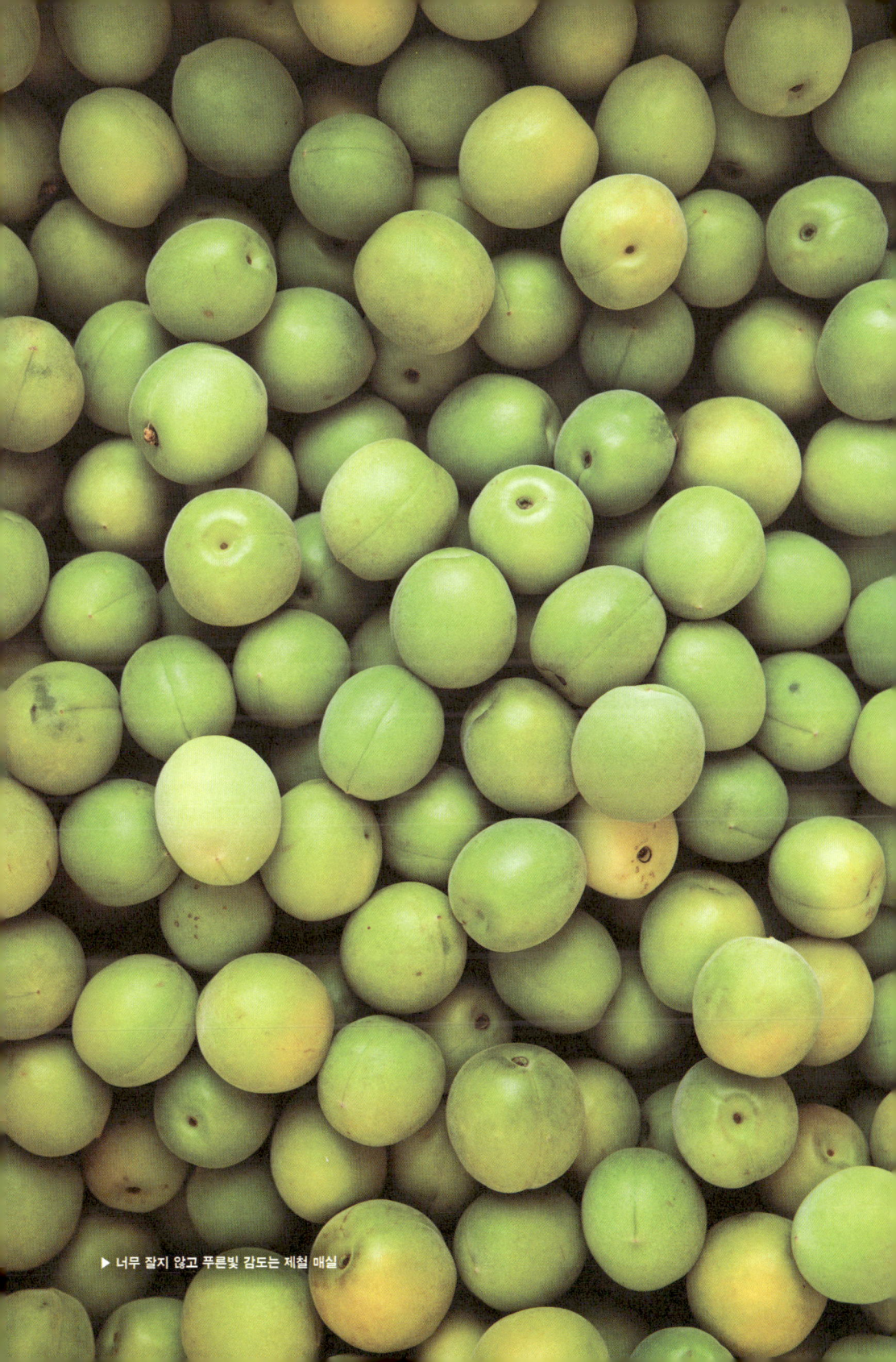

▶ 너무 잘지 않고 푸른빛 감도는 제철 매실

깨끗이 씻은 후 한두 시간 동안 체에 밭쳐 물기를 말린다. 물기가 마르면 매실을 큰 병에 담고 그냥 그 위에 설탕을 붓는다.

도대체 설탕을 얼마나 어떻게 넣느냐고? 전문가 레시피로는 매실과 동일한 무게로, 혹은 매실 무게의 120퍼센트 무게로 넣는다. 하지만 나는 이것보다 좀 적게 넣는다. 너무 단 것이 싫어서이다. 단 것을 좋아하는 사람이라면 나중에 설탕을 더 넣어 주면 된다. 처음부터 매실과 설탕을 섞어 넣은 후, 며칠에 한 번씩 뒤섞어 주면서 밑에 가라앉은 설탕을 녹여 주는 방법도 있고, 나처럼 그냥 매실을 먼저 병에 담고 그 위에 설탕을 부어 놓아도 괜찮다. 어차피 설탕이 그 틈새로 스며들어 내려간다. 아주 큰 병이라면 매실 위에 설탕을 붓는 것을 두세 켜로 해 놓으면 된다. 유리병에 매실과 설탕을 함께 섞어 놓은 것을 보면 거의 하얀 설탕만 보일 정도로 설탕이 많이 들어간다. 5~6일이 지나 설탕이 녹고 매실이 절어 뜨기 시작하면, 가끔 바닥까지 뒤섞어서 설탕을 녹여 주는 게 좋다. 하지만 매실청은 채소 효소처럼 칼질을 하지 않고 통째로 담그기 때문에 엔간히 해도 별로 상하지 않고, 그래서 설탕의 양도 좀 줄일 수 있다. 하지만 다른 청을 담글 때는 자칫 상할 수 있으니 설탕의 양을 줄이지 않는 것이 좋다.

매실 액이 우러나오는 초기에는 열매가 설탕물에 동동 뜨다가 시일이 지나면서 점차 가라앉는다. 이때쯤 액체가 된 청만 따로 따라 보관한다. 이것을 끓이면 발효가 계속되는 것을 막아 장기 보관이 가능한데, 매실은 끓여 놓지 않아도 비교적 잘 상하지 않는 과실이다.

매실을 건지지 않고 계속 넣어 두면 어떻게 될까. 발효가 더 진행되면 씨까지 절여져서 약간 쌉쌀한 맛이 우러나오는데, 취향에 따라 그 맛도 괜찮다. 단

과일 씨에서는 몸에 그리 좋지 않은 독성이 우러나온다는 이야기를 들은 적이 있다. 그게 찜찜하면 열매가 가라앉을 무렵에 건지면 된다.

매실청은 물에 희석해서 음료로 먹고 생선조림처럼 설탕이 필요한 요리에 설탕 대신 쓴다. 그런데 정말 아까운 것은 청을 빼고 남은 열매 건더기이다. 설탕이 배어 있는 열매이니 버리기가 아깝다. 열심히 잔머리를 굴려서 재활용을 해야 하지 않겠는가. 가장 알뜰하게 먹는 방법은 씨를 뺀 매실 건더기를 간장에 담그거나 고추장에 박아 매실장아찌를 만드는 것이다. 이미 매실 육질이 충분히 발효된 상태라서, 고추장과 간장을 조금 섞어 무치듯 버무려 놓았다가 간이 밴 후 먹으면 훌륭하다. 하지만 씨를 빼는 건 보통 노동이 아니다. 설탕에 절여지지 않은 생매실보다는 그래도 다루기가 낫지만, 씨에 붙은 쫄깃거리는 육질을 일일이 칼로 떼어 내는 일은 그리 쉽지 않다.

내가 잔머리를 굴려 생각해 낸 방법은 홍차에 넣어 마시는 것이다. 흔히 홍차에 레몬을 넣는데, 생레몬까지 갖추고 살기란 쉽지 않다. 홍차를 우리면서 이 매실을 한두 개 넣어 함께 우리면, 홍차 향과 잘 어울린다. 물병을 준비하여 이 열매를 몇 개 넣어 다니면 하루 종일 매실 맛이 물에 천천히 우러나 먹기 좋다. 길거리에서 인공 향료와 인공 색소에 뒤범벅된 청량음료를 사 마시거나 그냥 미적지근한 맹물을 먹는 것보다 훨씬 낫다.

생선조림이나 갈비찜에도 매실청 대신 매실을 몇 개 넣으면 충분하고, 샐러드 소스에도 재활용할 수 있다. 어차피 과일이나 요구르트를 믹서에 갈아 만들 텐데, 이때 씨를 뺀 매실을 넣어 갈면 시고 향긋한 매실 향이 요구르트 소스를 상큼하게 해 준다.

▶ 매실청을 만들고 남은 매실을 고추장에 무쳐 두면 새콤달콤한 장아찌가 된다.

흑설탕의 시커먼 비밀

- 기억해 두어야 할 설탕의 비밀! 사람들은 흑설탕이 가장 정제가 되지 않은 설탕이므로 흑설탕을 쓰면 좋다고 생각한다. 하지만 흑설탕의 포장지 뒷면을 자세히 보라. 백설탕과 황설탕에는 없는 '캐러멜'(옛 발음대로 '카라멜'이라 쓰여 있기도 하다.)이 들어 있다고 쓰여 있다. 흑설탕은 검은 원당 덩어리를 그냥 부순 게 아니다. 정제하여 만든 백설탕이나 황설탕에 설탕을 태워 만든 검고 끈적한 캐러멜을 넣어 색과 향을 더한 것일 뿐이다.

- 시중에서 쉽게 구하는 설탕은 백설탕이든 황설탕이든 모두 정제 설탕이며 화학 약품과 원심 분리기를 이용하여 고도로 정제된 탄수화물을 만들어 놓은 것이다. 특정 성분을 이렇게 정제한 것은 아무래도 자연으로부터 멀어진 식품이다. 건강한 식품에 대한 관심이 높아지면서 자연에 가까운 설탕을 원하는 사람들이 늘어나게 되었고, 요즘은 유기농 설탕도 많이 팔린다. 유기농 설탕은 유기농으로 키운 사탕수수를 화학 약품을 사용하지 않는 방식으로 정제한 것이다. 가끔 '사탕수수당'이라고 쓴 것들이 있는데, 유기농 설탕의 황색보다 색이 진하고 향미가 풍부하며, 입자도 설탕의 형태를 갖추지 않았다. 즉 이런 것들은 원당의 덩어리를 그냥 부순 것으로 가장 자연에 가까운 설탕이라 할 수 있다. 하지만 습기를 빨아들여 덩어리로 굳기 때문에 쓰기는 불편하다. 그래도 이왕에 몸을 생각하는 것이라면 유기농 사탕수수당도 고려해 볼 일이다.

포근포근한 하지감자 드셨나요?

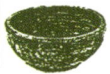

夏 ⊙ 6月

　내가 어릴 적만 해도 '하지감자'라는 말을 참 많이 듣고 자랐다. 동짓날에 팥죽을 먹는 것처럼 하지 즈음에 감자를 한 솥 삶아 온 식구가 둘러앉아 먹는 일도 매우 익숙했다. 이제 '하지감자'란 말은 아마 전남 사람들이나 기억하는 말이 되지 않았을까 싶다. 아니, 혹시 전남에서도 젊은이들 사이에서는 이 말이 사라지지 않았을까?

　전남 사람들이 쓰는 '하지감자'란 말은 중부 지방에서 쓰는 것과 의미가 다소 다르다. 좀 더 정확하게 말하자면 '감자'란 말의 의미가 다르기 때문에 생기는 현상이다. 전남과 제주도 지방에서 감자란 고구마를 의미한다. 제주도에서는 아예 감자의 옛말인 '감저'라고 부르기도 한다. 전남 사람들이 어릴 적 먹던 음식으로 흔히 말하곤 하는 '전라도 물감자'는 감자가 아니라 고구마, 즉 물고구마를 가리키는 말이다. 푹 삶아 놓으면 속이 말캉해져서, 껍질을 벗겨 먹는 것이 아니라 달착지근한 속을 쭉 빨아 먹는 느낌으로 먹는다는 바로 그

'전라도 물감자' 말이다. 이건 고구마이다.

　제주도 출신 소설가로 유명한 현기영의 소설은 오래전에 읽은 것인데도 소설에 나온 '감저'가 아직도 기억에 남는다. 현기영은 『순이 삼촌』을 비롯하여 4·3 사건 등 제주도의 아픈 근현대사를 꾸준히 소설화해 온 작가인데, 『순이 삼촌』 중에 이런 내용이 있다. 4·3 사건으로 한 마을 사람들이 몰살당했고, 그 시신들은 논밭에 아무렇게나 버려졌다. 그다음 해 그 밭에서는 목침만 한 감저들이 나왔는데, 마을 사람들은 아무도 그것을 먹지 않았단다. 시신이 거름이 된 것임을 아는 사람들이 어찌 그걸 입에 대겠는가. 이 장면에 나오는 '감저'도 고구마이다.

　그럼 전라도나 제주도에서는 감자를 무엇이라고 부를까? 그게 바로 '하지감자'이다. 그 지방에는 고구마란 말이 없고, '감자'와 '하지감자'란 말이 있을 뿐이었다. 엇비슷한 것을 지방마다 다른 이름으로 부르는 현상은 그리 드문 일은 아니다. 강원도에서는 강냉이란 말을 서울 사람들이 생각하는 고열에 튀긴 옥수수가 아니라 그냥 옥수수란 뜻으로 쓴다. 또 북한에서는 오징어를 꼴뚜기라고 부르며, 꼴뚜기를 오징어라고 부른다.

　고구마가 가을에 나는 것이라면 감자는 여름에 난다. 즉 하지 때야말로 감자가 대량으로 출하되기 시작하고, 그래서 '하지감자'의 제철인 것이다. 감자와 고구마가 이름까지 섞어 쓸 정도로 비슷한 종류로 보이지만, 사실 둘은 성질이 매우 다르다. 감자는 추운 기후를 잘 견디는 식물로 이른 봄에 심어 초여름이면 벌써 캐어 먹는다. 그에 비해 더운 곳에서 자라는 고구마는 밭작물 중 가장 늦게 심어 무더위 속에서 기른 후 가을에 캔다. 보관할 때도 마찬가지이다. 감자는 시원하게 보관하는 것이 좋은 것에 비해, 고구마는 자칫 냉장고에 보관했다가 얼기라도 하면 바로 썩어 버린다. 그러니 한여름에 고구마튀김을

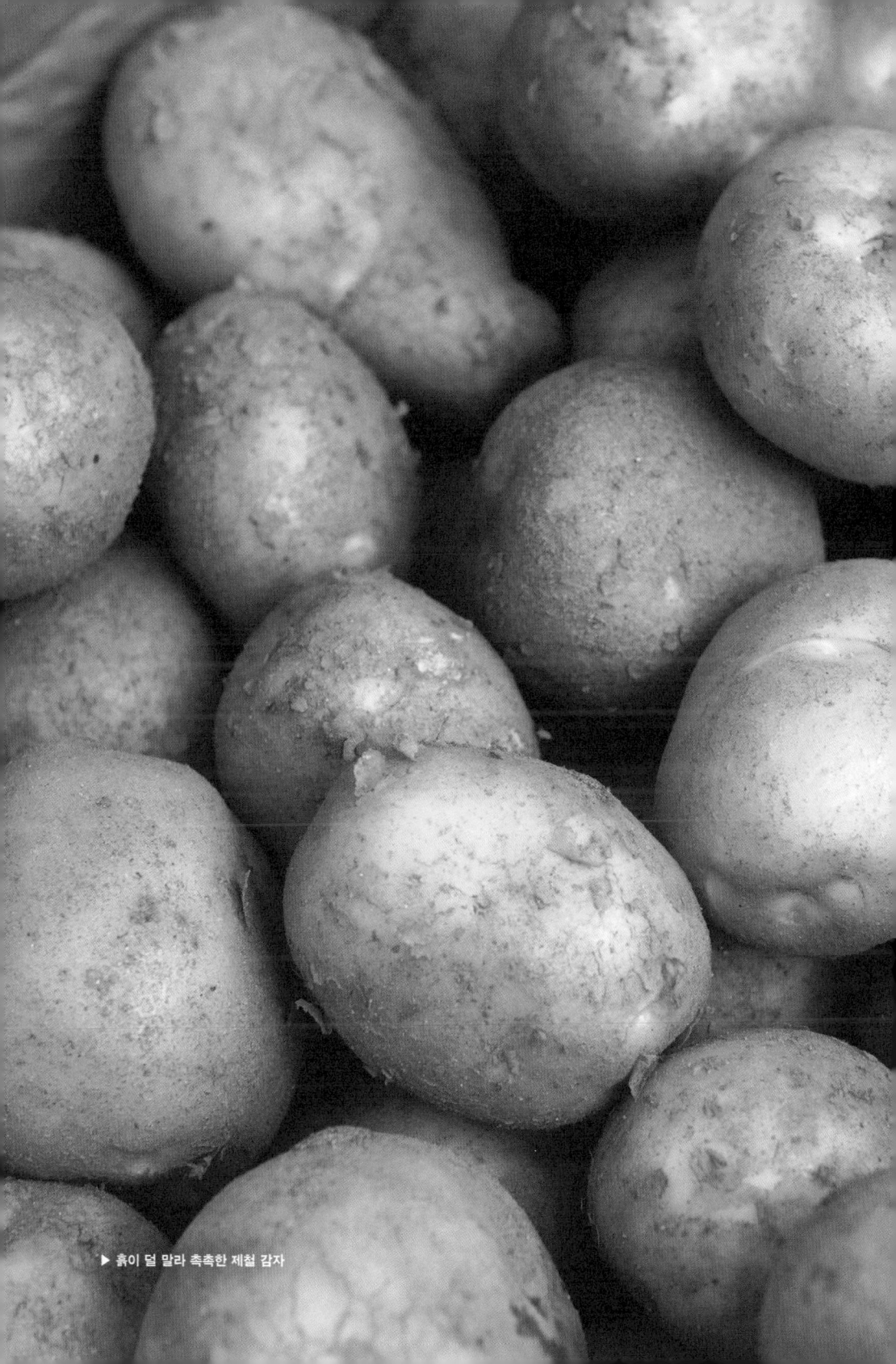
▶ 흙이 덜 말라 촉촉한 제철 감자

먹겠다는 사람은 철을 완전히 잘못 짚은 사람이다. 여름에 이런 튀김이 먹고 싶다면 감자튀김을 해 먹어야 한다.

감자는 꽃도 예쁘다. 줄기에 핀 하얀 꽃은 그대로 꺾어다가 병에 꽂아 놓아도 손색이 없다. 자주색 꽃이 피는 감자도 있는데 이것은 그리 쉽게 볼 수 없다. 요즘은 거의 사라진 자주감자가 그것이다. 흰색 꽃이 피는 것은 흰 감자이고, 자주색 꽃이 피는 것은 자주감자이다. 자주감자는 물이 많고 맛이 아려서 강원도 시골에서나 볼 수 있을까 도시에서는 거의 팔리지 않았다. 그런데 요즘은 색깔이 있는 식재료가 건강에 좋다고 하여 일부러 자주색을 띤 감자 품종을 만들어 자주감자가 출하되고 있다. 이건 옛날의 자주감자와는 다소 맛이 다르다.

감자는 보관성이 좋은데다 요즘은 비닐하우스 재배까지 해서 언제든지 쉽게 먹을 수 있는 식재료가 되었으나, 그래도 제철 감자 맛은 참으로 각별하다. 그 핵심은 신선도이다. 양파나 마늘 같은 저장 채소도 갓 나온 것의 맛이 각별하듯, 감자 역시 갓 캔 감자가 확실히 맛있다. 하지 무렵에 나온 햇감자는 아직 물기가 마르지 않았고 그 특유의 향도 그대로 살아 있다. 몇 달 지나면 이 감자들은 약간 마르고 질겨지며 감자의 향도 현격히 떨어진다.

직접 감자를 키워 본 사람이라면 알 것이다. 감자는 꽃이 진 후 이파리까지 시들시들해졌을 때 캐는데, 호미로 흙을 살살 헤치면서 줄기를 당기면 흙 속에서 감자 덩어리가 툭툭 튀어나온다. 보통 가을이나 겨울에 시장에서 보는 감자에 비해, 이 갓 캔 감자들은 아직 물기가 많아 껍질 색이 노르스름하고 연하다. 이렇게 갓 캔 감자를 바로 쪄 먹으면 그 포근포근한 육질과 향이란 이루 말할 수 없다. 하지만 이 맛을 볼 수 있는 것은 아주 잠깐이다. 갓 캔 감자는 워낙 수분이 많아 그대로 박스에 넣어 두면 자칫하면 썩어 버린다. 그래서 어두운 창고 등에 죽 펴 놓고 수분을 날려 버려야 한다. 이때 잘못해서 햇빛을 많이 받으면 감자 표면이 푸른빛을 띠게 되어 상품성이 떨어진다. 이렇게 표면의 수분을 적절히 날려 보낸 감자는 다음 해 봄까지 두고 먹을 수 있다.

이처럼 아주 잠깐 맛볼 수 있는 하지감자이니 먹어 주지 않을 도리가 없다. 이 시기의 싱싱한 감자는 가능하면 간단히 조리하여 그 포근포근한 맛과 감자 향을 즐기는 것이 좋다. 가장 쉬운 방법이 쪄 먹는 것이다. 이때는 감자 껍질을 까지 않는 것이 더 맛있다. 예전에는 얇은 놋숟가락으로 흙이 묻은 겉껍질을 벗겼는데, 요즘은 초록색 합성수지 수세미 같은 것으로 박박 문지르면 웬만큼 벗겨진다. 아직 덜 마른 싱싱한 여름 감자라서 쉽게 벗겨지는 것이다. 흙만 제거될 정도면 되고 그리 깨끗하게 벗기지 않아도 된다. 단, 칼로 껍질을 벗겨 삶으면 맛과 향이 훨씬 줄어든다.

좀 더 기름기 있는 고소한 맛이 그리우면 전을 부쳐 먹는다. 가장 대표적인 것이 감자전으로, 원래는 감자를 갈아서 부치는 것이지만 이 계절에만큼은 그냥 동글한 모양 그대로 1센티미터 정도 두툼하게 썰어, 걸쭉한 밀가루 반죽을 입혀 부친다. 그래야 여름 감자의 생생한 맛을 그대로 맛볼 수 있다. 밀가루 부침옷을 입히지 않고 그냥 기름에 노릇노릇하게 지져 먹어도 맛있기는 하다. 그런데 감자는 그냥 부치면 기름을 아주 많이 흡수하고 익는 시간도 더디다. 밀가루 옷을 입히면 밀가루 옷이 먼저 익어서 감자와 기름 사이에 차단막을 만들어 주기 때문에 기름도 적게 빨아들이고 열도 보존하여 감자를 빨리 익힌다. 당연히 포근포근하고 부드러운 맛을 내기에도 이 방식이 좋다. 케첩이나 겨자소스보다는 한국식으로 초간장을 곁들여 먹는다. 반찬이나 막걸리 안주 어느 쪽으로도 좋다.

멸치 우린 물에 감자를 듬성듬성 썰어 넣어 감잣국을 끓여도, 칼국수나 수

제비에 굵직굵직하게 썬 감자를 넣어 삶아도, 역시 포근포근한 그 맛이 일품이다. 삶아 으깬 감자에 다진 채소를 섞어 매시드포테이토를 만들어도 역시 여름 감자의 생생한 맛이 남아 있다.

여름이 다 지나고 하지감자의 싱싱한 맛이 사라져 보통 감자가 되었을 무렵부터는 감자를 갈아 부치거나 삶아 으깨어 감자 수프를 만들거나, 채를 썰어 기름에 볶아 먹는 등 다양한 방식의 음식을 해 먹어도 그만이다. 하지만 일 년에 딱 한 번 만나는 하지감자의 제철에 이렇게 먹기에는 너무 아깝지 않은가.

매시드포테이토에 무엇을 넣을까?

- 감자를 삶아 껍질을 벗기고 뜨거울 때에 그릇에서 으깨는데, 여기에 무언가를 첨가해야 뻑뻑하지 않다. 취향에 따라 버터를 넣기도 하고 마요네즈를 넣기도 하는데, 내 취향은 새콤한 맛이 가미된 마요네즈 쪽이다. 하지만 버터든 마요네즈든 모두 지방을 왕창 먹는 방식이다. 이것을 피하려면 플레인 요구르트 혹은 우유를 약간 넣으며 으깨도 좋다.

- 나는 매시드포테이토에 다진 채소를 넣어 먹는 것을 좋아한다. 필수적인 것이 양파이다. 이 시기는 양파의 제철이기도 해서 덜 매운 햇양파가 나는데, 그래도 매운 것을 싫어하는 사람이라면 자주색 양파를 쓰는 것이 좋다. 자주양파는 매운맛이 적어 생식을 하기에 좋다. 양파와 피망 혹은 파프리카 등을 아주 잘게 다지듯 썰어, 으깬 감자와 뒤섞으면 아주 맛있는 매시드포테이토가 된다.

- 당연히 간은 소금으로 하는데 무작정 넣는 것은 금물. 감자를 삶을 때 약간 소금 간을 했다면, 혹은 버터나 마요네즈를 넣는다면 거기에 이미 상당한 소금이 들어갔다는 것을 염두에 두어야 한다. 부드러운 감자 요리는 간식으로도, 혹은 다소 가벼운 주식으로도 좋다.

> 초여름 저렴한 자연산 횟감
>
> 병어.

夏 ⊙ 7月

입맛 예민한 식구와 함께 사는 것은 만만찮은 일이다. 내 남편 이야기를 하는 것이다. 다행히 남편은 음식 투정을 하지는 않는다. 단지 '절대 미각'이라 할 만큼 예민할 뿐이고, 그것은 시댁 식구들의 공통점이기도 하다. 예컨대 음식점에서 밑반찬으로 나오는 샐러드나 나물 종류의 신선도가 조금만 떨어져도 바로 알아낸다. 보통 사람들은 아무렇지도 않게 먹을 수준이지만 시댁의 식탁에서는 졸지에 '못 먹을 음식'으로 치부된다. 몇 년 전에 쓴 책에서도 밝혔듯이 남편의 절대 미각은 정말 놀라운 수준이다. 양념장을 먹다가 샘표간장701 대신 약간 저렴한 샘표간장501을 썼다는 것을 알아채고, 아무 말도 안 하고 꿀물을 타 주어도 값싼 꿀과 비싼 꿀을 귀신같이 알아낼 정도이다.

이런 남편이다 보니 생선회도 아무것이나 먹을 리가 만무하다. 부산 출생인 남편은 나처럼 서울에서만 자란 사람은 상상도 못 할 정도로 해산물을 좋아하지만, 저렴한 광어나 우럭 같은 회에는 고개를 절레절레 흔든다. 광어나 우럭은 비린내 없이 맛이 맑다. 게다가 양식으로 키워 저렴한 가격으로 회를 먹을 수 있는 생선이다. 그런데 남편은 바로 그 이유 때문에 그 회가 '별로'란다. 생선회라고 하기에는 맛이 너무 맹탕이고, 양식으로 키워 식감도 그리 좋지 않다는 것이다. 게다가 항생제 먹여 키운다는 생각을 하면 더더구나 유쾌한 일이 아니다. 물론 값비싼 자연산 광어나 도다리쯤을 갖다 바치면 맛있다고 할 것이다. 하지만 우린 불행하게도 돈은 없고 입맛만 예민하다.

주머니 사정과 입맛의 균형이 맞지 않으니 제철에 나는 비싸지 않은 자연산 횟감을 고를밖에. 예컨대 겨울에는 숭어나 방어 같은 회를 즐긴다. 이들은 모두 자연산이고 양식 광어나 우럭보다는 맛이 진하거나 식감이 좋다.

여름철 회를 먹고 싶을 때 우리는 병어를 산다. 은빛으로 반짝거리는 마름모꼴 생선인 병어는, 5월 중순 즈음부터 회로 먹을 만큼 맛있어진다. 이때부터 산란기를 맞아 생선 맛이 고소해지는 것이다. 무엇보다도 병어는 모두 자연산이니 항생제에 대한 의심은 거두어도 된다.

수산 시장이나 큰 재래시장에 가면 횟감 병어를 살 수 있다. 물론 고등어나 꽁치처럼 매일 나오는 것은 아니고 물건이 들어올 때만 있다. 횟감이라고는 하지만 활어가 아니고 죽은 생선이니, 아주 싱싱한 병어를 사야만 회로 먹을 수 있다. 회로 먹을 만큼 싱싱한 것과 회로 먹을 수 없을 정도로 신선도가 떨어진 병어의 값은 꽤 차이가 난다.

횟감인지 아닌지를 구별하는 가장 손쉬운 방법은 일단 생선가게 주인에게 물어보는 것이다. 수산 시장에서 경쟁적으로 파는 상인들은 가끔 뜨내기손님들에게 엄벙덤벙 팔아 치우기도 하지만, 단골을 만들어야 하는 동네 재래시장에서는 이런 짓을 못한다. 매일 얼굴 보고 살아야 하는 동네 손님들에게 속여 팔았다가는 큰일 나는 수가 있다. 수산 시장에서 사려면 여러 가게를 들러 물

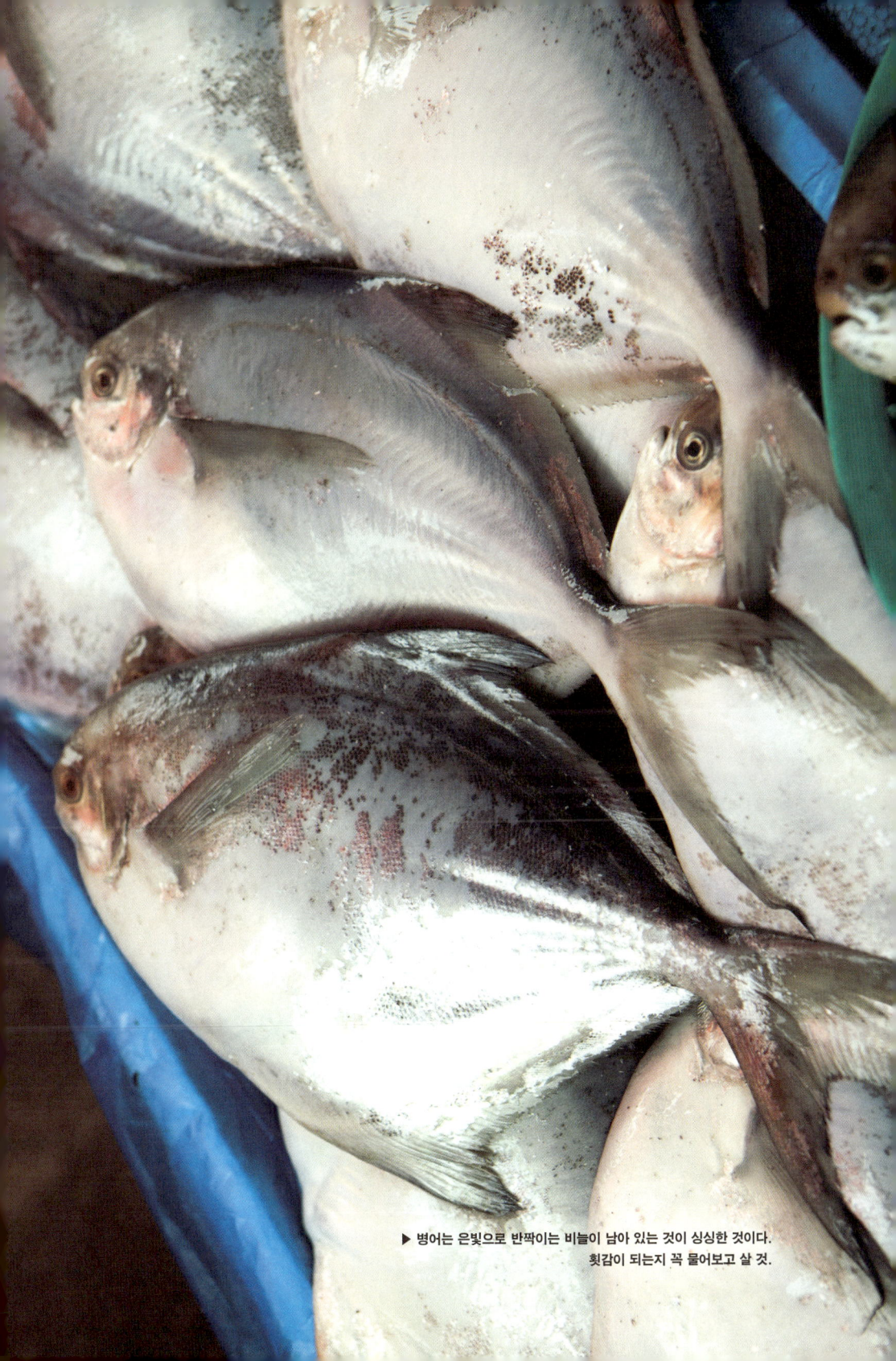

▶ 병어는 은빛으로 반짝이는 비늘이 남아 있는 것이 싱싱한 것이다.
횟감이 되는지 꼭 물어보고 살 것.

건을 눈으로 비교해 보아야 하고, 자신이 없으면 동네 생선 가게에 횟감 병어를 갖다 달라고 부탁하거나 "이거 회로 먹어도 돼요?"라고 물어보는 것이 현명하다.

생선 고르기에 자신이 있는 사람이라면 직접 만져 보는 것도 좋은 방법이다. 육질이 단단할 때까지는 회로 먹을 수 있지만 물렁해지기 시작한 병어는 회로 먹기에 위험하다. 손가락으로 살짝 눌러 보면 대강 알 수 있다. 또 병어의 대가리 쪽을 손으로 잡고 몸통을 수평으로 들어 보면, 싱싱한 것은 육질이 단단하여 비교적 빳빳하게 수평을 유지한다. 몸통이 아치 모양으로 휜다면 신선도가 떨어진 것이니 그건 조림이나 찌갯감으로나 써야 한다.

병어는 껍질과 뼈까지 모두 함께 썰어 먹는 회이다. 뼈째 먹는 생선으로는 전어보다 훨씬 적합하다. 전어는 지느러미도 강하고 무엇보다 뼈가 딱딱하다. 그에 비해 병어는 연골이어서 부드럽다. 엔간히 썰어 먹어도 생선 가시가 입을 찌르는 일이 없다.

대가리는 자르고 내장과 지느러미 등을 깨끗이 다듬은 후, 등뼈와 직각 방향으로 얇게 썰기만 하면 된다. 한꺼번에 자르기가 너무 큰 병어라면, 등뼈 부위를 중심으로 반으로 가른 뒤 나머지 부분을 얇게 썬다. 이때 가능하면 생선의 가시 방향과 직각이 되도록 썰어 주는 것이 먹기에 편하다. 아무리 연골이어도 생선 크기가 크면 뼈도 굵기 마련이어서 썰 때 배려가 필요하다.

초고추장이나 고추냉이를 곁들인 간장에 찍어 먹으면 고소하고 달착지근한 생선 육질이 그만이다. 이 맛을 싱거운 양식 광어에 비할쏘냐. 가을 전어처럼 맛이 진하면서도 등 푸른 생선이 아니라 비린내가 거의 없다. 게다가 지금은 맛이 연한 햇마늘과 마늘종, 햇양파가 제철인 시기이니 이런 것들과 함께 먹으면 환상의 궁합이다.

우리가 병어를 자주 선택했던 것은 무엇보다도 가격이 '착하다'는 점이었다. 둘이서 충분히 먹을 크기의 병어도 7~8천 원이면 살 수 있었다. 그런데 이 병어 가격이 몇 년부터 심상치 않더니 이제는 1만 원 아니면 만져 볼 수도 없는 상황이 되었다. 아무래도 지구가 정상이 아니니 연안의 생선들도 정상일 수 없는 모양이다. 3~4년 전과 비교하자면 거의 두 배 가격이고 그러다 보니 잘 갖다 놓지도 않는다. 단골 생선 가게 주인은 나를 보면 미안한지, 병어가 왜 이러는지 모르겠다고 자기가 지레 신경질을 낸다.

그러고는 아쉬운 대로 횟감이 되지 않는 병어를 싼값에 가져가란다. 섭섭하지만 할 수 없다. 횟감은 안 되지만, 이 병어로는 조림을 하거나 짭짤하게 절여 풋고추와 마늘을 넣고 쪄서 먹으면 그 맛도 아주 훌륭하다. 연하고 기름기 도는 육질이 입에서 살살 녹는다. 소금에 살짝 절인 병어를 튀김옷 입혀 튀겨도 좋다. 고소하고 연한 맛이 기가 막히다. 강릉 같은 동해안의 재래시장에 가면 가자미를 튀겨 파는 집이 많은데, 병어는 가자미보다 훨씬 맛이 진하고 질감도 부드럽다.

그런데 희한하게도 이렇게 맛있는 병어가 겨울에는 맛이 없어진다. 어느 해 겨울, 수산 시장에 나온 병어를 사다 썰어 먹어 보았다. 그런데 아뿔싸, 여름 병어에 비해 맛이 확연히 싱거웠다. '전어나 사 올걸.' 하는 후회를 했지만 이미 때는 늦었다. 이러니 생선도 제철에 먹어야 한다.

오이. 시원한 여름철 식재료

 어느 해 겨울, 친구가 나한테 "요즘 오이 값이 너무 비싸. 어떻게 오이 하나에 천 원이 넘니?" 하고 아무렇지도 않게 이야기했다가 본전도 못 건졌다. 내가 곧장 "도대체 왜 지금 오이를 먹어야 돼? 내 생각엔 너무 싸!"라고 맞받아쳤기 때문이다. 얘기하고 보니 나도 좀 미안했다. 그 친구는 그냥 오이생채나 해파리냉채 같은 것을 해 먹으려고 했을 텐데. 도시 사람치고 사시사철 파는 오이와 애호박 같은 채소를 제철 가려 가며 먹는 사람이 몇이나 되랴.

 오이는 7월이 되어야 제대로 출하되기 시작한다. 그나마 7월 초에 나오는 오이는 비닐하우스에 심어 키우다가, 5~6월이 되어 날이 따뜻해지면서 비닐하우스의 옆면을 모두 열어 통기를 시키며 키운 것이다. 그러니 완전히 온실 것도 아니고 완전히 노지 것도 아니다. 완벽한 노지 오이는 4월 중하순에 노지에 오이 모종을 심어 키우는 것으로 7월 중순이 지나야 첫 수확을 할 수가 있다. 그러니 4~5월 내내 먹었던 오이소박이는 모두 비닐하우스에서 키워

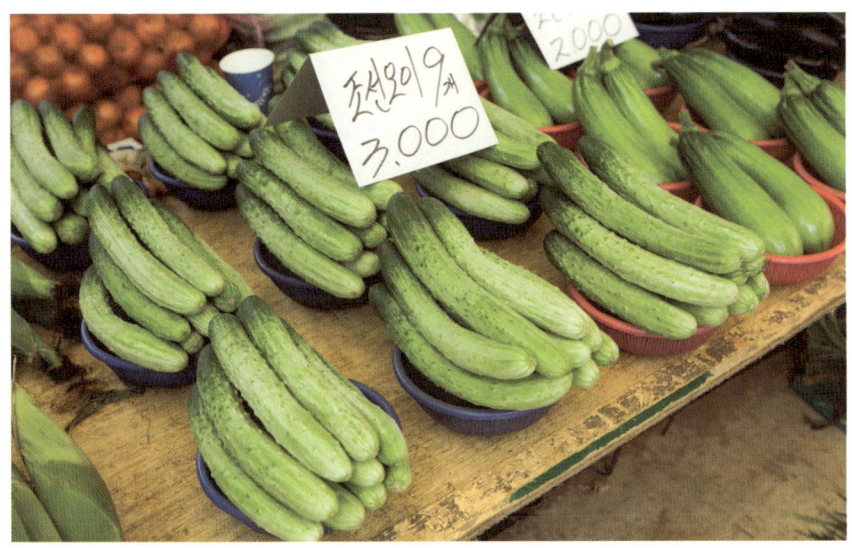

▶ 제철 오이가 값도 싸고 맛도 좋다.

낸 것들로 담근 것이다.

시골에서 살아 본 어설픈 경험으로 이야기하자면 오이는 키우기가 약간 까다로운 작물이다. 물을 매우 많이 먹는 식물이라 조금만 가물어도 시들시들해지는데 이렇게 시들면 병도 쉽게 걸린다. 또 깨끗한 것을 무지하게 밝혀서 비 올 때 흙탕물이 이파리로 튀어 뒤범벅이 되면, 그 이파리가 누렇게 말라 버리기 일쑤다. 가장 골치 아픈 것은 진딧물이다. 상추 같은 것에는 전혀 끼지 않는 진딧물이 오이에만 다닥다닥 달라붙어 진액을 빨아 버려서 새순이 누렇게 말라 버린다. 이러니 오이 키우면서 농약을 치고 싶지 않겠는가.

봄에 심어 여름에 따 먹는 제철 오이도 이런 상황인데, 겨울에 오이를 키우면 어떨지 충분히 상상이 된다. 햇빛도 충분하지 않은 비닐하우스에서 석유나 연탄으로 난방을 해 가며 키우면, 병과 벌레가 기승을 부릴 것이고 당연히 농약도 훨씬 많이 써야 할 것이다. 비를 맞지 않고 햇빛도 제대로 받지 못하니 그 농약이 빗물에 씻겨 내려가지 않고 햇빛에 분해되는 양도 적을 것이다. 겨울에 오이 비닐하우스에 들어가 본 사람 말로는, 비닐하우스 안에 살포한 농약이 마치 안개처럼 자욱했단다. 그 말을 듣고는 겨울 오이를 먹을 생각이 딱 떨어졌다.

이렇게 힘들게 키운 겨울 오이가 1천 원이면 사실 싼 것이다. 유기농으로 키웠다면 정말 장하다고 이야기하며 귀한 음식 먹듯 먹어야 마땅하다. 소매에서 1천 원이면 산지에서는 2~3백 원이었을 터인데, 나보고 그 값에 키우라고 하면 난 안 하고 만다.

날씨가 불안정하여 채솟값이 모두 비싸졌고, 그래서 이제 오이도 그리 싼 편이 아니다. 재작년부터 그렇더니만 2011년 여름에는 드디어 1천 원에 두세 개 이하로 떨어지지 않았고 무농약 오이는 1천 원이 넘은 채 여름을 났다.

7월 초쯤 되면 반쯤 비닐하우스에서 키우다가 바깥바람을 쐰 오이들이 집중적으로 출하된다. 이때 시장에는 한 접(100개)씩 비닐로 포장된 오이가 나오는데, 한꺼번에 많이 사니 비교적 싸다. 날이 더워지면서 시원한 오이지를 찾을 계절이 되어 7월 초에 한 접씩 파는 오이가 나오는 것이다.

개성 출신 친정집에서 맑은 음식 취향으로 커 왔던 나는 어릴 적 여름 내내 오이지 덕분에 살았다. 짜게 절여져 노랗게 익은 오이지를 동글동글하게 썰어 맹물에 띄워 우려 먹는데, 지난겨울에 담근 짠지와 함께 대표적인 여름 음식이었다. 그러나 내 남편 같은 남부 지방 사람들은 이런 음식에 익숙하지 않다. 그 맹맹한 음식을 무슨 맛으로 먹느냐는 것이다. 그래서 결혼 후에는 오이지를 별로 하지 않았고, 그래서인지 오이지 담그는 법을 자꾸 잊어버린다. 어쩌다가 한 번 담그면, 그때마다 인터넷을 뒤져 소금과 물의 비율을 확인한다.

대신 남편과 나는 둘 다 좋아하는 오이소박이물김치로 절충점을 찾았다.

오이소박이물김치는 다소 낯선 음식일 수 있다. 오이에 소를 박아 담그는 김치인데, 맑은 국물에 소박이 오이가 둥둥 떠 있을 정도로 물이 많은 시원한 김치이다. 맹물에 오이지나 짠지 띄운 것은 맛이 없다던 남편도 국물 전체가 시원하게 발효된 그 물김치는 아주 맛있다며 잘 먹는다. 이 물김치는 성북구 안암동의 개성집이란 음식점에서 먹어 보고 대강 추측하여 만들어 본 음식이었는데, 엇비슷한 맛을 내는 데 성공했다.

먼저 오이소박이를 담그듯 오이를 두세 도막 내고 사면에 칼집을 내어 절여 둔다. 부추와 마늘 다진 것으로 소를 만드는 것까지는 보통의 오이소박이와 똑같은데, 단 고춧가루를 전혀 넣지 않는다. 간은 까나리액젓처럼 비린내가 거의 없는 맑은 액젓과 소금을 섞어서 맞춘다. 액젓 대신 조선간장을 넣어도 괜찮다. 버무린 소를 칼집을 내어 둔 오이에 집어넣는다. 이렇게 소를 박고 물을 부어 익힌 것이 오이소박이물김치이다.

음식 만들기를 귀찮아하는 사람들은 이 과정을 듣기만 해도 머리가 지끈거릴 것이다. 절이고 칼집 내고 일일이 소를 박는 귀찮은 일을 하라고? 기껏 오이김치 먹자고? 고춧가루 넣은 소박이든, 맑은 소박이물김치든 하여튼 소를 박는 짓은 못하겠다는 '귀차니스트'들에게는 깍두기를

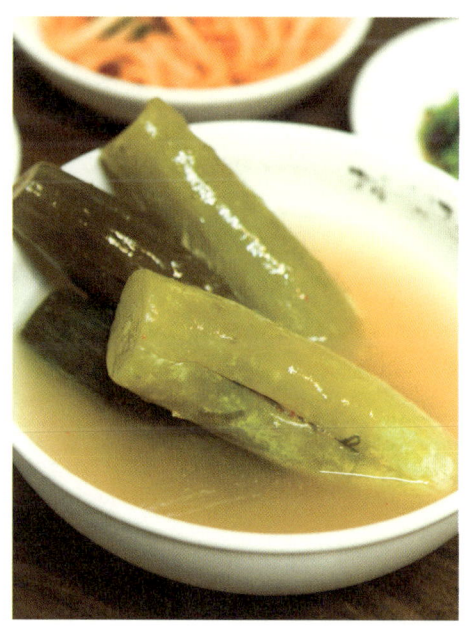

▶ 개성집의 오이소박이물김치.
시원한 국물에 아작하고 새콤한 오이 맛이 기막히다.

夏⊙7月

추천한다. 오이를 그냥 썰어서 무쳐 놓기만 하면 되니 매우 간단하다.

　먹기 좋을 만한 크기로 썬 오이에 액젓과 소금, 고춧가루, 부추 썬 것, 마늘 등을 넣어 버무린다. 발효된 후 감칠맛을 내기 위해 설탕을 약간 넣는 것이 좋은데, 무 깍두기에 비해 아주 조금만 넣어야 한다. 버무려 놓은 오이김치는 하루가 지나면 다 절여져 국물이 많아지고 익기 시작한다. 오이 건더기가 국물에 뜨지 않도록 접시로 눌러 놓아야 하고, 익기 시작하면 뒤적여서 아래와 위의 것의 위치를 바꿔 주는 게 좋다. 그래야 고루 잘 익는다. 적당히 익으면 냉장고에 넣어 두고 먹는다. 아무래도 이런 김치는 오래 두면 무르고 맛이 없어지니, 한 번에 많이 하지 말고 조금씩 자주 해 먹는 것이 현명하다.

오이소박이물김치, 무르지 않게 담그기

- 오이소박이물김치의 키포인트는 어떻게 하면 오이를 무르지 않게 만드느냐이다. 오이 깍두기를 설명하면서도 말했듯이, 오이는 속이 매우 무른 채소라서 발효되면서 속이 말캉하게 물러 버려 질긴 껍질만 남기 십상이다. 오이란 아작아작한 신선한 맛으로 먹는 건데 이렇게 물러 버리면 못 먹는 음식이 된다.
연한 속살이 물크러지는 것이기 때문에 간이 싱거우면 재료가 지닌 물기가 많아 더 쉽게 물러진다. 고춧가루를 넣는 오이소박이야 간이 짭짤하니 그다지 쉽게 무르지 않는다. 하지만 이것도 여러 주일 두고 먹으려는 사람은 아예 오이지를 담그듯이 짜게 절여 꼬들꼬들한 오이에다 소를 박아 소박이를 담근다. 이것은 이것대로 맛이 있지만, 아무래도 꼬들꼬들한 오이는 물 많은 아작아작한 느낌은 없다. 이러니 시원하게 담그는 물김치의 경우 오이가 물러져 망치기 십상인 것이다. 개성집에서 먹어 보고 처음 따라해 봤을 때도, 이렇게 물러져서 모두 버렸다. 어떻게 해야 하나 고민한 끝에 생각한 비법을 공개한다.
- 애초에 담글 때 물을 거의 넣지 않고 짜게 담그는 것이다. 즉, 국물 전체에 넣을 소금과 액젓을 다 넣되, 물은 붓지 않고 짠 상태로 익히는 것이다. 마치 오이지가 익듯 짜게 절여진 오이는 무르지 않고 그대로 노랗게 익는다. 이때 오이가 뜨지 않도록 돌멩이나 접

시로 눌러 놓아야 고루 잘 절여지고 잘 익는다.

● 소박이오이가 노랗게 익으면 그때 물을 부어 간을 맞춘다. 그리고 냉장고에 넣어 며칠 동안 숙성을 시킨다. 이렇게 하면 오이가 거의 무르지 않는다. 물론 개성집의 것보다는 조금 못한데, 그 음식점에서 어떤 조리 비법을 갖고 있는지는 알 수 없다. 이 방법은 내가 더듬거리며 찾아낸 나의 방법일 뿐이다. 아무려면 어떤가. 잘 익은 심심한 국물에 소박이오이가 둥둥 떠 있어, 마치 동치미 국물 먹듯 시원한 맛으로 먹는 이 김치. 한번 맛보여 주면 모두들 더 달라고 한다.

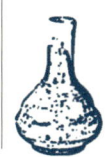

시들지 않은 아작한 풋고추를 먹고 싶다.

이천의 시골집에서 서울로 이사하기 바로 전날, 내가 가장 마지막으로 챙긴 것은 화분과 흙이었다. 커다란 화분에 가능하면 흙을 많이 가져가기 위해 삽질을 했다. 솔직히 말해 그때쯤 나는 책 박스 수백 개를 싸느라 지칠 대로 지쳐 있었고, 손가락 하나 까딱할 기운이 없었다. 요즘 같은 세상에 왜 포장 이사를 하지 않았느냐고? 물론 살림살이는 포장 이사로 처리했다. 하지만 넓은 시골집 창고에 두고 보던 그 수많은 책들은 도저히 아파트로 가지고 갈 수 없는 분량이었고, 갖고 갈 책과 버릴 책, 필요한 사람들에게 나누어 줄 책을 분류하는 일은 오로지 나 혼자 해야 할 몫이었다. 그렇게 정신없는 와중에 화분과 흙을 챙긴 것이다.

그건 순전히 풋고추 때문이었다. 아파트 베란다에 화분들을 늘어놓고 고추 모종을 심어 키워야겠다고 마음먹었던 것이다. 서울에 가서 해결할 일이지 그 많은 이삿짐에 무슨 극성으로 시골에서 화분까지 챙겨 가느냐고, 남편은 옆에서 잔소리를 했다. 하지만 모르는 말씀이다. 화분이야 서울에서 살 수 있을지 모른다. 하지만 이 많은 양의 흙을 어디서 구한단 말인가. 시골에는 쌔고 쌘 흙을 서울에서는 일일이 돈 주고 사서 아파트로 옮겨 날라야 한다. 게다가 질도 알 수 없는 흙을 말이다. 그러니 내가 거름 주고 매만지던 내 밭의 흙을 가지고 가는 게 낫다고 판단한 것이다.

3월 중순이라 아직 땅이 채 녹지 않은 탓에 삽이 잘 들어가지 않았지만 커다란 화분 네 개에 흙을 잔뜩 채웠다. 연일 계속되는 봄눈으로 흙은 젖어 무거웠고, 흙을 채운 화분은 나 혼자서는 들 수도 없는 무게였다. 이 무거운 화분들을 이삿짐센터 아저씨들이 아파트 16층 베란다로 무사히 옮겨 주셨다. '웬수 같은' 풋고추 때문에 이삿짐센터 아저씨들이 고생했다.

정말 다른 것은 다 포기해도 직접 키운 풋고추만은 포기할 수가 없었다. 그건 그만큼 맛의 차이가 분명하기 때문이다. 집에서 풋고추를 키워 먹을 때 좋은 점은 내 입맛에 꼭 맞는 고추를 최적의 시기에 따 먹을 수 있다는 것이다. 고추는 열매가 달리기 시작하여 길쭉하게 길이가 자랄 때까지는 그리 맵지 않다. 이때 고추를 따서 바로 먹으면 아작하고 달착지근하며 풋내가 조금 난다. 만져 보면 육질이 시중에 파는 풋고추보다 연하다.

며칠이 지나면 육질에 살이 붙어 약간 통통해진다. 종자에 따라 차이가 있긴 하지만, 대체로 이때부터는 매운맛이 나기 시작하고 육질도 탄력 있게 질겨지기 시작한다. 시장에 출하되는 풋고추는 이 상태의 것이다.

여름 햇빛에 고추의 육질은 점점 두꺼워진다. 겉으로 볼 때는 큰 차이가 나지 않는 듯하지만 만져 보면 점점 딱딱해지는 것을 느낄 수 있다. 딱딱해질수록 매운맛과 단맛, 고추의 향이 강해진다. 이때는 보통 풋고추도 거의 청양고추만큼 맵고, 심지어 전혀 맵지 않다는 오이고추나 피망조차도 약간 매운맛을

夏 ⊙ 7月

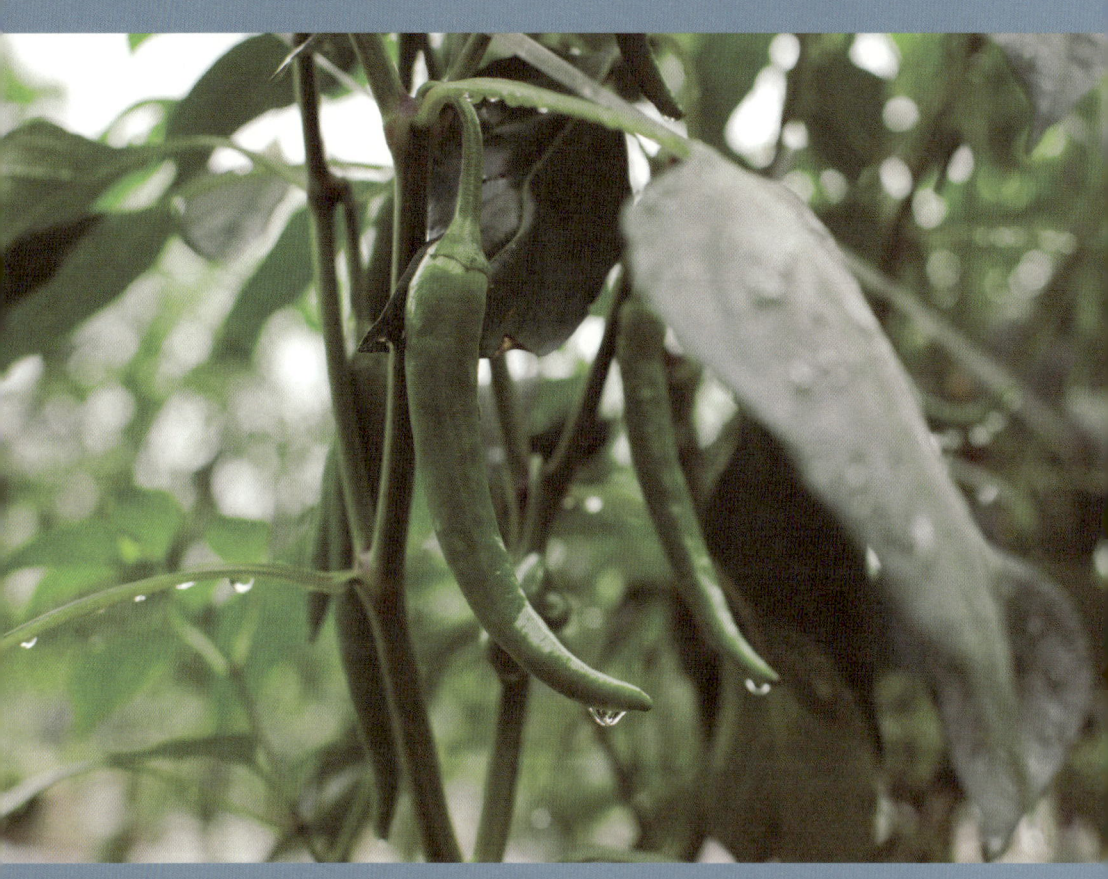

▶ 막 달리기 시작한 연한 고추. 이런 연한 것은 시장에서 구할 수 없다.

띤다. 날씨가 고추에게 '매워져라' 하고 명령하는 때인 것이다.

그러다 늦여름과 초가을, 붉어지기 직전의 고추는 그야말로 최고의 육질을 자랑한다. 이때에는 육질에 물기가 많고 단맛은 강하지만 매운맛은 좀 떨어지는 듯하다. 이 시기를 지나 붉게 익은 고추는 매운맛이 다시 강해진다.

같은 포기에서 나는 고추도 이렇게 시기에 따라 맛이 계속 달라진다. 심지어 갓 달린 풋고추도, 7월의 것은 그리 맵지 않지만 더운 8월에 늦게 달린 풋고추는 채 자라기도 전부터 매운맛이 강하니, 고추 맛을 일률적으로는 말할 수 없다.

사람 입맛이란 십인십색인데, 무엇이 최상이라고 이야기할 수 있겠는가. 그저 자기 취향대로 선택하면 된다. 매운 것을 잘 못 먹는 사람은 처음 달린 연한 풋고추를 좋아하지만, 그런 걸 비린내 나서 어떻게 먹느냐며 탱탱하게 독이 오른 고추만 골라 따 먹는 사람도 있다. 문제는 시장에 출하되는 풋고추에서는 이런 선택이 불가능하다는 점이다. 갓 달려 맵지 않은 풋고추는 너무 연하여 유통 과정에서 금방 시들어 버린다. 붉어지기 직전의 탱탱한 풋고추는 유통 과정에서 붉어질 수 있어 상품성이 떨어진다. 표준화된 상품은 표준화된 입맛을 요구한다.

매운 것을 그리 즐기지 않는 나는 연한 고추를 좋아한다. 당연히 시장의 고추는 입에 맞지 않는다. 시골에 살 때는 여름마다 연한 고추를 한 봉지씩 따다가 주위 사람들에게 인심을 썼다. 흔해 빠진 풋고추라 생각하고 받을 때는 심드렁한 얼굴이었던 사람들이, 다음에 만날 때는 풋고추 맛에 감동했다는 표정으로 감탄한다. "정말 정말 맛있어요.", "시장 것과는 종자가 다른가 봐요."라고. 종자가 다르긴! 그저 가장 맛있을 때 땄을 뿐이다. 이러니 내가 기를 쓰고 화분과 흙을 들고 온 것이다.

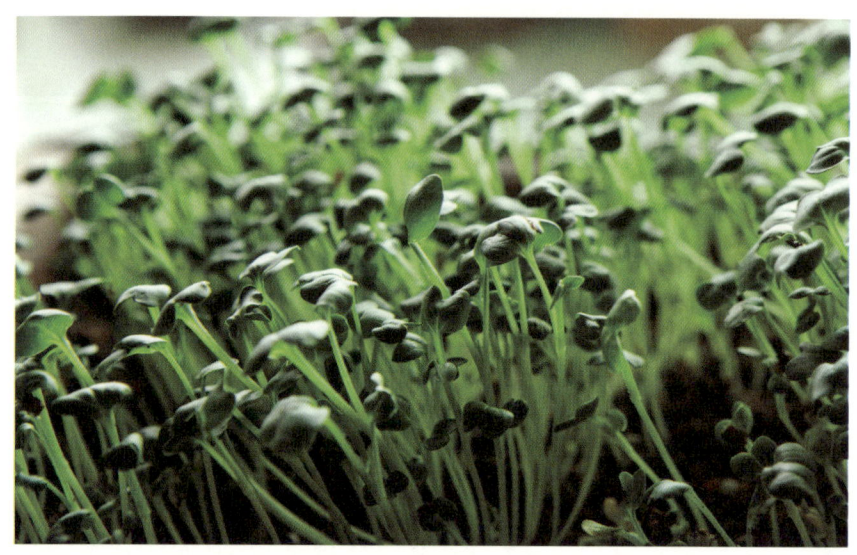

▶ 베란다 텃밭, 어렵지 않아요! 잎채소나 새싹채소부터 시작하세요.

　화분에 고추를 키우려면 일단 화분 크기가 커야 한다. 이천에서 들고 온 화분은 지름 40센티미터, 높이 50센티미터 정도의 큰 화분인데, 거기에 딱 한 포기씩만 심었다. 식물에게 화분은 먹이 그릇이자 뿌리를 뻗을 집이다. 흙이 적어 뿌리를 못 뻗으면 줄기나 키도 잘 자라지 못한다. 야트막한 작은 화분에 줄줄이 고추를 심었다가는 고추 한두 개 따 먹기도 힘들다.

　이천에서 가져온 흙은 퍼 담을 때 거름을 넉넉히 섞어 넣은 덕분에 화분에서도 고추가 잘 자랐다. 키가 1미터가 되도록 자랐으니 밭에서 키운 것 못지않다. 그런데 처음 피운 꽃이 열매를 맺지 못하고 그냥 떨어지는 게 아닌가. 왜 그럴까 생각하다가 벌과 나비가 없음을 깨달았다. 그 다음부터는 매일 손가락으로 꽃술을 문질러 인공수정을 해 주었더니 열매가 달리기 시작했다. 그 고추가 자라는 걸 매일 쳐다보고 있노라니 목이 빠질 지경이다. 이 무슨 청승이란 말인가.

드디어 첫 고추를 따서 그 야들야들한 것을 쌈장에 찍어 입에 넣은 날, 어찌나 반갑던지! 이제 하루에 한두 개씩 따서 먹을 수 있을 정도로 고추가 자랐다. 하지만 그 정도로는 너무 감질나서 견딜 수가 없었다. 그해 여름 내내 이렇게 애를 태우다 결국 이듬해에는 주말농장을 하나 얻었다. 자동차로 20분 가량 떨어진 곳이니 그리 먼 곳은 아니다. 대개 주말농장을 자녀를 위한 자연 학습장, 혹은 가족들의 소풍지 같은 정도로 생각하지만 나한테는 그야말로 내 텃밭이다. 오로지 싱싱한 채소를 얻으려는 목적으로 가꾼다.

당연히 가장 먼저 챙긴 것은 고추 모종이었다. 최소한 30포기 한 판은 심어야 두 식구가 먹는다. 다시 흙을 만지려니 농기구가 하나도 없다는 걸 깨달았다. 땅을 떠난다고 모두 귀농하는 사람에게 주어 버린 것이다. 삽 하나를 새로 사면서 피식 웃음이 나왔다. 아, 정말 입맛이 웬수다!

베란다 텃밭에 도전해 보자!

- 도시 사람들은 그저 흙에 모종을 꽂아 놓고 물만 주면 무럭무럭 자라 열매가 맺는 줄 안다. 천만에 말씀이다. 사람도 잘 먹지 못하면 키가 크지 못하듯이, 식물도 마찬가지다. 식물의 밥통은 흙이다. 흙의 양이 충분해야 거름도 많이 먹을 수 있고, 뿌리가 길게 뻗을 수 있다. 뿌리가 제대로 뻗지 못하면 키가 크지 못한다. 그래서 화초들도 분갈이를 하여 화분 크기를 늘려 주면 그해에 부쩍 키가 크는 것이다. 그러므로 아무래도 화분에서 작물을 키우면 밭에서 키우는 것보다는 영양분이 충분하다고 할 수 없다. 게다가 햇빛도 그리 좋지 않은 셈이니, 이래저래 그 식물은 먹는 게 부실한 상태가 된다. 그래서 영양분을 많이 필요로 하는 작물은 베란다에서 키우기에는 적당하지 않다.

따라서 초보자는 주로 이파리와 줄기를 따 먹는 채소부터 키우는 것이 좋다. 식물이 줄기와 이파리를 키우는 것은 기본이니 화분에서라도 이 정도는 자라는 것이다. 예컨대 상추, 치커리, 쑥갓, 부추, 달래, 참나물 등 자라는 대로 이파리를 뜯어 먹고 뽑아 먹을 수 있는 것을 키우는 것이 적당하다. 이런 채소들은 봄에 모종을 많이 판다. 또

달래 같은 것들은 사 먹고 남은 것을 화분에 꾹꾹 꽂아 놓으면 되고, 부추 역시 시골 장날에 나오는 뿌리를 사다 심으면 계속 자라 위의 것을 베어 먹을 수 있다.

● 그에 비해 열매는 채소는 베란다에서 키우기가 쉽지 않다. 열매를 맺는다는 것은 후손을 남기는 생식 활동이고 많은 에너지를 요구한다. 작물도 적절한 크기로 성장해야 하며, 꽃을 피워야 하고 열매를 크게 키워야 한다. 그러니 고추, 피망, 호박, 오이, 토마토 같은 것들을 화분에 심어 푸짐하게 먹겠다고 생각하는 것은 오산이다. 열매가 달리기는 해도 온 힘을 다하여 몇 개 달리는 것이지, 결코 정상적이고 건강한 상태는 아니다. 물론 위에서 이야기한 것처럼, 작정하고 키우겠다고 마음을 먹으면 가능하기는 하다. 아주 큰 화분에 거름을 많이 넣고 딱 한 모종 심어 놓으면, 웬만큼 자라기는 한다. 하지만 역시 밭에 심는 것과는 비교할 수가 없다.

● 한 가지 유의할 점. 밭과 화분의 또 다른 차이는 통기성이다. 즉 밭에는 공기가 들락거리지만, 화분은 플라스틱으로 공기를 차단한 상태이다. 지렁이 역시 없으니 공기를 만들어 줄 벌레도 없다. 그래서 밭흙을 그대로 화분에 퍼 담아서 작물을 키우면 뿌리가 숨을 쉬지 못해 작물이 죽기 쉽다. 그러니 결국 베란다 텃밭을 가꾸려면 화분용 흙을 따로 사는 것이 가장 안전하다. 꽃집이나 농사용품 파는 곳에 가면 분갈이용 흙을 판다. 흙과 굵은 모래, 거름과 섬유질 등을 적절히 섞어 비교적 통기성을 높인 흙이다. 안전하게 하려면 다소 비싸더라도 이런 흙을 쓰는 것이 좋다.

애호박과 오이로 만든 신선한 만두.

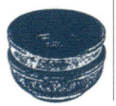

夏 ⊙ 7月

혹시 '편수'란 음식을 아시는지. 이 말을 금방 알아듣는 사람은 경기도 북부 지방이나 황해도 출신일 가능성이 높다. 그중에서도 먹는 것에 거의 목숨을 걸 정도로 집착하는 개성 사람들은 그 자손까지도 이 말을 대개 알고 있다. 나의 조부모님과 아버지가 개성 부근에서 살다 식민지 시대에 서울로 이주했으니 '범개성 출신'이라 할 만하다. 이제 쉰 살 내외인 내 주변 사람들 중 부모가 개성 출신인 사람들은 모두 분단 이후 세대이니 개성은 근처에도 가 보지 못했지만, 묘하게 '편수'란 말은 모두 알고 있다.

편수란 채소를 많이 넣은 만두를 일컫는다. 우리나라 만두는 대개 신김치와 숙주나물, 두부, 돼지고기를 주재료로 하는 '김치만두'가 대표적이다. 평안도 북쪽으로 갈수록 맛이 심심한 것을 좀 더 좋아하여 만두에도 김치 대신 배추를 쓰는 경우가 많다. 편수는 두부를 넣지 않고 애호박, 오이, 부추, 표고버섯 같은 채소를 많이 쓴 만두로, 두부를 넣은 만두의 부드러운 맛에 비해 맛이

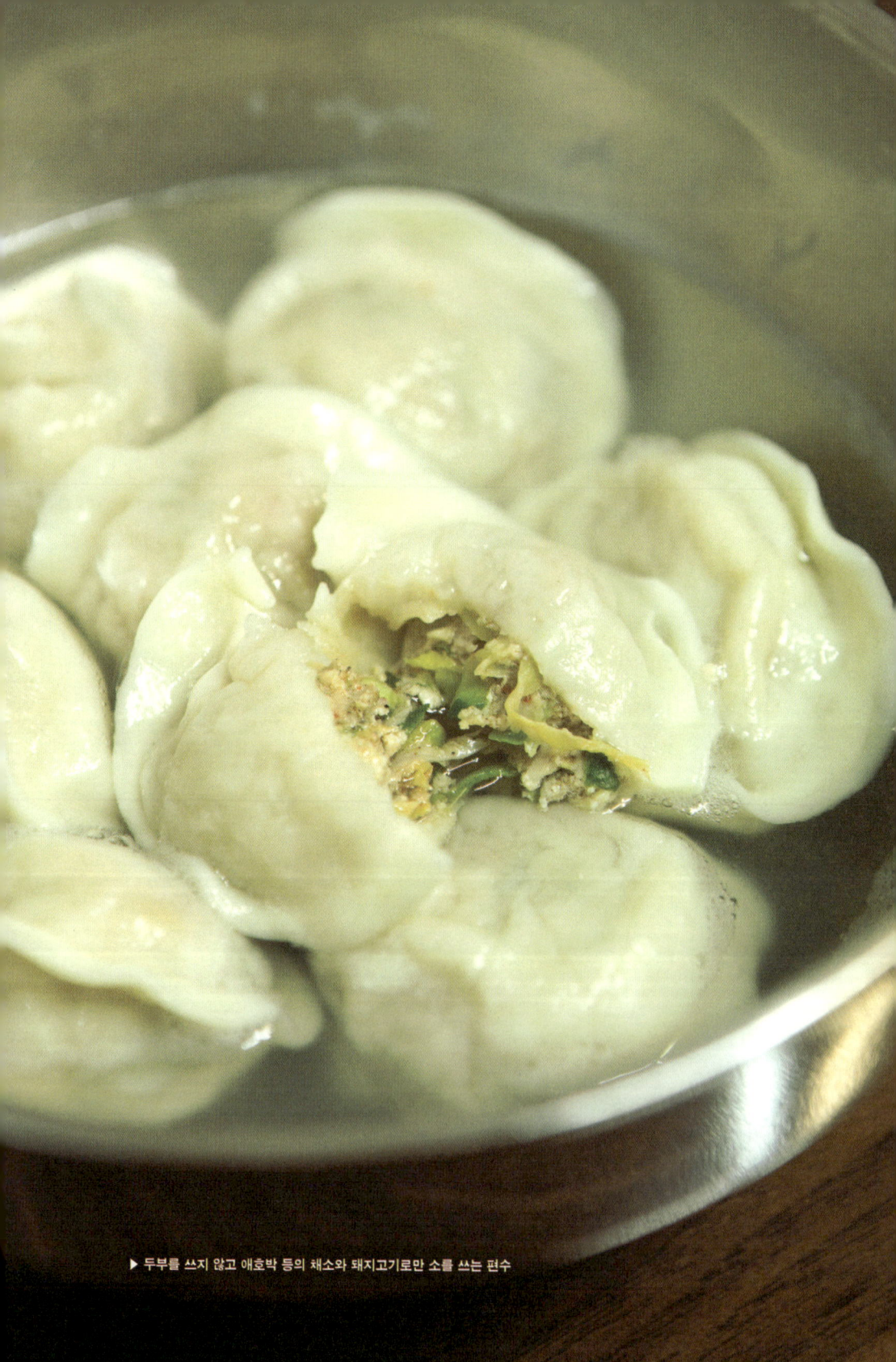

▶ 두부를 쓰지 않고 애호박 등의 채소와 돼지고기로만 소를 쓰는 편수

깔끔한 게 특징이다.

　만두는 원래 중국에서부터 들어온 것이라 중부 이북 지방에서만 해 먹었으며, 경상도나 전라도 같은 남쪽 지방에서는 해 먹지 않았다. 전라도 출신인 우리 엄마는 결혼하기 전 선을 뵈러 예비 시댁에 들렀을 때 만두라는 것을 처음 먹어 보았다고 한다. 할머니로서는 맏며느리 감을 처음 보는 자리여서 뭔가 별식을 맛보여 주고 싶어 만두를 했겠지만, 전라도 처녀인 우리 엄마는 난생처음 먹어 본 그 음식이 입에 맞지 않아 첫 선을 보이는 밥상머리에서부터 깨작거릴 수밖에 없었단다. 속으로 "그냥 찬밥 한 덩이 주시지. 물 말아서 김치랑 먹으면 개운하겠구만……." 했지만 그런 말을 입 밖으로 내지 못한 것은 물론이다.

　경상도 출신인 남편 역시 만두를 좋아하지 않는다. 부산 출신으로 초등학교 때 서울로 이사 온 내 남편은 서울에 와서 먹어 본 분식집 만두가 최초의 만두 경험이란다. 그래서 남편은 값싼 무를 많이 넣어 만든 분식집 만두가 가장 만두다운 만두라고 우긴다. 만두 맛도 모르는 이런 남편이랑 사느라고 나는 결혼 후에 제대로 만두를 해 먹지 못했다. 이래저래 손이 많이 가는 만두를 나 혼자 먹자고 할 수는 없는 노릇이었다.

　그래서 나는 '개성만두 전문'이라 써 붙여 놓은 음식점을 발견하면 꼭 한번 들러 맛을 보는 버릇이 생겼다. 그러나 그중 두어 군데를 빼놓고는 모두 '아니올시다'였다. 맛이 없는 것은 아니었으나 내가 원하는 맛은 아니었다. 용두동의 유명한 맛집인 개성집의 만두가 우리 친정집 만두 맛과 가장 비슷했고, 석관동 어느 작은 분식집에서 사 먹은 김치만두 역시 내가 원하는 맛이었다. 테이블 두어 개 놓고 김치찌개나 비빔밥 정도를 파는 그 분식집에서 그토록 훌륭한 만두를 맛볼 줄을 전혀 짐작하지 못했다. 만두 맛을 보고 경북 사투

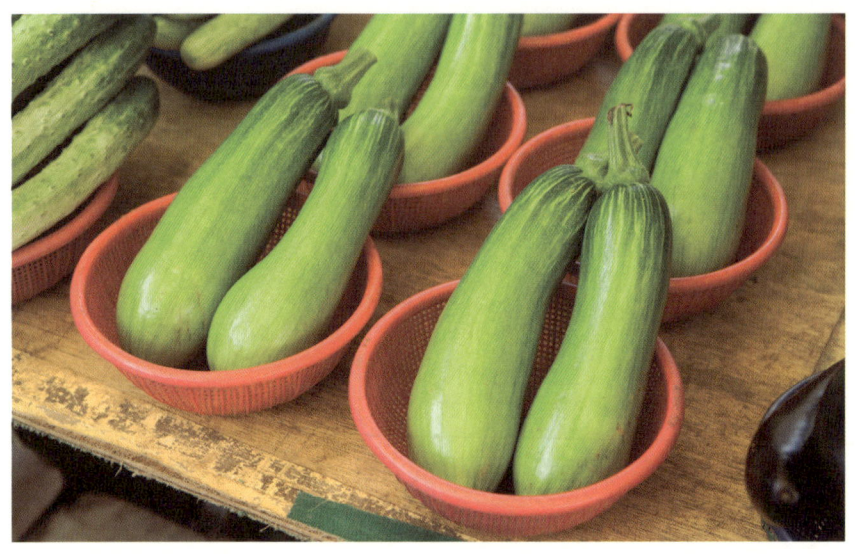
▶ 야들야들 고운 한여름 애호박. 여름에 지천인 애호박으로 애호박편수를 해 먹는다.

리를 쓰는 주인 아주머니한테 "아랫녘 분이 어떻게 이런 개성식 만두를 하세요?"라고 묻자 그 아주머니는 씩 웃으시며 "남편이 개성 사람이에요. 평생 개성 출신 시어머니 모시고 살았어요." 하신다. 어쩐지, 만두 맛이 다르더라!

우리 친정집에서는 겨울에는 김치만두를, 여름에는 애호박편수를 몇 번씩 해 먹었다. 겨울에는 김장 김치가 넘쳐나고 여름에는 애호박이 지천이니 딱 제철에 맞는 음식인 셈이다. 가끔 부추나 오이로도 해 먹었으나, 주로 해 먹는 것은 값싸고 손이 가장 덜 가는 애호박편수였다. 부추는 다듬는 데 시간이 걸리고 자잘한 오이를 써는 것보다 애호박 썰기가 훨씬 수월하기 때문이다.

채 썬 애호박과 다진 양파를 소금에 절여 꼭 짠다. 여기에 돼지고기 간 것과 다진 마늘을 섞으면 소가 완성된다. 신선한 채소 맛을 즐기려면 고기는 너무 많이 넣지 말아야 한다. 구미에 따라 고춧가루와 후춧가루를 넣어 느끼한 맛을 줄이기도 하고 고소한 맛이 좋으면 참기름을 넣어도 좋다. 우리 친정집은 이것 모두를 넣는 방식이고, 내가 혼자 해 먹을 때는 돼지고기 냄새를 잡기 위해 후춧가루만 넣어 깔끔하게 만든다.

만두피는 김치만두의 만두피와 동일하다. 제품화된 것을 사다 쓰면 편하기는 하지만, 녹말가루를 많이 섞어 얇게 만든 그 피는 만둣국을 할라치면 힘 없이 풀어진다. 아무래도 쫀득한 제맛을 내려면 중력분 밀가루를 사다가 집에서 반죽하는 게 최고이다.

만드는 법도 김치만두와 동일한데 어떤 이유에서인지 몰라도 편수를 만들 때는 만두피 양끝을 동그랗게 구부려 붙이지 않고 반달 모양으로 남겨 두는 경우가 많았다. 가끔 음식 책에 나온 편수 사진을 보면, 만두피 네 귀퉁이를 맞추어 네모난 모양으로 만든 만두 사진들이 많다. 친정집 어른들은 이런 것을 보면 황해도 메밀만두 방식이라 하셨다. 메밀은 밀에 비해 찰기가 적어 밀가루 만두피처럼 늘이고 구부리면서 만두를 빚기가 힘들기 때문에 나온 모양이라는 것이다.

김치만두가 두부와 김치가 환상적인 조합을 이룬 맛이라면, 애호박편수는 제철 호박과 양파의 달착지근한 맛으로 먹는다. 오이편수도 오이 다진 것을 절여서 넣을 뿐 다른 것은 애호박편수와 동일하다. 오이를 만두소로 쓴다고 하면 다들 뜨악한 표정을 짓지만, 아작아작한 식감과 익힌 오이의 상큼한 냄새가 아주 매력적이다.

그러니 이런 편수에는 다른 재료들을 과도하게 섞지 않는 것이 좋다. 대개 음식점에서 파는 만두들은 애호박에 두부를 함께 섞거나, 애호박과 부추 등을 뒤섞어 넣기도 하는데 바로 그 지점부터 맛이 무너진다. 특히 겨울철 김치만두를 연상시키는 두부를 편수에 넣으면, 여름 채소의 상큼한 풍미가 뚝 떨어진다. 만두가 상큼하다고? 물론이다. 그게 바로 편수의 맛이다.

밀가루 제대로 알고 쓰기

- 요즘 밀가루도 종류가 매우 많다. 일반적으로 많이 쓰는 것들은 중력분 밀가루지만, 큰 매장에 가면 식빵을 만드는 강력분과 과자를 만드는 박력분을 따로 준비해 놓았다. 이 중 동네 슈퍼마켓에도 파는 '찰밀가루'라고 이름 붙인 것이 있다. 그런데 이것은 일반 중력분에 비해 찰져서 만두피로 쓰기에는 다소 덜 부드럽고 두껍게 느껴진다. 만두를 만드는 과정에서도 너무 들러붙어 힘들고, 먹을 때는 만두피에서 소가 쑥 빠져나와 따로 노는 경우가 많다. 괜히 신제품에 혹하지 말고 그냥 옛날에 쓰던 중력분 밀가루로 만드는 게 상책이다.

- 우리밀 밀가루는 이렇게 다양한 제품이 나오지는 않는다. 그저 백밀가루, 통밀가루, 혹은 무농약 밀가루 정도이다. 우리밀에도 '무농약' 제품이 따로 있는 것으로 보아서는 다른 우리밀 제품은 농약을 쓴다는 의미일 게다. 하지만 유통기한이 긴 수입 밀가루에 비해서는 화학 물질이 현격하게 적다고 해서, 나는 주로 우리밀 밀가루를 쓴다.

- 만두를 만들 땐 아무래도 백밀가루를 쓰는 것이 좋다. 백밀가루는 백미처럼 도정을 많이 해서 빻은 것이고, 통밀가루는 현미처럼 겉껍질만 벗긴 밀을 빻은 것이다. 통밀가루가 구수하기는 하지만, 대신 밀가루 냄새가 많이 나며 쫀득거리는 맛이 적다. 그래서 나는 두 가지 밀가루를 다 준비해 놓고, 깨끗한 밀가루 맛이 필요할 때 백밀가루를 쓴다.

한여름 시원한 콩국수.

夏 ⊙ 8月

한여름, 너무 더워서 물만 자꾸 먹힌다. 그 좋아하는 떡볶이나 어묵 꼬치도 펄펄 끓는 더운 국물을 생각하면 근처에도 가고 싶지 않을 정도이다. '이럴 때에 뭘 먹어 줘야 내 입과 몸이 기뻐할까' 생각하면 물냉면, 열무국수 등 그저 시원한 국물 있는 음식만 떠오른다. 콩국수도 그런 음식 중 하나이다.

사실 나는 콩국수를 먹은 지 채 20년이 되지 않았다. 어릴 적 콩국수는 내가 가장 싫어하는 음식 중 하나였다. 아홉 명의 대식구가 모여 살았던 친정집에서는 한여름이면 일요일 하루 날을 잡아, 벼르고 별러 해 먹는 음식 중 하나가 콩국수였다. 나는 콩국수를 해 먹는 날이 제일 싫었다. 내가 좋아하는 호박편수나 해 먹을 것이지 무슨 콩국수람! 하지만 나 하나의 입맛은 아랑곳없이 어른들은 점심 때 콩국수 한 그릇을 먹기 위해 아침부터 부산스럽게 움직였다.

그 전날 밤부터 이미 흰콩은 물에 들어가 있었다. 저녁 먹은 것을 치우고 엄마는 흰콩을 가져와 벌레 먹은 콩이나 썩은 콩들을 골라내고 깨끗이 씻어 물에 담가 놓았다. 콩은 대여섯 시간 이상 푹 불려야 해서 당일 아침에 하기에는 시간상 빠듯하다.

조반을 먹고 나서는 바로 점심 콩국수 준비에 들어간다. 우선 맷돌을 꺼내 씻어야 한다. 우리 집에는 맷돌이 두 세트가 있었다. 둘 다 구멍이 뻥뻥 뚫린 제주도 현무암으로 만든 좋은 것들이었다. 하나는 지름이 50~60센티미터는 되었을까, 하여튼 매우 커서 여자 어른 혼자서 들 수도 없는 것이었고, 다른 하나는 지름이 30센티미터 남짓한 아담한 것으로 한 사람이 들 수 있을 정도였다. 전기 믹서가 없던 시절에 맷돌은 생활필수품이었다. 어른들은 크기가 작은 그 맷돌을 '풀매'라고 불렀다. 해방 후에는 밀가루가 흔해져서 옷에 풀을 매길 때 흔히 밀풀을 쑤었지만, 밀가루가 귀하던 식민지 시대에는 집에 있던 곡물을 일일이 갈아서 썼던 모양이다. 풀매는 풀을 쑤기 위해 곡물을 분쇄하는 맷돌이었고, 옷에 풀을 매기길 때 쓰다 보니, 아주 소량을 자주 갈 때 필요한 도구였다. 그러니 여자들도 쉽게 옮길 수 있게 크기가 작았다. 콩국수를 할 때는 작은 풀매로는 감질나서 일을 할 수가 없으니, 그날은 뒤꼍 구석에 놓아두었던 큰 맷돌이 오래간만에 햇빛을 보는 날이었다.

마당에 큰 함지박을 놓고 작은 사다리 모양의 나무를 걸친 다음, 그 나무에 맷돌을 놓았다. 맷돌 무게가 상당해서 아래 받친 것들이 튼튼하지 않으면 위에서 매를 돌릴 수가 없으니, 설치부터 잘해야 한다. 물론 이 일은 힘 좋은 남자들의 몫이었다.

그 사이 여자들은 부엌에서 콩을 삶았다. 콩국수 맛은 여기에서 판가름 난다. 너무 물렁하게 삶으면 메주 냄새가 나고, 너무 설익으면 고소한 맛이 적어진다. 살캉살캉한 질감이 살아 있을 정도로 삶아야 하는데, 그건 먹어 보면서 삶는 게 최고다.

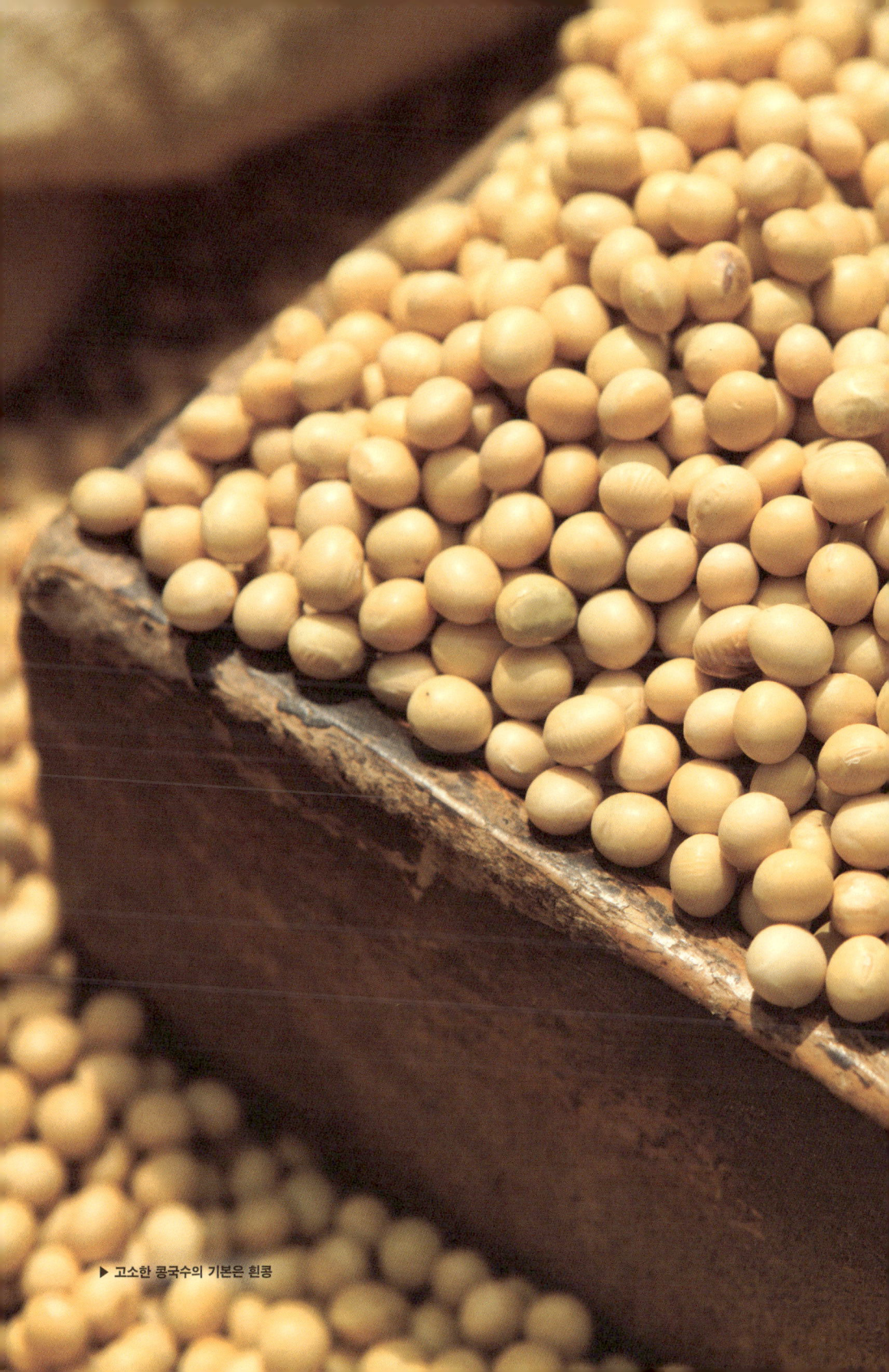
▶ 고소한 콩국수의 기본은 흰콩

삶은 콩을 찬물에 넣고 손으로 주무르면서 껍질을 벗기는 일이 그 다음 작업인데, 이것이 아주 귀찮다. 손으로 주물러 껍질이 벗겨지면 여러 번 찬물로 헹구면서 껍질을 흘려 내보내고 알맹이만 남긴다.

이 삶은 콩을 마당에 설치된 맷돌로 가져가면 그때부터 아버지가 콩을 갈기 시작한다. 이것도 2인 1조가 편하다. 아버지는 계속 매를 돌리고, 한 명은 그 옆에 앉아서 맷돌 위짝에 나 있는 작은 구멍에 콩을 넣어야 한다. 매의 위짝과 아래짝 사이로 걸쭉한 콩물이 흘러나와 뚝뚝 떨어지고, 온 집안은 콩 냄새로 진동을 한다.

셔츠가 땀에 흠뻑 젖도록 매를 돌려 콩이 다 갈아지면 다시 그것을 부엌으로 가져가 체에 거른다. 그런데 이 과정도 한참이다. 그 걸쭉한 것이 쉽게 걸러지지 않는 것이다. 쉽게 걸러지라고 물을 많이 타면 콩물이 싱거워지기 때문에 일단 한 번 거르고 찌꺼기에 물을 타서 다시 한 번 거르는 방식으로 해야 한다. 이때 쓰는 체는 매우 고운 체이다. 체는 구멍의 굵기에 따라 다양한 것들이 있었는데, 콩물 거르는 것은 가장 고운 체였다. 고운 체가 없으면 굵은 체 속에 베보자기를 넣고 그 위에 콩물을 부어 걸렀다.

콩물을 거르고 나면 체에는 비지가 남는다. 비지는 그날 저녁 돼지고기와 김치를 넣고 찌개 혹은 국으로 끓인다. 겨울이라면 비지찌개에 돼지 등뼈 곤 것을 함께 끓이련만, 여름에 먹기에 돼지 등뼈는 너무 기름지고 부담스럽다.

걸러진 콩물은 얼음을 넣어 차게 식히고 국수를 삶는다. 국수는 마른국수를 썼는데 칼국수처럼 면발이 굵었다. 삶은 국수에 걸러 둔 콩물을 붓고 얼음 띄우면 드디어 완성! 맛있는 김치만 있으면 그날 점심은 아주 푸지고 맛있게 들 먹었다.

그런데 나는 그 밍밍한 맛이 싫었다. 소금 간을 잘하면 고소하다지만, 고기

맛이 나는 칼국수나 냉면에 비하면 전혀 먹고 싶지 않은 음식이었다. 그래서 콩국수를 하는 날 나는 찬밥에 물을 말아 먹거나, 엄마를 졸라 따로 칼국수를 끓여 먹었다.

그런데 서른 살이 넘자 슬슬 콩국수가 맛있어지기 시작했다. 그 밍밍하면서 고소한 맛이 꽤 매력적이란 것을 알게 된 것이다. 하긴 콩국수뿐이랴. 마늘장아찌, 호박나물, 겉절이김치, 미나리나물 등 싫어하던 음식들이 다 좋아지기 시작했다. 내 손으로 콩국수를 해 먹기 시작한 것도 서른 살 무렵이다.

물론 이런 재래의 방식은 엄두도 못 낸다. 맷돌이 아닌 믹서를 쓰는 것도 물론이다. 처음에는 체에 걸러 보았는데, 시간이 너무 많이 걸리고 남은 비지로 한여름에 찌개를 해 먹기도 그리 내키지 않았다. 그래서 그저 곱게 갈아 걸쭉한 국물을 그냥 먹는 방식을 택했다. 그러자니 믹서가 좀 고생을 한다. 까딱 잘못하면 과열되기 십상이라 1, 2분 돌리고 좀 쉰 다음 다시 돌리는 식으로 갈아야 한다. 요즘은 더 심한 '귀차니스트' 짓을 한다. 삶은 콩의 껍질도 벗기지 않고 그냥 모두 먹는 것이다. 어차피 걸쭉하고 탁하게 먹을 바에야 껍질이 들어간다 해도 대세에 지장이 없기 때문이다. 게다가 껍질을 벗기기 위해 여러 번 씻으면 영양가 있는 배아가 모두 빠져나가서 매우 아깝다.

그래서 요즘 내가 먹는 콩국수는 팥칼국수 같은 죽 농도의 국물에 국수를 뒤섞어 먹는 방식이다. 좀 심하게 말하면 국수에 자장 소스나 토마토스파게티 소스를 부어 섞어 먹는 것처럼 보이기도 한다. 그런데 이렇게 걸진 콩죽에 섞어 먹으니 맑고 시원한 맛보다는 고소하고 진한 맛이 더 강해져서, 내 입맛에는 더 맞다.

시중에서 파는 콩국 국물도 대개 거르지 않은 것들인데, 비지까지 섞여 있는 이 국물은 아무래도 입안에 껄껄한 맛이 남는다. 하지만 어쩌랴. 체에 거르

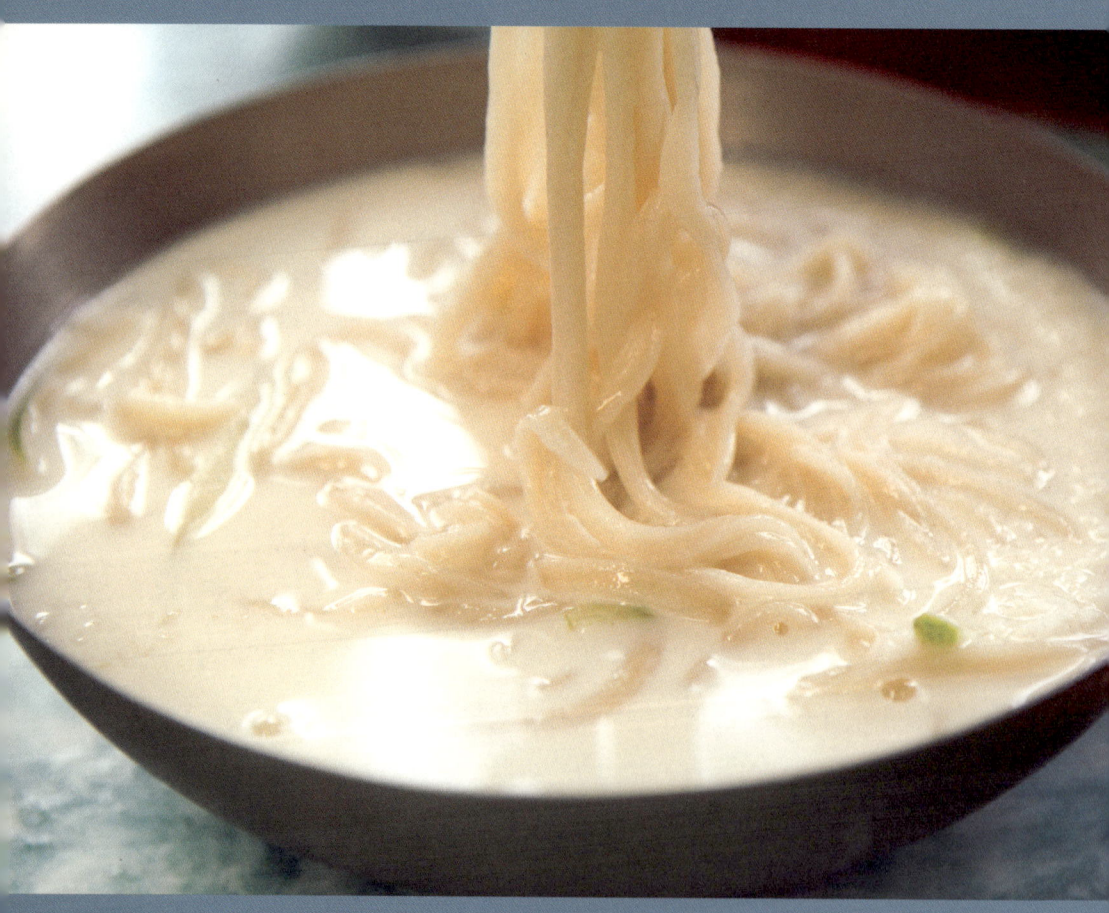

▶ 쫄깃한 면발과 깨끗이 거른 콩국물이 보이시는지?

는 수고를 난 정말 못하겠다.

딱 한 가지 쉽게 하는 방법이 있긴 하다. 두유제조기를 쓰는 것이다. 즉 두유 제조기로 콩물을 만들고, 이것을 식힌 후 국수를 말아 먹는 것이다. 하지만 두유 제조기의 두유는 농도가 너무 묽어 국수까지 말면 고소한 맛이 덜하다. 이래저래 옛맛을 내기는 쉽지 않다.

최근 경기도 문산에서 허름한 콩국수 집을 찾아 들어간 적이 있다. 문산이나 파주에는 콩 요리를 하는 음식점들이 많다. 그곳에서 조금만 북서쪽으로 가면 장단면인데, 장단은 콩 생산지로 유명한 곳이다. 현재 장단면은 면 전체가 비무장지대로 민간인 출입 통제구역인데, 그곳에 농토를 갖고 있는 주민들은 낮 시간에 군부대의 허락을 받아 들락거리면서 농사를 지을 수 있다. 그럼에도 장단콩의 명성이 사라지지 않았고, 파주시에서는 매해 11월 하순에 '장단콩축제'를 열고 있다. 이러니 문산과 파주의 음식점들 중에 장단콩을 내세워 장사하는 집이 많은 것이다.

찾아 들어간 국수집은 '밀밭식당'이란 곳이었는데, 외관이 어찌나 허름한지 간판의 글씨마저 일부 떨어져 '길밭식당'으로 보일 정도였다. 그런데도 옛날식 미닫이 유리문에는 '장단콩 콩국수'라는 메뉴와 함께 100미터쯤 떨어진 주차장을 이용하면 주차 요금을 내 준다는 안내문까지 붙어 있었다. 이쯤 되면 멀리서 자동차 몰고 일부러 찾아오는 손님들이 있는, 꽤 유명한 맛집임에 분명했다. 맛집을 고르는 가장 쉬운 비법은 외관이 허름하고 낡아 보이며 메뉴도 몇 가지 없는데 사람이 바글바글한 식당을 고르는 것인데, 바로 이 집이 전형적이었다.

식당의 주메뉴는 김치만두와 칼국수, 콩국수인데, 장단콩에 혹해서 들어온 나는 당연히 콩국수를 주문했다. 꽤 큰 스테인리스 그릇에 담겨 나온 콩국수는 겉모습부터 눈길을 끌었는데, 맛 또한 기가 막혔다. 생면을 굵게 뽑아 쫄깃하게 삶은 국수, 그와 어우러진 말끔하게 거른 콩국물. 이 얼마 만에 맛보는 깨끗한 국물인가. 입에 비지가 하나도 남지 않을 정도로 맑으면서도 고소한, 옛날 집에서 해 먹던 바로 그 맛이었다.

　이 맛을 보니 갑자기 껄껄하게 비지가 입에 남는 콩국수를 해 먹고 싶은 생각이 없어졌다. 하여튼, 입맛은 높여 놓으면 안 된다니까!

콩국 국물 맛, 고소하고 달착지근하게 내는 비법

- 흔히 고소한 맛을 강화하기 위해서 깨를 갈아 넣기도 하는데, 아무래도 깨는 콩과는 향이 달라 좀 튄다. 내 비법은 땅콩을 약간 섞는 것이다. 그런데 흔히 쉽게 살 수 있는 볶은 땅콩을 넣으면 역시 땅콩 냄새가 강하게 나서 좋지 않다. 나는 생땅콩을 사다가 아예 콩을 삶을 때 함께 삶는다. 1인분에 생땅콩 6~7알 정도 들어가면 맞다. 생땅콩을 삶아 함께 갈면 땅콩 특유의 달착지근하고 고소한 맛이 강화되면서도, 원래 콩이 가진 향취와 잘 어울려 아주 맛있는 콩국수가 된다.

- 땅콩을 좋아하는 사람이라면 늦가을에 생땅콩 햇것을 사 두면 여러 가지로 쓸 일이 많다. 모든 음식은 갓 조리했을 때 가장 맛있고, 땅콩도 마찬가지이다. 생땅콩을 팬에 살살 볶아 먹어 보라. 혹은 국수 건질 때 쓰는, 손잡이 달린 거름망에 넣고 약한 불에 직접 볶아도 좋다. 볶은 지 한참 된 땅콩 맛과는 비교가 되지 않는다. 조미한 땅콩 맛을 즐긴다면, 땅콩을 볶을 때 기름이나 소금 등을 넣어 볶으면 짭짤한 조미 땅콩이 된다.

이제야 밭참외가 나오는구나!

夏 ⊙ 8月

　내가 살았던 이천은 경기도 여주군 이포 참외밭들과 가까운 곳이다. 차를 몰고 30분 정도만 가면 이포에 도착한다. 요즘은 남한강의 이포보 때문에 4대강 개발 관련 뉴스에 오르내리는 곳이 되어 버렸지만, 이전까지만 해도 천서리 막국수나 참외밭으로 이야기되던 곳이다.

　참외밭은 이포의 서쪽에 밀집해 있다. 여주에 비해 서쪽에 있는 이천에서 가자면 수많은 참외밭을 지나 남한강의 이포대교에 다다르고, 그 다리를 건너면 막국숫집이 몇십 곳 밀집해 있는 천서리 막국수촌이다. 여주 부근의 남한강 강가는 그리 급하지 않은 물의 흐름 덕분에 동글동글하게 잘 닳은 돌들이 죽 깔려 있는 한적한 곳이다. 주변에 민박집이나 카페가 있기는 하지만 특별히 유원지처럼 번잡스럽지 않다. 그래서 가족들끼리 텐트와 어망 정도를 챙겨 가서 아이들과 하루 종일 놀기에 딱 좋은 곳이었다.

　나는 이천에 살면서 참외의 제철을 실감했다. 내가 어릴 적에야 제철 참외

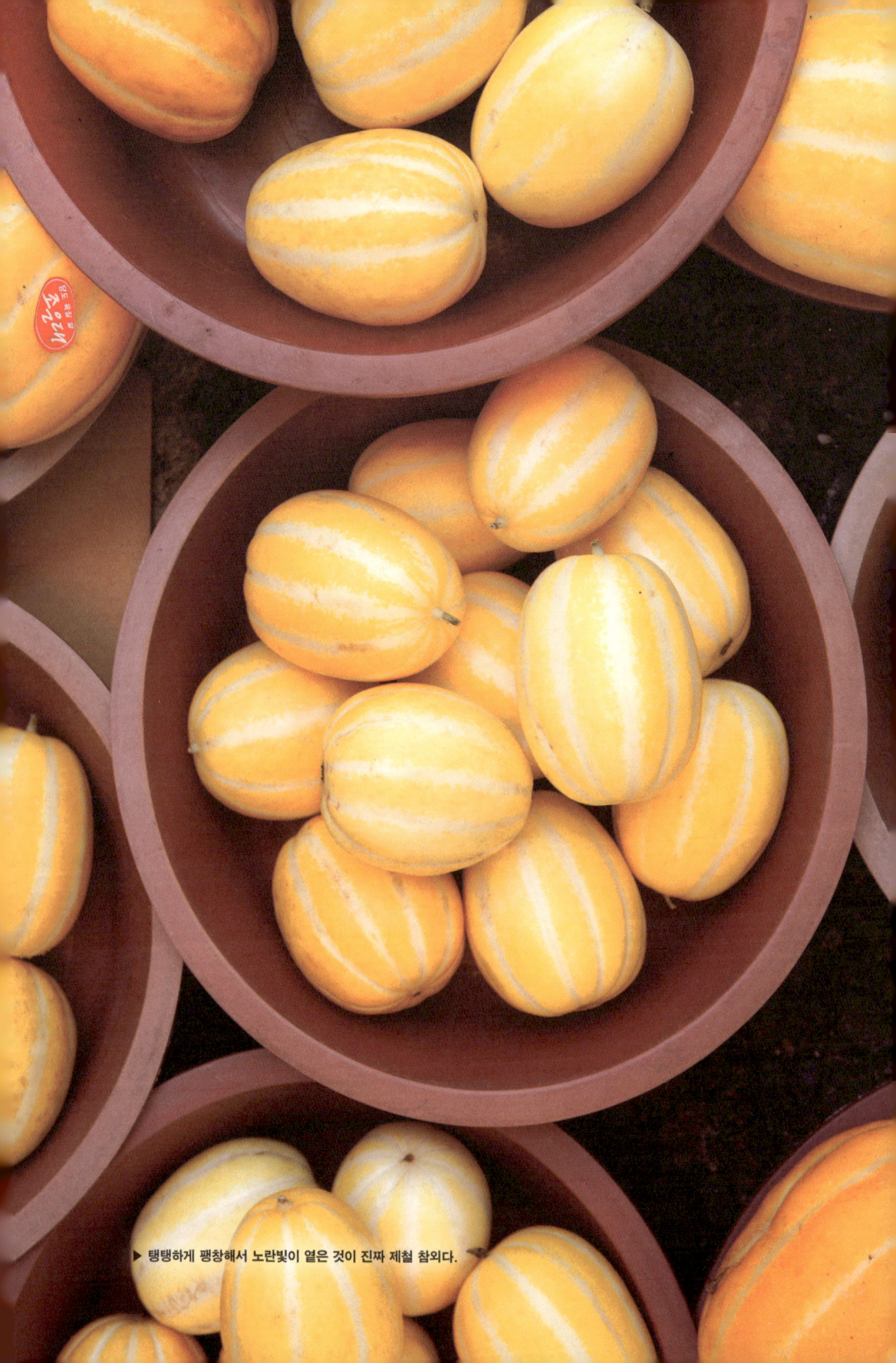

▶ 탱탱하게 팽창해서 노란빛이 옅은 것이 진짜 제철 참외다.

밖에 없었지만 어느 틈엔가 슬금슬금 출하되는 시기가 조금씩 당겨지기 시작했고, 1990년대 즈음에는 도대체 언제가 제철인지 감각을 잃어버린 상태가 되었다.

이천에 살던 시절, 한여름에 막국수를 먹으러 천서리를 찾았다가 길 양옆으로 널린 참외밭에 들렀다. 농사짓는 집마다 길가에 천막을 치고 노란 참외를 먹음직스럽게 쌓아 두어 자동차를 몰고 지나가는 사람의 눈길을 끌었다. 차가 멈춰 문이 열리기가 무섭게 주인 아주머니는 못생겨서 상품성 없는 참외 하나를 깎기 시작한다. 달착지근한 냄새가 나는 참외를 코앞에 들이대고 맛을 보라는데 이걸 어찌 마다할 수 있으랴.

"아, 이 맛이다!" 소리가 절로 나왔다. 냉장고에 넣지 않아 뜨뜻한, 그러나 한여름 쨍쨍한 햇볕 받으며 노지에서 잘 익은 옛날의 참외 맛이었다. 냉장고에서 차게 식혀 시원한 것과는 또 다른, 밭에서 딴 지 얼마 되지 않아 싱싱한 참외의 시원한 맛이 일품이었다. 무엇보다도 참외의 하얀 육질이 어찌나 연하면서도 아삭아삭하고 달고 향긋한지! 육질이 단단하거나 싱거운 것도 그렇다고 시들기 시작하여 부드러워진 것도 아닌, 정말 오래간만에 맛본 예전 참외 맛이었다.

그러고 보니 여태까지 먹은 참외가 그런 맛이 난 것은 확실히 제철과 신선도, 이 두 가지 때문이라는 생각이 들었다. 몇십 년 전만 해도 온실 재배를 하지 않았고 냉장고도 없었다. 도매 시장을 거쳐 오는 유통 방식은 지금이나 그때나 마찬가지라 치자. 그래도 그때는 제철의 밭참외였던 데다 사온 참외를 냉장고에서 여러 날 묵히지 않았으니 신선도도 훨씬 좋았던 셈이다.

그다음 해 여름, 나는 기다렸다는 듯이 또 참외밭에 갔다. 그런데 어째 맛이 작년 것과 달리 육질이 단단하고 싱거웠다. 그때가 7월 중순이었는데, 혹시나 해서 물어보았더니 역시나였다. 7월 중순에 나오는 것은 온실에서 재배한 참외라는 것이다. 진짜 노지에서만 키운 참외는 8월이 되어야 익는단다. 그 보름 차이에 맛이 그렇게도 달랐던 것이다.

그러니 참외는 8월이 되고도 며칠 꾹 참고 있다가 먹어야 한다. 이런 참외를 3월부터 먹어서 지겨워졌다면 참 어리석은 소비를 한 것이다. 요즘처럼 3월부터 참외가 나오는 세상에서, 그것을 안 사 먹고 너덧 달을 버티는 것은 수다쟁이가 묵언수행하는 것처럼 괴로운 일이지만, 건강하고 현명한 소비를 하자니 어쩔 수 없다.

그저 값싸고 건강한 제철 과일을 먹고 싶다면 꾹 참고 기다리다가 끝물이 다 싶을 때 사 먹는 것이 상책이다. 7월 중순쯤 수박을 먹고 8월 10일경부터 참외를 사는 게 옳다. 참외는 9월까지 계속 나온다. 포도도 마찬가지다. 초기에 나오는 포도는 '하우스 포도'라고 자랑하고 파는데, 포도나무 위쪽으로 비닐을 덮어씌워 일찍 꽃을 피우고 일찍 열매를 달리게 했다는 의미이다. 포도는 여름 과일 중 가장 늦게 나오는데, 8월 중하순부터 시작하여 9월 중하순이 되어야만 맛있는 머루포도를 맛볼 수 있다.

제철 참외는 때깔부터 다르다. 봄에 나오는 참외는 노란 빛이 진한 것이 많은 데 비해 제철 참외는 탱탱하게 팽창할 대로 팽창해서 노란빛이 옅다. 그게 잘 익은 것이다. 특히 나는 자잘한 참외를 좋아하는데 자잘한 것 중에 육질이 연한 것이 많다.

이렇게 한창 제철에는 참외나 수박처럼 물 많고 시원한 맛으로 먹는 과일의 값이 싸서 적정한 양보다 많이 사게 된다. 그래서 늘 비좁은 냉장고를 차지하여 시들어 가다가 맛이 없어지고, 결국 버리게 된다. 늘 겪는 일이지만 먹을 것을 버릴 때의 민망함이란 가격으로는 따질 수 없다. 그러니 싱싱할 때 빨리

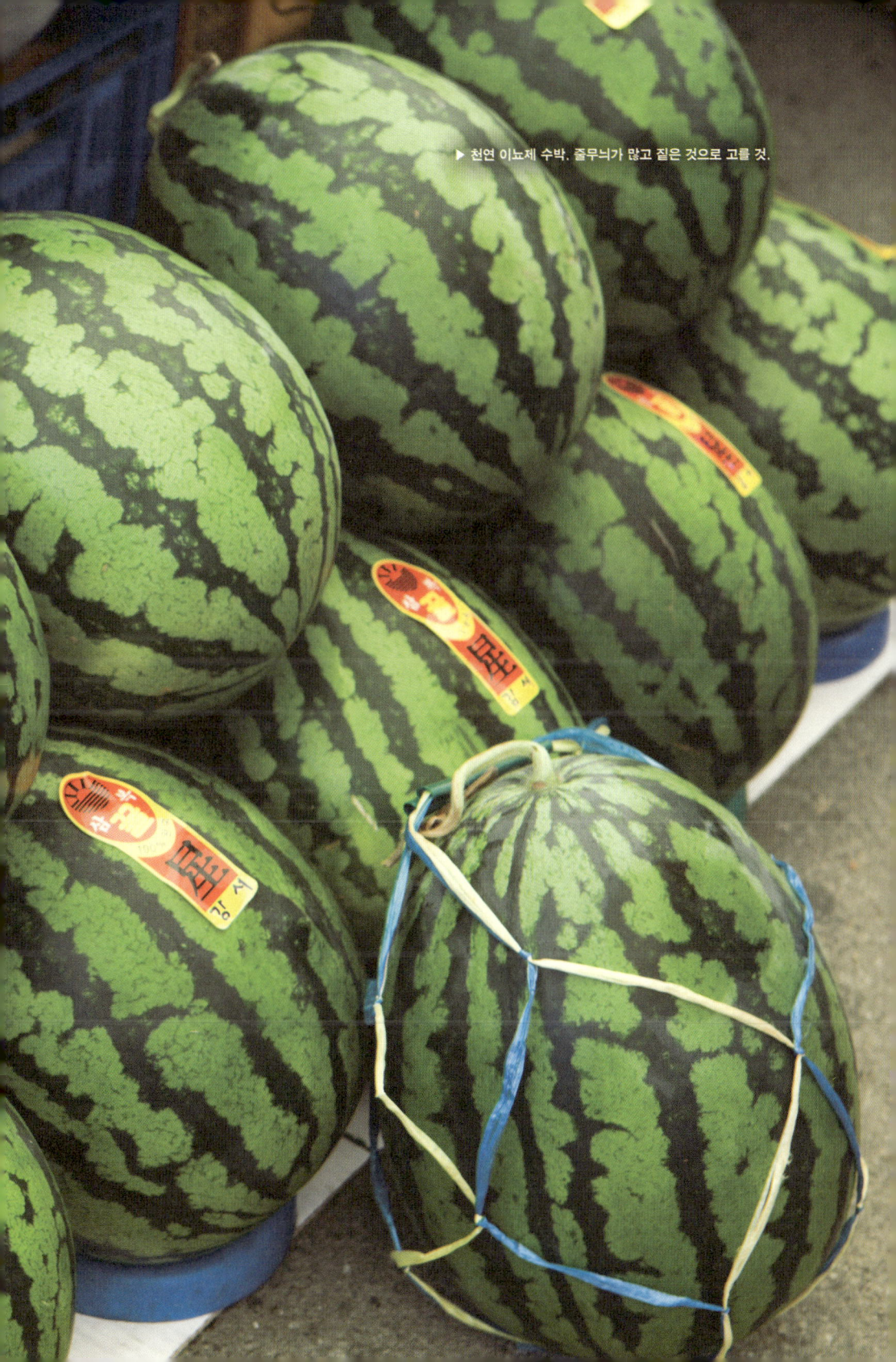

▶ 천연 이뇨제 수박. 줄무늬가 많고 짙은 것으로 고를 것.

먹어 치우는 것이 좋다.

　냉장고에서 며칠 묵은 참외는 녹즙기로 즙을 내어 먹는 것이 가장 좋다. 아마 건강을 위해 녹즙기를 산 후, 한두 주일 케일 즙을 짜 먹다가 포기하고서는 어느 구석엔가 처박아 둔 집이 많을 것이다. 머리만 잘 쓰면 녹즙기는 쓸 일이 많은데 먹다 남은 과일의 즙을 짜 먹는 것이 그중 하나다. 참외로 즙을 짜면 잘 익은 머스크멜론처럼 달고 향은 훨씬 더 강하다. 제품화된 오렌지주스나 포도주스, 토마토넥타 등은 가열하여 농축하는 등의 가공 과정을 거친 탓에 신선도가 떨어진 맛을 내는데, 이렇게 생과일을 바로 짜서 먹는 신선한 주스의 맛과는 비교할 수가 없다.

　수박 역시 즙을 짜서 먹어도 좋은데 맛으로는 참외 과즙만 못하다. 또 과즙이 너무 많이 나오기 때문에 한꺼번에 많은 양의 과일을 처치하는 효과도 적다. 하지만 달착지근한 음료수를 입에 달고 사는 사람이라면 권할 만하다.

　혹시라도 신장이 나빠 이뇨제가 필요한 사람이라면 수박탕을 해서 두고 먹으면 좋다. 두꺼운 수박 겉껍질만 깎아 내고 흰 부분까지 모두 큰 냄비에 넣고 끓인 후 액체를 걸러 낸다. 가열하면 수박에서 물이 나와 흥건히 고이는데 이 액체를 따라 모아 두면 된다. 좀 더 끓여 농축하면 양이 줄어들어 보관할 때 편하다. 수박이나 늙은 호박을 장복해야 하는 사람은 이렇게 수박이 싼 계절에 수박탕을 하여 냉장하거나 냉동해 두고 먹으면 좋다. 수박 과즙이든 수박탕이든, 어찌나 이뇨 효과가 강한지 말도 못한다. 궁금하면 한번 실험해 보라. 마신 지 얼마 안 되어 바로 화장실로 달려갈 것이다.

청량음료 대신 과일즙을

- 이런 말이 잔소리처럼 들리겠지만, 달착지근하고 향기로운 청량음료는 설탕과 구연산, 액상 과당, 인공 향료, 인공 색소를 넣어 만든 것이니 화학 약품 덩어리를 먹는 것이나 다름이 없다. 가능하면 끊고 사는 게 좋다.

- 건강을 위해 오렌지주스나 포도주스 등을 사 먹는다고? 그러나 100퍼센트 과즙이 아니면 청량음료의 성분들이 다 섞여 있다. 설사 100퍼센트 과즙일지라도 미국 등 생산지에서 7분의 1로 농축한 것을 수입하여 국내에서 물을 섞어 원래의 당도로 맞춘 것이다. 게다가 색깔의 산화를 막기 위해 다양한 화학 첨가물을 넣고, 액상 과당과 구연산을 첨가해 단맛과 신맛을 강화하는 것이 보통이다. 생각해 보라. 통과일도 잘 상하는데 즙을 짜 놓으면, 아무리 질소 처리를 한다 해도 얼마나 빨리 상하고 색깔도 변하겠는가. 생과일 색깔 그대로 유지하고 소비자가 기대하는 과일 향을 내려면 여러 첨가물을 넣지 않을 수 없다.

- 과일즙으로 과일 특유의 자연 향을 즐기는 습관을 들여 보라. 값이 싸서 많이 산 과일부터 짜 먹어 볼 일이다. 흔히 사과나 당근만 즙을 내어 먹을 수 있다고 생각하나, 그렇지 않다. 먹을 만한 과일은 다 즙을 짜 먹으면 맛있다. 배나 참외를 즙을 짜서 먹어 보면 배 음료나 멜론 음료가 시시하게 느껴진다.

夏 ⊙ 8月

청량음료 없이 여름 나기.

　청량음료를 사 본 지가 얼마나 되었는지 기억도 가물가물하다. 슈퍼마켓 음료 칸을 가득 채운 그 엄청난 가짓수의 청량음료들을 대형 페트병으로 몇 개씩 카트 가득히 사 가는 사람들을 볼 때 새삼스레 깜짝깜짝 놀란다. '저런 음료를 이렇게 많이들 먹는구나!' 싶다. 탄산음료는 거의 다 화학약품들로 만든 것이고, 자연 재료로 만든 음료라고 해도 수많은 화학 처리를 거친 제품 아닌가. 게다가 저 다디단 것들을 저렇게 많이 마시다니!

　하긴, 예전에는 나도 엄청나게 먹어 댔다. 콜라나 사이다 값이 부담스러웠던 우리 집에서는 대신 분말 오렌지주스를 타서 먹었다. 사실 이것은 말만 오렌지주스이지 오렌지 근처에도 가지 않은 것이다. 짐작컨대 화학 약품인 황색과 적색 색소, 설탕 혹은 인공 감미료, 신맛이 나는 구연산, 여기에 오렌지향이 나는 화학 약품을 섞은 것일 테다. 1960년대 말 혹은 1970년대 초반쯤이던가, 한때 '탱 가루'라는 것이 유행한 적이 있었다. 포장지에 'TANG'이라고 쓴

미제 분말이었는데, 특별히 '미제 물건 아줌마'한테 사야 하는 것이었지만 아무 가게에서 살 수 있는 국산 분말에 비해 향이 월등하게 좋았다. 맹물에 이 탱 가루와 설탕을 풀고 '빙(氷) 어름'이라고 붉은 페인트로 어설프게 써 붙인 곳에서 톱으로 썰어 파는 얼음을 몇 조각 부수어 띄워 먹는 것이 그토록 맛있는 음료였다.

그땐 인공 향료와 인공 색소를 먹지 말아야 한다는 생각 같은 건 없었다. 위생 관념이 철저했던 우리 엄마는 길거리에서 파는 냉차나 싸구려 아이스케키만 크게 경계했다. 대장균이 우글거리니 배탈 나기 십상이라는 것이다. 가장 유해한 것이 대장균이라 생각했던 시절이었고, 인공 향료나 인공 색소 같은 것에는 그다지 관심이 없었다. 심지어 집에서 무지개떡을 해 먹을 때도 인공 색소를 쓸 정도였다. 그러나 이제는 세상이 달라져서 대장균만큼 인공 색소와 인공 향료에 대한 경계심이 생겼다. 하지만 좋지 않다고 생각하는 지금도, 탱 가루의 추억이 삼삼하여 몇 년에 한 번씩은 지하철역 자판기에서 환타 오렌지를 사 먹을 때가 있다. 그 향이 탱 가루와 가장 비슷하기 때문이다. 하지만 향수를 달래는 것은 딱 한 모금뿐, 두 모금째부터는 인공 향이 코에 거슬린다.

우리 식구라고 여름에 목이 마르지 않을 리 없다. 목마르면 물을 찾게 되고, 맹물만 마시면 지겨우니 뭔가 다른 음료를 찾게 되는 것 역시 당연하다. 말하자면 제품화된 청량음료 대신 뭔가 다른 음료를 만들어 먹는다는 것이다. 나의 선택 조건은 단 하나, 값싸고 만들기 손쉬운 것이어야 한다는 점이다.

새콤한 음료가 먹고 싶을 때는 매실과 오미자 음료가 가장 좋다. 봄에 만들어 놓은 매실청을 물에 타 먹으면 새콤달콤한 맛이 청량음료 부럽지 않다. 단맛이 그리 내키지 않는다면 매실청에서 건진 매실을 물에 담아 냉장고에 하

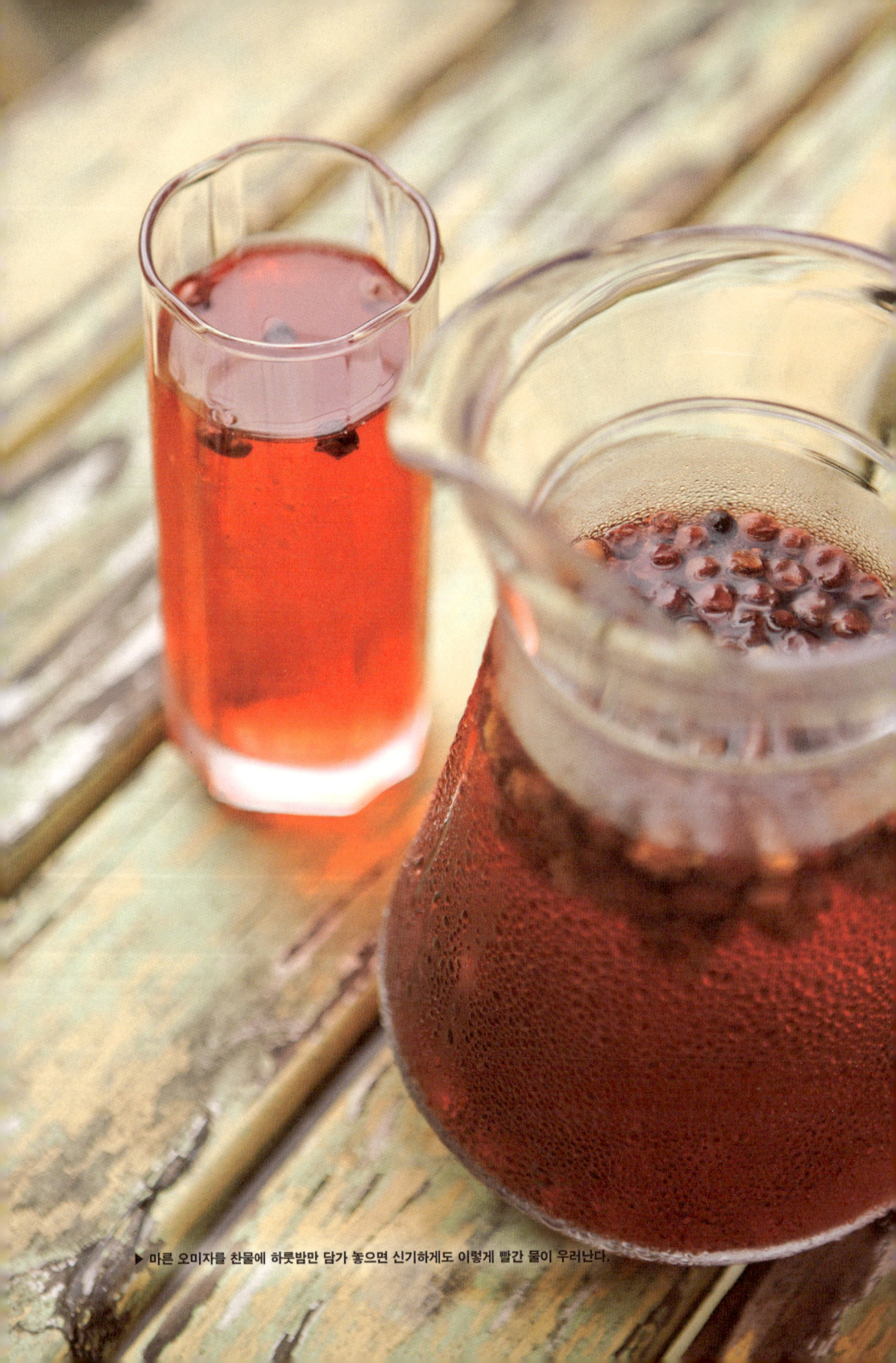

▶ 마른 오미자를 찬물에 하룻밤만 담가 놓으면 신기하게도 이렇게 빨간 물이 우러난다.

루쯤 보관해 두었다가 먹는다. 매실 향은 은은하게 우러나지만 단맛은 현격하게 적다.

오미자 역시 그러하다. 국산 마른 오미자 값이 그리 싼 것은 아니지만 청량음료 값을 생각하면 비교도 안 된다. 오미자는 끓이지 않아도 잘 우러나서 편하다. 가스레인지 한 번 켜는 것도 스트레스인 이 더운 여름에(주부들은 이 말에 다 공감할 것이다.) 끓였다 식혀 먹는 번거로운 음료란 생각하기도 싫지 않은가. 마른 오미자는 그냥 찬물에 담가 하룻밤만 지나면 아주 빨간 색깔과 시고 씁쓰레한 맛이 잘 우러나온다. 오히려 끓이면 분홍빛밖에 나지 않으니 참 신기한 일이다.

오미자의 시고 쓴맛이 싫다면 설탕이나 꿀을 타 먹어도 괜찮다. 하지만 당 섭취를 좀 줄이면서 단맛을 느끼고 싶다면, 수국차 잎을 이용하면 좋다. 수국 잎을 말린 것인데, 주로 이슬차라는 이름으로 통용된다. 웬만한 차 전문 사이트에서 구할 수 있는 이 수국차는 희한하게도 당분과 무관하게 단맛을 낸다. 물론 그 단맛은 당분의 단맛과는 다소 다르다. 하지만 설탕이나 꿀 같은 당분을 넣은 음료는 입에 남아 시큼한 뒷맛을 남기는 것에 비해, 이 수국차는 오미자의 신맛에 단맛을 더하는 효과를 내면서도 시큼하고 찜찜한 뒷맛을 남기지 않아 개운하다.

조금 더 성의를 발휘한다면 생오미자로 오미자청을 내어 준비해 놓아도 좋다. 초가을 오미자가 빨갛게 익을 때 생오미자를 사서 매실청을 만들 듯 설탕을 부어 발효시켜 놓고, 적절히 찬물에 희석시켜 먹는 것이다. 마른 오미자가 풍기는 독특한 한약 냄새가 나지 않고, 생오미자의 상큼한 느낌이 살아 있는 좋은 음료다. 하지만 오미자청을 만들려면 반드시 설탕을 넣으니, 단 음료를 피하는 사람에게는 맞지 않다. 이에 비해 마른 오미자는 물병에 넣어 두기만

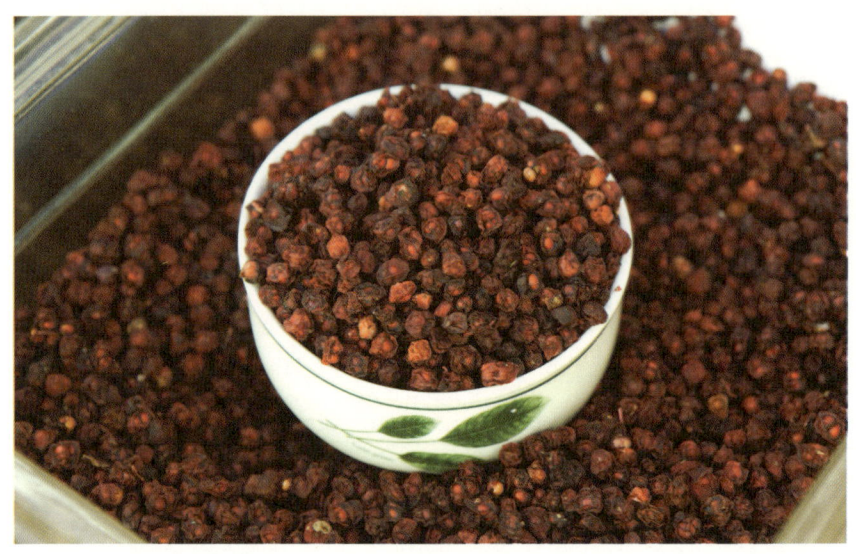

▶ 잘 마른 국산 오미자. 중국산은 오래 묵은 것이 많아 색이 더 검붉다.

하면 되어 설탕이 첨가되지 않은 순수한 오미자 맛을 음미할 수 있다.

내가 가장 애용하는 음료는 시지도 달지도 않은, 오로지 향만으로 먹는 이른바 '차' 종류이다. 차게 두고 먹는 차는 아무래도 향이 약화되니 평소에 향이 강하다 싶은 것들을 쓰는 것이 좋다. 그래서 나는 은은한 세작이니 작설이니 하는 한국 차보다는, 찐 찻잎을 가루로 만들어 풀냄새를 강하게 풍기는 일본식 말차, 꽃향기가 강한 재스민차, 발효가 많이 되어 향이 강한 홍차나 보이차 같은 것들을 선호한다. 이런 차들은 따끈한 물에 우려낸 다음 냉장고에 넣어 차게 식혀 먹는 것이 가장 맛있다. 그러나 귀찮을 때는, 그냥 실온 정도의 물에 찻잎을 직접 넣어 긴 시간을 두어 우려낸다. 단, 보이차는 처음 우려낸 물은 버려야 하니 따끈한 물에 우린 첫 물을 버리고 나머지 잎을 냉수에 우린다. 냉수에 넣은 찻잎들은 처음에는 떠 있지만 몇 시간 지나면 대부분 가라앉아, 먹을 때 그리 불편하지 않다. 대용차 중에서도 향이 강한 루이보스차는 찬물에 우려먹기에 적합하다.

이런 음료를 만들어 먹다 보면 인공 향료와 인공 색소를 쓴 청량음료가 금방 입맛에 거슬린다. 인위적으로 강한 향을 썼다는 것이 금방 감지되는 것이다. 심지어 '자연 음료'를 표방한 청량음료들, 예컨대 녹차를 우려낸 제품들조차 입에 거슬린다. 여기에도 인공 향료가 섞였다는 것을 알게 되기 때문이다. '시판되는 녹차 음료가 녹차 향을 섞어 차 향기를 유지하는 것이라고? 설마?'라는 생각이 드는가. 그럼 제품의 앞쪽에 쓰인 '0칼로리' 같은 문구에만 현혹되지 말고, 뒤에 깨알같이 쓰인 식품 첨가물을 잘 읽어 보라. 칼로리만 제로일 뿐, 무슨 첨가물을 그리도 많이 넣었는지 깜짝 놀랄 것이다. 그 첨가물 중에는 분명 '녹차 향'도 있다.

이것저것 따지면 도대체 뭘 먹고 사느냐고? 집에서야 그렇다 치고, 밖에 나다니면서 사 먹게 되는 음료들은 어떡하느냐고? 어떡하긴, 안 사 먹으면 되지. 밖에 다니면서 목이 마르면 어차피 청량음료를 사 들고 다니게 되니, 아예 집에서 나설 때부터 홈메이드 음료를 챙기는 것이 어떤가.

식품첨가물 '제로'에 도전하라

- 사실 시중에 파는 음료들은 거의 다 화학적인 식품 첨가물이 들어 있다. 식품첨가물이 들어 있지 않은 음료란 생수 정도에 불과하다. 그런데 최근에는 생수인 척하는 음료도 나왔다. 겉보기에는 제주도에서 생산되는 생수인 것 같은데, 뒤편을 꼼꼼히 읽어 보면 품목명이 '먹는 샘물'이 아니라 '혼합 음료'이다. 제주도 암반수를 뽑아 올려 병에 담은 것이 아니라, 제주 암반수에 섞여 있는 성분을 정제수에 섞은 물이었던 것이다. 그런데도 마치 샘물인 것처럼 착각하도록 만들고 있다.

- 사실 화학적인 식품 첨가물이 정말 얼마나 나쁜지에 대해서는 논란의 여지가 있다. 공식적으로 이야기할 수 있는 것은 그 화학 약품이 식용인가 아닌가, 혹은 하루 허용치

이내인가 아닌가 정도이다. 어차피 자연 속의 모든 물질도 분석해 보면 화학물질을 함유하고 있는 것인데, 뭐 그리 까다롭게 구느냐고 할 수도 있다. 하지만 식품 첨가물로 표기된 화학 물질들은 원래의 자연식품 속에 들어 있는 것과 화학적으로 같은 성분이라 할지라도, 만들어지는 과정이 인위적인 것이다. 예컨대 오렌지에서 오렌지 향이 나는 것은 특정한 화학 물질이 있기 때문이다. 하지만 오렌지 향 음료에 넣는 향료는 실제 오렌지의 그것이 아니라, 그것과 동일한 성분의 화학 물질을 인위적으로 합성하여 만든 것이다. 인류 역사상 이렇게 인공적인 화학 첨가물을 많이 먹고 살아 본 시대가 없기 때문에, 과연 이것들이 장기적으로 사람에게 어떤 영향을 미칠지에 대해서는 장담하기 힘들다. '해롭다는 과학적 근거가 없다'는 말이 '해롭지 않다'는 의미는 아닌 것이다. 그저 '아직 실험으로 밝혀진 바 없다'라는 의미이므로 앞으로 밝혀질 수도 있다.

● 와인에도 화학 첨가물이 들어 있다는 것을 아는가? 흔히 식품 첨가물은 햄, 치즈, 청량음료 같은 것에나 들어가는 것으로 생각하기 쉬우나, 과자, 빵, 어묵, 통조림, 심지어 장아찌, 젓갈, 와인, 맥주 등에 이르기까지 첨가되는 품목이 광범위하다. 그러니 이리저리 비교해 보고 사는 것이 현명하다. 그런데 맥주처럼, 아예 식품 첨가물 표시가 없는 식품도 있으니 이럴 때에는 황당하다. 보리 외에도 옥수수와 밀, 쌀 등을 섞어 만든다고 하는데(게다가 GMO 옥수수까지!), 도대체 어떻게 이렇게 보리 향이 물씬 풍기는 걸까? 이상하지 않은가?

● 식품 첨가물에 대한 감을 잡는 것으로 가장 좋은 방법은 한 번이라도 그것을 집에서 만들어 보는 것이다. 예컨대 버터링쿠키를 만들면서 얼마나 많은 양의 버터가 들어가야 하는지를 눈으로 확인하면, 시판되는 값싼 버터링쿠키가 다른 기름과 버터 향 나는 향료로 만들어질 수밖에 없겠다 싶은 생각이 드는 것이다.
티백 제품도 예외가 아니다. 꽃향이나 과일향이 강한 차의 상당수가 향료를 첨가한 것들이기 때문이다. 그건 외제도 마찬가지이고, 특히 서양에서 수입된 것 중에 이런 제품이 많다. 그런데 식품 첨가물이 모두 외국어로 쓰여 있다. 이걸 해독할 자신이 없으면 그냥 한국어로 표기된 제품을 꼼꼼히 읽고 사는 게 속 편하다.

● 무조건 물건 뒤편에 적힌 깨알 같은 정보를 꼼꼼히 읽어 보는 게 상책이다. 찜찜해도 먹을 수밖에 없는 것이 현실이기는 하지만, 아무래도 그렇게 읽다 보면 확실히 덜 사게 된다.

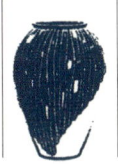

물에 씻은 묵은 김치와 짭짤한 강된장찌개.

夏 ⊙ 8月

 '어디 입맛 확 도는 짭짤하고 개운한 반찬 없나?' 여름 내내 끼니때마다 이런 생각을 한다. 가끔 궂은 날에는 뜨끈한 수제비가 먹고 싶기도 하지만 땀 뻘뻘 흘리는 날엔 찬밥 한 덩이에 짭짤하고 개운한 반찬 한두 가지면 족하다 싶다. 고혈압 예방을 위해 짠 반찬을 먹지 말라느니 하는 상식을 모르는 바가 아니다. 하지만 어쩌랴. 밥맛은 없고 입에서 그것을 원하니 먹는 수밖에 없다. '결국 소금의 절대량이 문제이니 조금씩 먹지, 뭐.' '이뇨를 돕는 차나 과일을 많이 먹어 나트륨을 많이 배출하면 되지, 뭐.' 이런 마음을 먹고 결국 짭짤한 반찬을 선택한다.
 어릴 적, 짭짤하고 개운한 반찬이 먹고 싶은 날에는 엄마가 묵은 김치를 꺼내 왔다. 11월 말 김장 때 담근 김치가 무려 8~9개월이나 어느 구석에 있다가 나왔는지 참으로 궁금하지만, 하여튼 그 긴 시간 동안 폭 삭은 맛으로 밥상에 올랐다.

요즘은 김치냉장고가 있어서 한여름까지 묵은 김치를 갖고 있기가 그리 어렵지 않다. 그러나 작은 냉장고 하나만으로도 감지덕지했던 예전에는 한여름 묵은 김치가 그야말로 귀물이었다. 김장 김치는 이미 3월이 되면 군내가 나며 물러져 먹을 수가 없다. 그래서 한여름까지 간간이 묵은 김치의 깊은 맛을 즐기고 싶은 사람들은 아예 여름용 묵은 김치를 따로 담갔다. 담글 때부터 배추가 덜 무르도록 신경을 쓰는 것이다. 비법은 세 가지이다. 하나는 간이고 다른 하나는 해물과 젓갈, 셋째는 보관이다.

여름까지 먹을 김치는 일단 간이 강해야 한다. 즉 다른 김치에 비해 짜게 담가야 그럭저럭 여름까지 버틸 수 있다. 그래서 오로지 김치만으로 버티던 옛날 주부들은 겨울에 먹을 김장부터 3월, 4월, 심지어 7월과 8월에 먹을 김장까지 따로따로 간을 해서 담그기도 했다. 비법은 늦게 먹을 것일수록 소금을 한 주먹씩 더 넣는 것이었다. 대신 여름 김치에는 해물과 젓갈을 적게 넣는다. 젓갈과 생해물은 김치를 빨리 무르게 하고 푹 시었을 때 군내도 더 나게 만든다. 즉 여름에 먹을 김장은 소금만으로 담근다는 느낌이 들 정도로 해야 덜 무른다. 아예 좀 질긴 배추로 담그면 더 좋다. 프로 농사꾼들이 지은 통통하게 알밴 연한 배추와 달리, 아마추어들이 배추를 키우면 속이 엉성하고 질긴 배추가 생산되는 경우가 많다. 그런 것을 구할 수 있으면 몇 포기라도 짜게 담가 놓는다. 이런 김치는 거의 일 년을 꼬박 묵어도 배추가 무르지 않는다. 여름용 김치는 아예 따로 담아 깊숙한 곳에 묻어 두고 건드리지 말아야 한다. 남부 지방에서는 아예 땅을 깊게 파고, 뚜껑 위에까지 흙을 몇십 센티미터나 덮어 완전히 묻어 놓기도 한단다. 한여름에 이 김치를 먹으려면 삽으로 항아리를 파내야 했다.

묵은 김치를 꺼내는 날이면 집 안 전체가 김치 군내로 진동을 했다. 엄마는 김치 포기를 들고 양념을 탈탈 털어 냈고, 군내가 심하게 나면 물에 살짝 헹구기도 했다. 묵은 김치의 속살은 노랬다. 엄마가 칼을 대려고 하면 나는 펄펄 뛰었다. 그건 손으로 쭉쭉 찢어 밥 한 숟가락 떠서 척 얹어 먹어야 제맛이라고. 엄마는 그게 그건데 뭘 그러느냐고 하시면서도, '쪼끄만 게 맛은 알아가지고!' 하는 표정으로 웃으셨다.

이렇게 꺼내 먹은 묵은 김치는 그 수명이 딱 한 끼뿐이다. 피라미드 속 미라가 바깥 공기를 만나면 급격히 삭아 버리듯, 꺼내 놓은 묵은 김치는 잘 싸서 냉장고에 넣어 두어도 한두 시간만 지나면 맛이 급격하게 떨어진다. 그래도 아까워할 필요가 없다. 그것으로는 강된장찌개를 끓이면 되니까.

짭짤하고 개운한 강된장찌개는 입맛 없는 여름의 대표적인 밥도둑이다. 갓 지은 따끈한 밥과 먹어도, 다 식은 보리밥 한 덩이와 비벼 먹어도 아주 잘 어울린다. 강된장찌개는 말이 찌개이지 사실 비빔 소스에 더 가깝다. 더운 국물을 떠먹지 않고 뚝배기에서 바글바글 끓은 뻑뻑한 국물과 건더기를 밥에 척 얹어 쓱쓱 비벼 먹는 맛으로 먹는다.

그저 된장을 많이 넣고 짜게 끓이는 방식은 같지만 집집마다 넣는 재료가 다 다르다. 내가 가장 좋아하는 재료는 짠지 건더기나 묵은 김치 우거지를 넣는 방식이다. 여름에 꺼내 먹고 남은 묵은 김치, 혹은 먹고 남은 짠지 건더기, 여름 김치 찌꺼기 등이 들어가야 제맛이 나는 것이다.

된장을 많이 풀고 멸치를 넉넉히 넣은 후 집에 있는 채소들을 적당히 넣어 끓인다. 뻑뻑한 맛을 내기 위해서는 끓기 전에 찹쌀가루나 밀가루를 좀 풀어 넣으면 된다. 일반 된장찌개와 다른 점은 또 있다. 마늘과 풋고추를 매우 많이 넣어야 한다는 점이다. 마늘은 된장찌개의 너덧 배, 풋고추는 곱게 다져서 열 배 이상은 넣어야 맛이 난다. 뻑뻑한 찌개의 맛은 이 많은 재료에서 나오

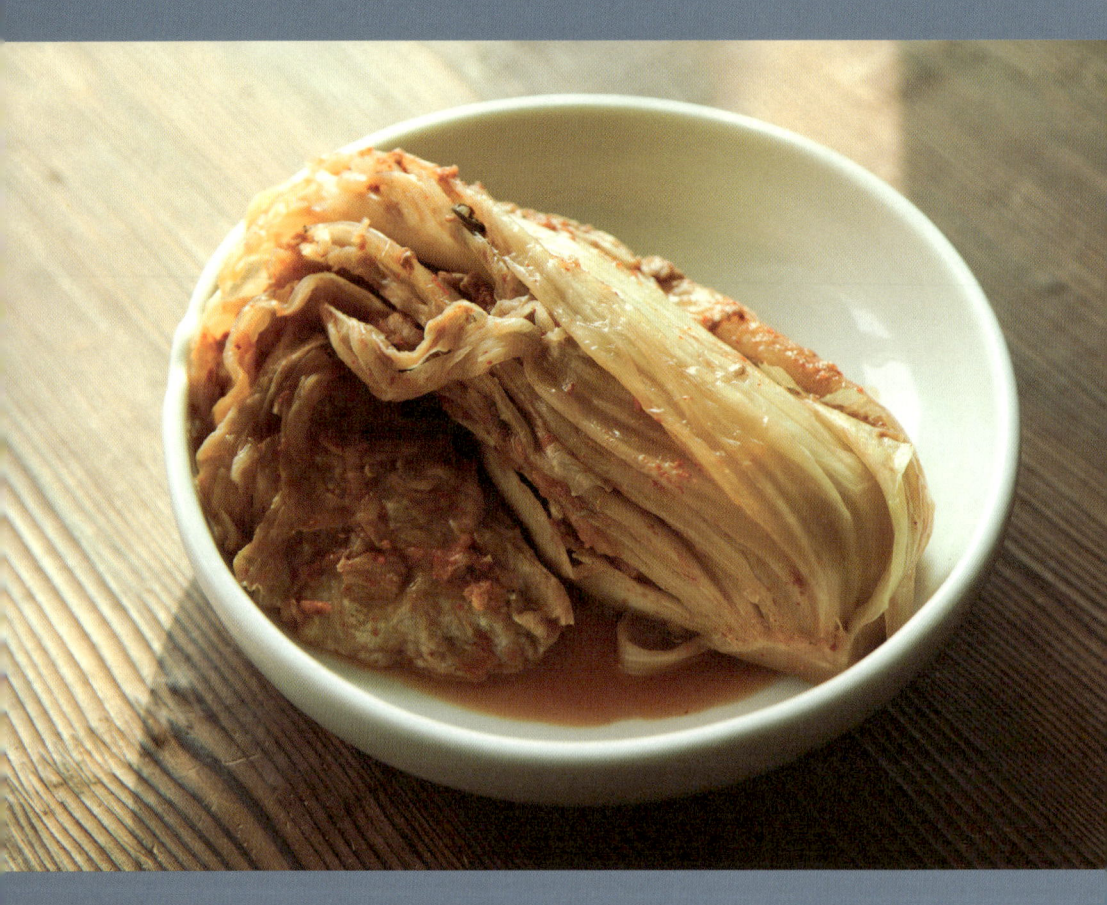
▶ 봄과 여름까지 무사히 보관된 묵은 김장 김치. 보기만 해도 입에 침이 고인다.

는 것이다.

　찌개로 끓이면 대부분 멀컹멀컹해지는 여름 채소들 속에서, 김치 건더기는 비교적 쫀득하며 간이 짭짤하게 배어 단연 돋보인다. 젓가락으로 건져 먹어도 맛있고 밥에 비벼 먹어도 이 김치 건더기는 참 맛있다.

　남편은 여기에 한술 더 떠서, 아예 김치만으로 끓인 강된장찌개를 원한다. 된장에 지진 김치라고 하는 편이 옳을 것인데, 강된장찌개에 넣는 다른 채소 건더기는 넣지 않고 오직 묵은 김치로만 끓이는 것이다. 그러면 시큼한 김치 맛과 짭짤하고 구수한 된장 맛이 어우러지는데, 여기에 멸치가 감칠맛을 더한다. 물론 다른 채소는 빠져도 마늘과 풋고추는 왕창 넣어야 한다.

　이런 강된장찌개는 짠 반찬이라 한 끼에 많이 먹을 수는 없고, 냉장고에 두고 조금씩 데워 먹으면 좋은 밑반찬 구실을 한다. 어느 해 친구들과 중국으로 여행을 갔는데 이 김치강된장찌개가 훌륭한 밑반찬이 되었다. 며칠간 걷고 차 타는 데 지친 데다, 기름지고 향료 냄새 진동하는 중국 음식을 입에서 거부할 무렵, 포장된 밥과 된장 맛 짭짤하게 밴 김치 건더기는 큰 호사였다. 역시 우리는 김치와 된장 힘으로 사나 보다.

미역냉국과 얼갈이 물김치

참으로 희한하다. 왜 이렇게 김치조차 계절을 타는 걸까? 우리 김치 냉장고에는 초봄에 한 봄 김장이 두어 포기 잘 모셔져 있다. 겨울철 포기김치만은 못하지만 그래도 군내 하나 안 나는 생생한 통배추 포기김치이다. 그런데도 나는 여름에는 계속 오이김치, 열무김치 등 여름 김치만 먹고 아니면 아예 김치 없이 냉국과 생채소만 먹는다. 겨울 느낌이 나는 포기김치에는 특별한 일이 아니면 손이 잘 가지 않는다. 국도 마찬가지다. 남편이나 나나 국 없이는 못 살지만 내가 그토록 좋아하는 쇠고깃국 끓인 지가 언제인지 모르겠다. 양지머리를 덩어리째 넣고 푹 곤 쇠고깃국은 생각만 해도 덥다.

이런 계절 감각이 단지 음식의 온도에 좌우되는 것만은 아니다. 뜨거운 민물매운탕이나 된장찌개는 얼마든지 여름철 음식이다 싶지 않은가. 그건 확실히 재료의 문제일 것이다. 여름의 재료, 겨울의 재료라는 선입견에 우리 입맛이 이토록 좌우되는 것일는지 모른다.

여름이 절정에 다다르는 8월에는 정말 시원한 국물만 먹게 된다. 밥과 함께 훌훌 떠 마시는 시원한 국물을 찾게 되는 것이다. 이럴 때 내가 애용하는 것은 냉국과 물김치이다.

냉국에 들어가는 오이와 미역은 참 시원한 재료들이다. 거기에 국물까지 시원하니 딱 좋은 여름 음식이다. 내가 냉국을 만드는 방식은 남들과 좀 다르다. 아니, 오히려 내가 유별난 것이 아니라 다른 사람들이 특정 방향으로 빨리 바뀐 것이라고 나는 생각한다. 무슨 말인고 하니, 나는 냉국을 새콤달콤하게 만들지 않는다는 뜻이다. 즉 냉국에 설탕을 넣지 않고 오로지 간장과 식초만으로 맛을 낸다.

냉국 만들기야 뭐 유별난 것이 있겠는가. 미역 불려 잘게 썰고 오이를 채 써는 것까지야 남들과 같다. 마늘은 넣지 않아도 되나 파는 넣어야 한다. 송송 썬 파를 넣거나, 아니면 양파를 얇게 채 썰어 넣어도 좋다. 여기에 시원한 국물만 부으면 완성이다.

냉국 국물의 핵심은 간장이다. 그것도 맛있는 조선간장이 있어야 한다. 조선간장과 식초만으로도 냉국 국물은 매우 시원하고 훌륭하게 만들 수 있다. 물론 조선간장이 맛있어야 한다. 맛있는 조선간장을 구하기 힘들어지면서, 감칠맛을 내기 위해 멸치 육수를 만들고 설탕을 넣기 시작했을 것이다. 특히 설탕을 넣는 것은 해파리냉채, 마늘장아찌, 오이피클, 초밥, 초고추장 등 새콤한 모든 음식이 달콤해야 한다는 이상한 관성 때문인 듯하다. 혹은 좀 더 자극적인 맛을 향한 맹목적 내달림이라고나 할까.

설탕을 넣지 않고 오로지 식초와 간장으로만 간을 한 국물은 시원하고 깔끔하다. 봄철 마늘장아찌를 담글 때 마늘을 우려 놓았던 식초를 쓰면 마늘 향이 은은하게 섞여 훨씬 좋다. 감칠맛이 좀 더 강하기를 원하면, 공장제 간장을

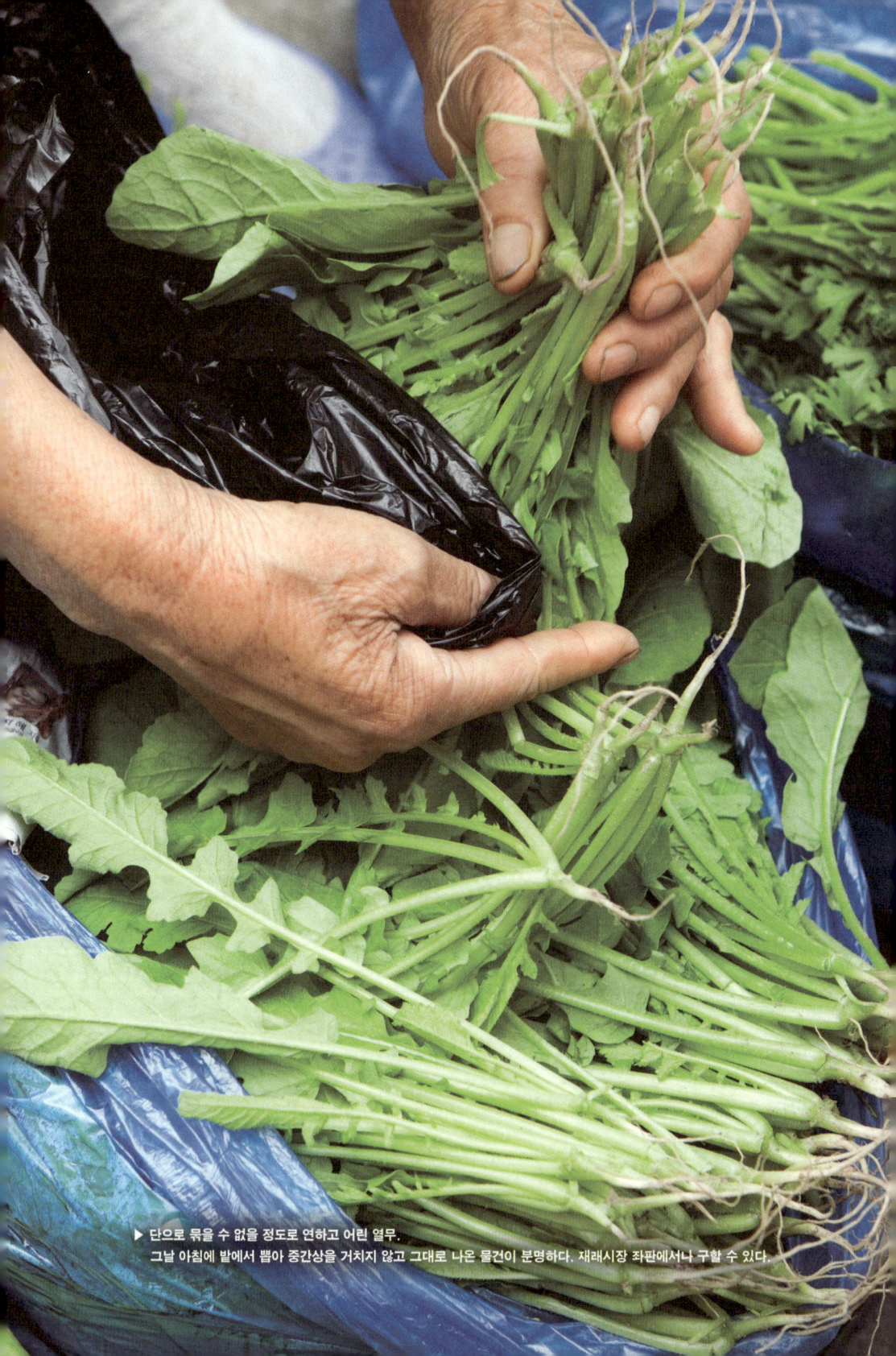

▶ 단으로 묶을 수 없을 정도로 연하고 어린 열무.
그날 아침에 밭에서 뽑아 중간상을 거치지 않고 그대로 나온 물건이 분명하다. 재래시장 좌판에서나 구할 수 있다.

아주 조금 섞는다. 그것만으로도 충분하다.

취향에 따라 고추를 썰어 넣기도 하고 고춧가루를 조금 넣기도 하지만, 매운맛을 그리 즐기지 않는 나는 그조차 넣지 않는다. 대신 마지막에 깨소금을 조금 뿌린다. 시원하고 깔끔한 국물에 미역과 오이, 파 등의 향긋한 생채소 향이 적당히 어우러지는 맛이 일품이다.

보통 냉국을 만드는 날은 물김치가 다 떨어진 날이다. 물김치가 맛있으면 구태여 냉국까지 만들 일이 없기 때문이다.

여름철 물김치로 대표적인 것은 얼갈이배추와 열무를 섞어 담그는 김치다. 나는 건더기가 연한 것을 더 좋아해서 얼갈이배추로만으로 담그기도 한다. 그런데 이것이야말로 가장 쉽고도 어려운 김치다. 왜냐하면 겨울철에 담그는 포기김치는 배추 외에도, 무, 갓, 젓갈, 해물 등 온갖 양념들로 맛을 낼 수 있지만, 여름 김치들은 고춧가루조차 많이 쓰지 않고 심심하면서도 시원하게 담그는 것이라, 오로지 재료 자체의 맛으로만 승부하기 때문이다. 따라서 재료가 나쁘면 아무리 잘 담그려고 해도 맛있게 되질 않는다.

김치가 대부분 그러하지만 특히 맑은 맛의 물김치는 재료가 맛을 좌우한다. 얼갈이배추와 열무를 가능하면 연한 것으로 사는 것이 관건이다. 아무래도 봄보다 여름에는 다소 억센 것들이 나올 가능성이 높기 때문이다. 하지만 특별한 비법이 따로 있는 건 아니다. 그저 이것저것 해 먹어 보면서 경험으로 터득하는 수밖에 없다.

깨끗이 씻은 배추와 열무를 먹기 좋은 크기로 자른다. 재료가 다소 억세다 싶다면 소금을 약간 뿌려 숨을 죽여 놓아야 숙성할 때 고루 익고 질감도 덜 뻣뻣하다. 찹쌀가루를 물에 풀어 찹쌀풀을 끓여 놓고 여기에 소금, 물, 파, 마늘, 약간의 고춧가루까지 섞은 물을 자작하게 붓는다. 설탕은 안 넣어도 되

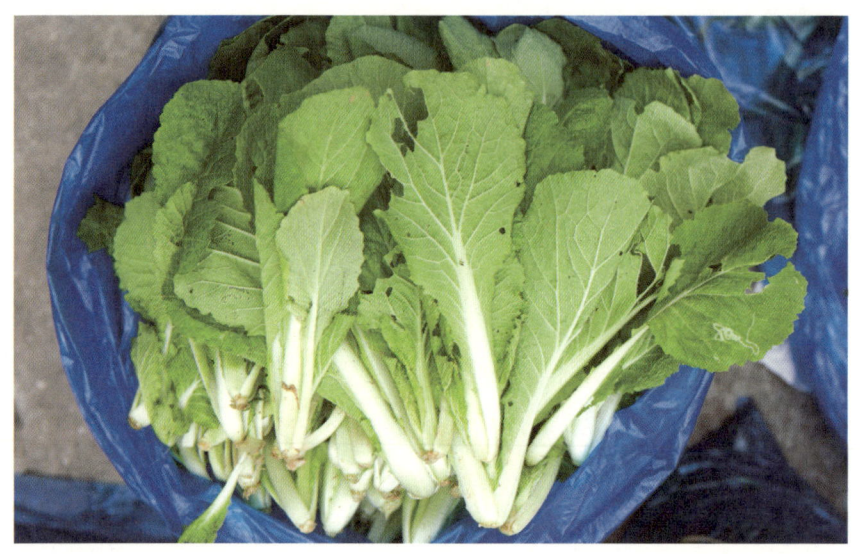
▶ 딱 한 뼘 남짓하게 자란 연한 얼갈이배추가 바로 좌판에서 팔린다. 이런 것으로 국물김치를 해야 연하고 맛있다.

고, 찹쌀풀의 양이 적을 경우에는 아주 조금만 넣어야 한다. 통무로 나박김치를 담글 때 설탕을 비교적 많이 넣는 것과는 대조적이다. 또 싱싱한 채소로 물김치를 담글 때는 지나치게 뒤적거리지 말아야 한다. 연한 채소가 으깨어지면 아작거리는 맛이 떨어진다.

하루 정도 지나면 김치가 조금 익는데, 이때 숟가락으로 한번 뒤집어 주는 것이 고루 익히는 비법이다. 국물이 새큼하게 익으면 바로 냉장고에 넣어 하루나 이틀 정도 더 숙성시킨 후 먹기 시작한다. 얼갈이배추의 풋풋한 냄새가 갓 뽑아 온 싱그러움을 고스란히 간직하고 있다. 특히 그 새큼하고 시원한 국물에 숟가락질을 멈추지 못한다.

어쩌다 찬밥 한 덩어리 남은 날, 물김치 건더기와 고추장만 넣어 쓱쓱 비벼 먹으면 그 맛이 또한 일품이다. 시원한 열무국수나 열무냉면도 이렇게 제대로 담근 물김치가 있어야 제맛을 낼 수 있는데, 음식점의 열무냉면은 흉내만 내다 만 것들이 너무 많다. 단언컨대 음식 성공의 절반, 아니 '8할'쯤은 좋은 제철 재료에 달려 있다.

물김치의 핵심은 열무와 얼갈이배추의 질

- 일반적으로 살 수 있는 얼갈이배추보다 월등하게 좋은 재료를 사려면 재래시장에 함지박 들고 나오는 행상을 이용해야 한다. 내가 좋아하는 재료는 아주 연하고 어린, 야들야들한 얼갈이배추이다. 사실 한여름에는 땡볕에서 탄탄하게 자라 뻣뻣한 채소가 많을 수밖에 없다. 새로 씨를 뿌려 봤자 25도가 넘는 더위에서는 싹이 트지 않는다. 그러나 요즘 농민들은 이런 계절에도 계속 야들야들한 배추와 열무를 출하해 내니 정말 기술자들이다. 그런데 일반적으로 이런 채소는 도매 시장을 거쳐 나오기 때문에 지나치게 연한 것들은 단으로 묶어 출하할 수가 없다. 따라서 아주 연한 것들은 결국 밭에서 직접 뽑아 함지박에 들고 나오는 행상 아주머니들에게서만 구할 수 있다. 다행히 내가 사는 불광동에는 이런 행상들이 많다. 새벽부터 밭에서 배추와 열무를 뽑아 온 아주머니들이 12시쯤이면 길거리 한구석에 자리를 잡는다. 딱 한 뼘 정도 자란 어린 배추가 어찌나 싱싱한지, 뿌리만 잘라 내면 다듬어 버릴 것이 하나도 없을 정도이다.

물김치로 열무국수 만들기

- 물김치만 있다면 너무나 만들기 쉬운 음식이다. 맛있는 물김치 외에 멸치와 마른 국수만 있으면 된다.

- 멸치 육수를 진하게 만들어 식혀 놓는다. 물김치 국물을 섞을 것을 감안하여 다소 진하게 만드는 것이 관건이다. 여기에 물김치를 섞고, 설탕, 조선간장, 약간의 식초를 섞어 간을 맞춘다. 나는 이때 마늘장아찌 국물을 조금 넣는데, 워낙 맛있는 국물이라 국물 전체의 맛을 조화롭게 조절해 준다. 마늘장아찌 국물을 넣을 때는 당연히 설탕, 간장, 식초의 양을 조절한다. 이 국물의 간은 국수를 말았을 때를 감안하여 다소 간간하게 해야 한다. 또 얼음을 띄우면 더 싱거워지므로 그것도 예측하여 간을 맞춘다.

- 소면(국숫발이 가는 국수) 마른국수를 사다가 삶아, 찬물에 잘 헹구어 열기를 빼고 그릇에 담는다. 그리고 만들어 놓은 국물을 부으면 완성이다. 식성에 따라 깨소금을 넣어도 좋다.

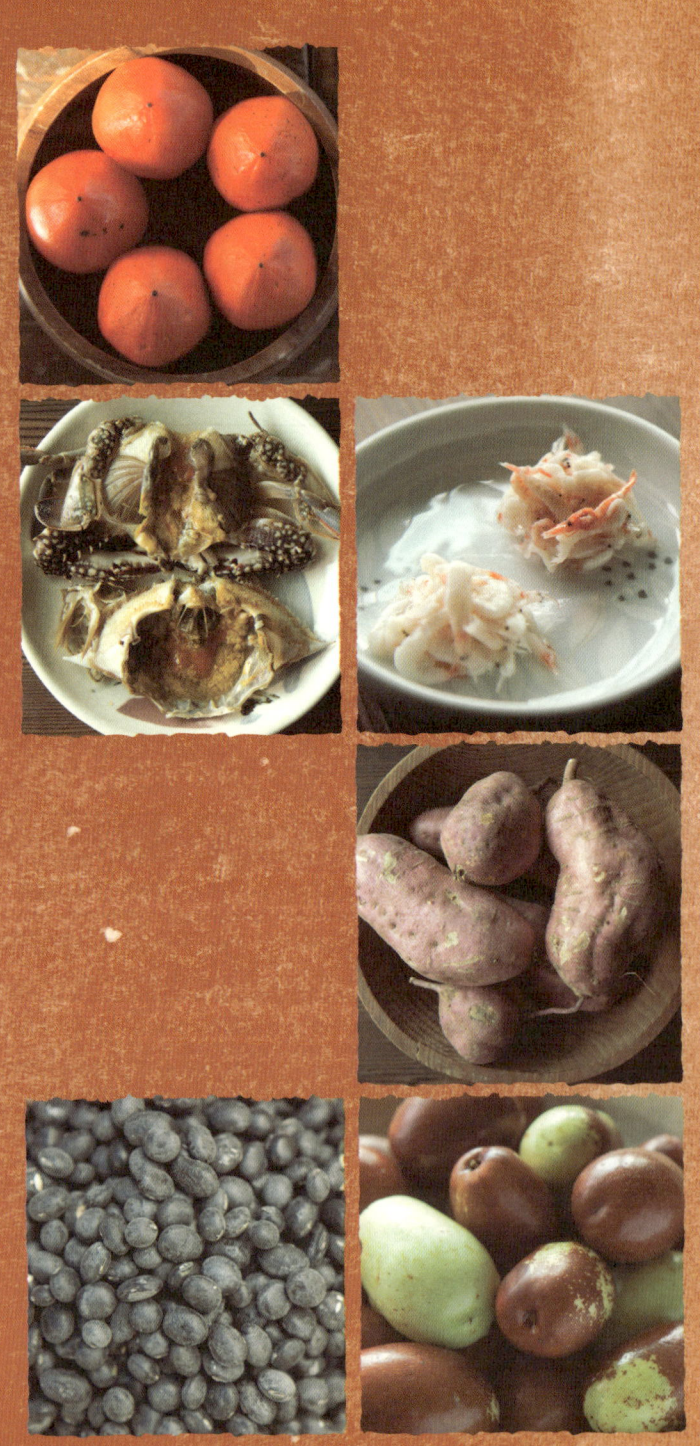

春夏秋冬

고구마
전어
콩잎
꽃게
토란
풋대추
홍옥
낙지
감
무
서리태

> 애호박새우젓찌개의
> 개운한 맛.

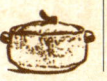

秋 ⊙ 9月

　한여름에도 우리 밥상에 더운 음식이 끊이질 않는 것을 보면 따뜻한 음식에 대한 우리의 집착은 참으로 대단하다 싶다. 아침과 저녁에는 새로 지은 따끈한 밥이 있어야 하고, 남은 찬밥으로 때우는 점심일지라도 마지막에 눌은밥 끓인 것을 먹으면 갑자기 찬밥 먹었다는 느낌이 가시면서 제대로 한 끼를 충실히 먹은 것 같은 느낌이 든다. 서양 사람들은 구운 후 한 김 내보낸 빵이라야 제맛이 난다고 하지만, 우리는 시루에서 갓 꺼낸 김 펄펄 나는 시루떡을 가장 좋아하듯 빵도 오븐에서 갓 구워져 나온 따끈하고 촉촉한 것을 더 좋아한다. 이런 취향이 나이 들면서 점점 더해지는 것을 보면, 우리 몸이 원해서 그런 것일지도 모른다는 생각이 든다. 한여름에도 이렇게 따뜻한 음식을 찾으니 하물며 처서가 지난 9월에 들어서는 말할 것도 없다.

　이맘때 생각나는 찌개가 있다. 애호박새우젓찌개이다. 주재료는 애호박과 새우젓, 그리고 돼지고기인데, 이 세 가지야말로 재료의 조화로 치자면 기막힌 어울림이라 할 수 있다. 우선 새우젓과 돼지고기의 궁합이야 따로 말할 필요가 없다. 새우젓은 편육이나 족발을 찍어 먹는 기본양념이며 돼지고기 비지찌개나 뼈로 국물을 낸 순댓국은 새우젓으로 간을 해야 돼지고기 누린내를 잡을 수 있다. 새우젓은 애호박과도 잘 어울리는 재료이다. 호박을 볶을 때나 쪄서 무칠 때, 새우젓으로 간을 하면 그 짭짤한 맛이 소금이나 간장과는 또 다르게 맛깔지다. 이렇게 기막힌 조화의 세 재료를 섞어 끓인 찌개가 애호박새우젓찌개이다.

특별히 레시피를 이야기할 것도 없다. 돼지고기를 넉넉히 넣고 새우젓으로 간을 하여 끓인 후에 애호박과 두부, 마늘 정도만 넣어 주면 끝나는, 아주 쉽고 간편한 찌개이다. 기호에 따라 먹기 직전에 고춧가루를 넣기도 하고 깨소금을 뿌려 주기도 한다.

돼지고기로 찌개를 끓인다고 하면 사람들은 일단 누린내와 느끼함을 떠올린다. 하지만 전혀 아니다. 새우젓으로 간을 한 이 찌개는 돼지고기의 감칠맛이 고스란히 살아 있으면서도 새우젓 덕분에 깔끔한 맛을 낸다. 심지어 시원하다는 느낌이 들 정도이다. 여기에 제철의 애호박을 곁들여 달착지근한 호박의 향취를 살리고, 두부의 부드러움까지 더한다.

단 새우젓을 건더기째 넣을 경우, 끓이는 동안 새우에서 짠맛이 우러나온다는 점을 주의해야 한다. 새우 건더기가 굵을수록 간이 우러나오는 시간이 더 걸린다. 따라서 처음에는 너무 짜지 않게 간을 하고 다 끓은 후에 다시 한 번 간을 보는 것이 현명하다.

여름에 생각나는 찌개가 또 있다. 이 찌개를 뭐라고 불러야 할지 모르겠다. 쉽게 말하면 'MT찌개'이다. 된장과 고추장, 온갖 채소를 넣어 대충 끓인 찌개 말이다. 특별한 것도 아닌 아주 평범한 이 음식이 왜 여름이면 꼭 입에서 당기

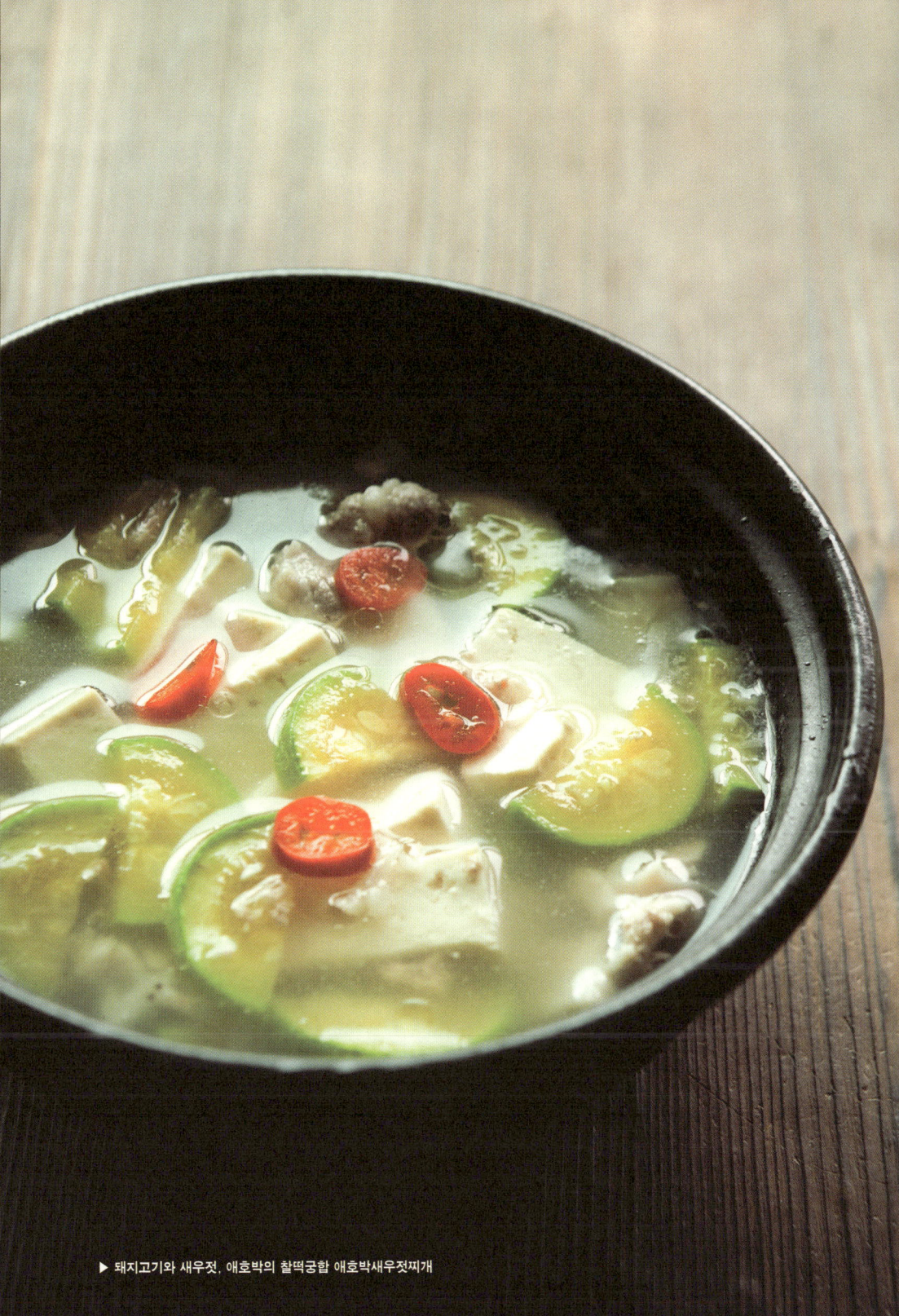

▶ 돼지고기와 새우젓, 애호박의 찰떡궁합 애호박새우젓찌개

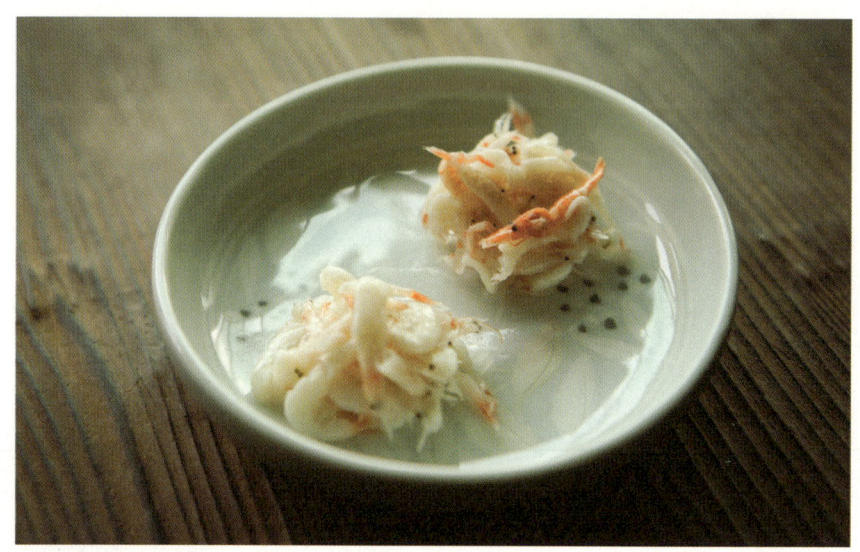

▶ 통통하고 살이 많은 육젓과 붉은빛이 도는 추젓

는 것일까?

    기억이나 추억 때문인지도 모르겠다. 1980년대만 해도 MT는 물론 등산에서조차 취사도구가 필수품이었다. 버너와 코펠, 쌀과 채소, 양념거리들을 챙겨 넣은 거대한 배낭에 심지어 텐트까지 짊어져야만 갈 수 있었다. 산에서 취사가 금지된 이후로는 포장된 밥이나 김밥, 족발이나 보쌈 등으로 등산객의 점심거리가 바뀌었다. 그러나 이전에는 으레 산에 가면 석유 냄새 풀풀 풍기면서 버너에 불을 붙여 찌개를 끓이고 밥을 해 먹은 후, 시원한 숲 속 나무 냄새와 함께 스테인리스 컵에 커피 한 잔을 타서 마셔야 등산 온 기분이 들었다.

    집에서는 부엌 근처에도 가 보지 않았던 고등학생이나 대학생들, 혹은 아저씨들이 그래도 밥 한 끼를 끓여 먹으면서 찌개 흉내를 내어 보던 것이 이런 찌개였다. 된장과 고추장을 적당히 풀고 애호박, 감자, 양파, 파, 마늘 등 온갖 채소를 넣어 함께 끓인다. 감칠맛을 내는 방법이라고는 그저 마술처럼 맛을 내 주는 복합 조미료 넣는 것밖에 몰랐다. 비릿한 맛이라도 괜찮다면 만만한 꽁치 통조림 하나를 따서 털어 넣었다. 참치 통조림이 나오기 시작하면서 꽁치의 인기는 시들해졌지만, 아직도 이 맛을 잊지 못하는 세대들은 집에서도 꽁치 통조림으로 끓인 김치찌개를 먹기도 한다. 혹시라도 삼겹살이나 쇠고기를 챙겨 온 '럭셔리'한 팀이라면 그 고기를 좀 썰어 넣는다. 와, 이 정도면 그야말로 황제의 식사 부럽지 않다.(이 말을 함부로 썼다가 분노한 누리꾼들의 원성에 혼쭐이 난 정치인이 계셨다. 이 말은 이럴 때에나 쓰는 것이다.)

두 찌개는 모두 고기에 온갖 여름 채소, 그리고 한국인들이 가장 좋아하는 기본양념으로 맛을 낸 것이다. 아무렇게나 끓인 찌개라고 하지만 이런 찌개가 맛이 없을 수 없다. 여름의 끝무렵, 오늘은 오래간만에 MT찌개나 끓이고 남편과 소주 한잔 기울여야겠다.

🥣 새우젓 고르기

- 새우젓 사는 방법은 따로 설명해야 할 대목이다. 연륜 있는 주부들은 값싸고 좋은 새우젓을 구하는 데 꽤 신경을 쓴다. 그런데 초보자들은 왜 이러는지 잘 이해를 못한다. 친정엄마나 시어머니가 "새우젓 주문할 건데 너도 살래?" 하며 전화를 하면 "새우젓을 얼마나 먹겠다고 이런 것까지 사 놓으라고 난리람." 하며 귀찮아한다. 급하면 슈퍼마켓에서 얼마든지 깨끗하게 포장된 것을 살 수 있다고 생각하는 것이다.
하지만 슈퍼마켓에서 소포장으로 판매하는 새우젓이나 조개젓은 상당수가 중국산 원재료를 쓰고 있는 제품이다. 깔끔하게 작은 병에 담겨 있는 그런 새우젓은 일단 눈으로 보아서도 '아니올시다'이다. 건더기 새우는 아주 자잘하고 국물은 흥건하다. 이렇게 자잘한 새우로 담근 젓은 맛이 없다. 게다가 물이 흥건하니 젓갈에 물을 탔을 가능성도 있다. 새우는 맛이 없고 물까지 탔다면, 화학조미료가 당연히 들어가야 했을 것이다.

- 좋은 새우젓은 눈으로 보아, 새우가 통통하면서도 곰삭은 느낌이 있고 국물이 거의 없

는 듯이 건더기가 빡빡한 것이다. 그러니 이런 것들은 갑자기 사기가 힘들다. 시간 날 때, 광천이나 강경 등 새우젓으로 유명한 시장이나 전문 사이트에서 믿을 만한 제품을 좀 많이 사 놓고 일 년 내내 쓰는 것이 현명한 방법이다.

그런데 여기에 어려움은 또 있다. 새우젓 전문점에 가면 종류가 천차만별이기 때문이다. 계절마다 잡히는 새우의 크기와 맛이 달라지는데, 그에 따라 오젓, 육젓, 추젓 등으로 나뉘는 것이다. 이 중 가장 질이 좋은 것이 유월 산란기의 통통한 새우로 담그는 육젓이고, 빨간빛이 많이 도는 가을 새우로 담그는 추젓은 값이 가장 싸다. 흔히 김장철마다 신문에 '새우젓 고르기' 같은 내용이 실리는데 '새우젓은 육젓이 좋다'라고 말하기 일쑤다. 하지만 살림해 본 아줌마들은 속으로 "웃기네. 누가 육젓 좋은 줄 모르나?"라며 픽 웃는다. 육젓의 값이 무지무지하게 비싸기 때문이다. 육젓의 가격은 추젓의 3배 이상이고, 명란젓 가격과 맞먹는다. 그러니 이것을 어떻게 찌개나 김장에 팍팍 쓰겠는가. 육젓은 주로 명란젓처럼 깨소금 양념을 하여 반찬으로 밥상에 오르며, 나머지 찌개나 김치 등에는 저렴한 추젓 정도를 써도 무방하다.

들깨 듬뿍 넣은 고구마순볶음.

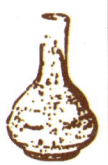

인간 세상 어디서나 그렇듯이, 음식 문화에도 편견과 권력은 존재한다. 누구의 음식 취향이 더 우월하다거나 열등하다 말할 수 없는데도 불구하고, 그것에 문화적 맥락이 부여되고 사회적 권력관계와 연결되면 이런 편견과 권력이 개입하게 되는 것이다. 누구나 자신에게 익숙한 문화에는 애착을 가지게 마련인데, 어떤 이는 다른 문화에 배타적 태도를 취하거나 심지어 무시하기도 한다.

지금 생각해 보면 힘없는 며느리였던 엄마의 음식 취향은 가끔 놀림거리가 되었던 것 같다. 그 대표적인 것이 고구마순이었다.

전라북도 출신인 엄마는 개성 출신으로 오랫동안 서울살이를 한 아버지와 결혼했다. 전북은 입맛으로는 둘째가라 하면 서러울 정도로 맛깔난 음식이 풍부한 지방이 아닌가. 게다가 외할머니가 전주 출신이다 보니 엄마의 음식 솜씨 또한 매우 뛰어났다. 하지만 개성 또한 만만치 않은 곳이다. 입는 것은 소

秋 ⊙ 9月

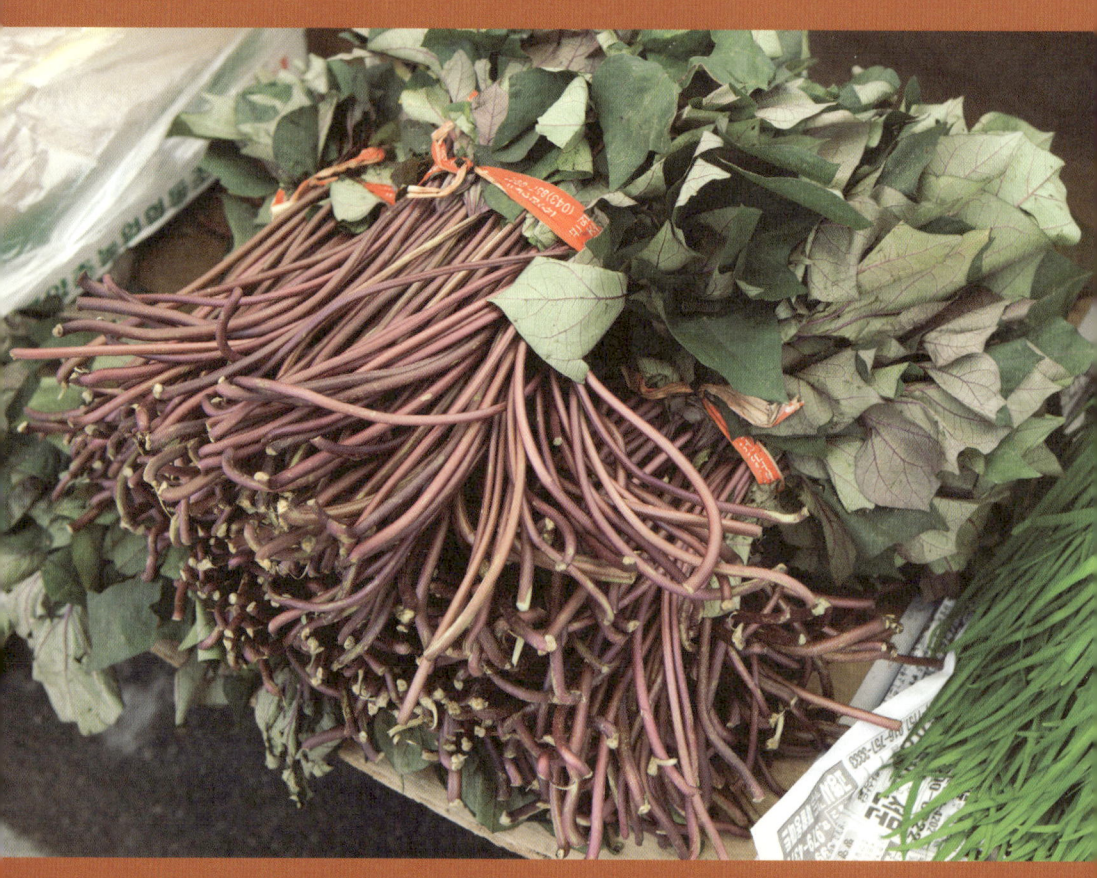

▶ 껍질 벗기기 전의 고구마순. 자줏빛 줄기가 고구마를 연상시킨다.

박하면서도 먹는 것에만은 목숨을 거는 사람들이 개성 사람들이다. 그 자존심은 또 오죽한가. "서울에 올라간다." 하지 않고 "서울에 내려간다."라고 할 정도로 서울을 우습게 보는 사람들은 오로지 개성 출신뿐이다.

중부 지방과 남부 지방의 음식 취향이 꽤 다르니 엄마는 시집 온 후 시댁의 입맛에 맞추려 꽤나 노력했을 것으로 짐작한다. 그럼에도 불구하고 가끔 당신이 먹고 싶은 음식을 해 먹으려 했을 것이다. 아무도 원하지 않는 고구마순을 상에 올린 것이 바로 그런 시도였다. 친정 고향집에서 여름철 먹던 식재료이니, 시집살이 하던 며느리로서는 꽤나 먹고 싶었을 것이다.

엄마가 시장에서 자줏빛 줄기에 이파리가 달린 고구마순을 한 단 사 오면, 손 달린 여자들은 다 나와서 껍질을 벗겨야 했다. 손은 바쁘지만 입은 별로 할 일이 없으니 툇마루에 앉아 고구마순을 다듬으며 한마디씩 한다. "고구마 줄기는 소나 먹이는 건 줄 알았는데, 아랫녘에서는 이걸 사람이 먹더라고." 하고 할머니가 먼저 말을 꺼내면 휴일을 맞아 툇마루에서 부채질을 하고 있던 아버지도 "그렇지, 소나 먹였지." 하고 맞장구를 쳤다. 무시하거나 비웃으려는 의도로 한 말은 아니었겠지만 가족 내 권력관계에서 가장 힘없는 며느리, 그것도 지방 출신에게 하는 말이니, 확실히 이 발언은 권력적임이 분명했다. 내가 나이가 들어 생각해 보니 그런 말을 듣는 엄마는 적잖이 불쾌했을 것 같은데, 그래도 마음 착한 엄마는 늘 호탕하게 웃고 넘겼다.

중부 이북 지방 사람들이 고구마순을 먹기 시작한 것은 전쟁과 산업화 이후였던 것 같다. 전쟁으로 사람들이 뒤엉키고 산업화로 남부 지방 사람들이 서울에 올라와 살기 시작하면서, 서울의 시장에도 고구마순이 나오기 시작한 것이었다.

할머니의 고구마순 이야기는 전쟁 때 이야기로 이어졌다. 부산 피난 시절,

시장에서 고사리나 고비 말린 것처럼 생긴 나물을 사 온 적이 있었더란다. 그런데 아무리 삶고 또 삶아도 계속 질기기만 하고, 고사리 특유의 냄새도 나지 않더란다. 도대체 이게 정체가 뭘까 고민만 하다가 결국 먹지 못하고 버렸는데, 알고 보니 고구마순 말린 것이었다. 소나 먹이는 고구마순이 시장에 나올 줄은 상상도 못했던 것이다. 할머니는 종종 피난 시절에 경상도 사람들에게 무시당한 억울한 일들을 이야기하곤 하셨는데, 고구마순과 관련된 발언들을 죽 엮어서 생각해 보면, 그때 억울함이 엉뚱하게도 전라도 출신 엄마의 입맛을 비웃는 방식으로 튀어 버린 것 같다.

자줏빛 껍질을 깨끗이 벗기면 연둣빛 속살이 드러난다. 그것을 뜨거운 물에 데친 후 볶는다. 엄마가 해 준 가장 맛있는 고구마순 음식은 생들깨를 갈아 거른 걸쭉한 들깨 물을 붓고 볶은 것이다. 전라도에서는 토란이나 머윗대도 들깨를 넣어 볶거나 끓이는 경우가 많은데, 이것도 그런 방식이다. 요즘 집에서 해 먹기에는 다소 손이 많이 가기 때문에 나는 그냥 간략한 방법을 쓴다. 데친 고구마순을 기름에 볶다가 시중에서 파는 껍질 벗긴 들깻가루를 듬뿍 넣는 것이다. 들깻가루를 넣을 때는 조선간장으로 간을 한다. 여기에 마늘 넣고 물을 자작자작하게 부은 후, 뚜껑을 덮어 한 김 올린다는 느낌으로 약한 불로 가열한다. 그래야 고구마순 속까지 고소하고 짭짤한 맛이 잘 밴다. 물론 들깻가루를 넣지 않고 그냥 기름에 깨끗하게 볶아도 괜찮다.

할머니가 말씀하셨던 말린 고구마순은 결혼 후에야 맛보았다. 울산 출신이신 시어머니가 해 주신 것을 먹어 본 것이다. 여름에 말려 놓은 고구마순은 꼭 고사리처럼 고동색이 되는데, 물을 많이 붓고 그것을 푹푹 삶는다. 정말 오래오래 삶지 않으면 질겨서 먹을 수가 없다. 삶는 동안 고구마순은 들척지근한 냄새를 푹푹 풍긴다. 먹을 만큼 물렀으면 건져서 기름에 볶는데, 역시 간은 조선간장으로 하고 가끔 뚜껑을 덮어 간이 배도록 해야 한다. 내 입맛에는 고사리나 고비보다는 훨씬 못하지만, 그래도 값이 훨씬 싸고 고구마순의 감칠맛이 나름대로 매력적이다.

처음에는 소나 먹는 것이라고 비웃음거리가 된 고구마순이었지만, 고구마순볶음은 우리 집 여름 밥상에 자주 오르내렸다. 그만큼 맛있었기 때문이다. 특히 그 독특한 씹는 맛이 일품이다. 몇 년 후에 엄마는 고구마순을 다듬어 마치 열무김치 하듯 김치를 담가 먹는 데 이르렀는데, 새콤하게 익으면 아작아작 씹는 맛과 상큼한 맛이 좋았다. 가지나물 등과 뒤섞어 고추장 넣고 밥을 비벼 먹으면 열무김치 비빔밥보다도 맛있었다.

고구마순볶음과 김치는 할머니도 잘 드셨다. 개성 사람의 실사구시 태도는 불필요한 관념에 매이지 않는 것이니, 맛있는 것은 빨리 인정하신 듯하다. 할머니는 아흔 살까지 장수하셨는데, 이렇게 값싼 식재료를 골라 맛있게 반찬을 만드는 전북 출신 며느리 덕분임은 인정하지 않을 수 없을 것이다. 게다가 피난살이 할 때에 아랫녘 경상도 사람들이 하도 야속하게 굴어서 나중에 경상도 사람들이 서울에 올라오면 물 한 잔도 안 주겠다고 하셨던 할머니가, 금쪽같은 손녀딸 둘을 경상도 출신 남자들에게 시집 보내셨으니 세상사가 참 아이러니하다.

고구마순김치 담그기

- 고구마순으로 담근 김치는 아작거리고 잘 무르지 않아 여름 김치로 별미이다. 만드는 법도 아주 쉬워 해 볼 만하다.
- 고구마순을 깨끗이 벗겨서 적당한 길이로 자른다. 사실 순을 벗기는 과정에서 적당한 길이로 자를 수밖에 없으니 이건 하나마나 한 것이다.

- 멸치액젓과 마늘, 그리고 고춧가루를 넣는데 고춧가루 대신 이때 한참 나오는 싱싱한 홍고추(말리지 않은 붉은 고추)를 갈아 넣으면 생고추의 싱싱한 맛을 낼 수 있다. 여름 김치에는 고춧가루 대신 이렇게 간 홍고추를 넣거나 두 가지를 섞으면 더 맛있다. 시장에서 갈아 주기도 하는데, 집에서는 아예 멸치액젓과 함께 믹서에 넣고 갈아서 쓰면 편하다. 파는 넣든지 말든지 대세에 별 지장이 없다.

- 재료들을 뒤섞고 액젓과 소금 등으로 적절히 간을 맞추어 익혀 먹는다. 취향에 따라서는 찹쌀풀을 쑤어 양념에 섞어 넣는 사람도 있고 익히지 않은 채 싱싱한 양념 맛으로 먹는 것을 더 좋아하는 사람도 있다. 나는 새콤하게 익혀서 먹는 것을 더 좋아한다.

추석 음식 먹을 것과 추억할 것.

설날은 워낙 한겨울에 있다 보니, 추위를 빼놓고는 음식 만들기가 그리 골치 아프지는 않다. 하지만 추석은 날씨가 요동치는 가을의 한복판에 있어, 해마다 음식 마련에 다소 신경이 쓰인다. 게다가 최근 몇 년간 날씨가 얼마나 예측 불가능했는가. 어느 해는 폭우가 논밭을 쓸어 버린 직후에 추석을 맞았고, 또 어느 해는 여름 내내 비만 오다가 반짝 해가 나와 더위가 다시 찾아오는 9월 초였다. 그러니 채솟값이 급등하여 배추 한 통, 애호박 하나 사기에도 손이 부들부들 떨리기도 하고, 과일 가게에는 채 익지도 않은 과일만 제수용이라고 나와 있으니 살 수도 안 살 수도 없다. 게다가 날이 더우니 예전부터 해 오던 잡채나 부침개 같은 음식은 금방 쉬어 버리기 일쑤다. 가지가지로 고민 덩어리이다.

제철 음식을 이야기하자고 이 책을 쓰기는 하지만, 정작 추석에는 제철 음식 이야기하기가 참으로 쉽지 않다. 그저 기후를 이렇게 만들어 버린 후손들의 죄를 생각하며 자연을 정복하려 하지 말고 조화롭게 살아가겠다는 다짐을 하는 편이 낫다.

그러니 이참에 제수용품을 유연하게 조정하면 안 될까 하는 생각을 하게 된다. 종갓집인 우리 친정에서는 9월에 추석이 들어 대추와 감이 제대로 익지 않은 해에는, 햇것으로 나온 풋대추와 단감을 포기하고 마른 대추와 곶감을 쓴다. 할아버지가 살아 계셨을 때 약간 망설이면서 아직 익지도 않은 연두색 풋대추를 차례 상에 올린 적도 있었는데, 아무리 예법도 중하지만 먹을 수 없는 것을 올리는 것은 더 예의가 아니다 싶어 1990년대 즈음부터 바꾸었다. 그래서 엄마는 아예 겨울에 곶감과 마른 대추 좋은 것을 챙겨 두는 버릇이 생겼다. 추석 때 써야 할지 몰라 미리 대비를 해 두는 것이다.

사실 차례상 차리는 관습은 지역과 집안마다 다 다르며, 시대에 따라서도 조금씩 변화해 왔다. 중고생 시절 민속박물관에 가서 안동 양반 집안의 차례 상 차린 것을 보고 깜짝 놀란 적이 있다. 우리 집에서는 반드시 지켜야 하는 법도가 모조리 깨어져 있었기 때문이다. 과채탕적(瓜菜湯炙; 차례 상의 맨 앞 줄에는 과일과 과자, 둘째 줄에는 나물과 김치, 셋째 줄에는 두부 등 끓인 음식, 넷째 줄에는 구운 음식인 어적, 육적, 소적 등을 놓는다는 원칙)의 일관성도 흔들려 있고, 맨 앞줄의 과일 괴는 방식조차 달랐다. 우리 집안은 배와 밤은 희게 깎아 왼편에 놓고 사과는 깎지 않은 채 감, 대추 등과 함께 오른편에 놓아 홍동백서(紅東白西)의 원칙으로 진설하는데, 박물관의 차례 상을 보니 배를 깎지 않고 그대로 괴었다. 어린 마음에 "박물관이라는데 뭐 이렇게 엉터리로 해 놨어?"라고 생각했었다.

하지만 나이를 먹어 여러 사람과 이야기를 나누어 보니, 차례 상은 그야말로 천차만별이었다. 동해안에서는 문어가 상에 오르는 것이 불변의 원칙이란다. 경상도에서는 부추(그쪽 방언으로는 정구지) 부침을 올린다는데, 어느 집안은 부추를 가지런히 부치는 것을 중시한단다. 하지만 부치는 과정에서 부추가 자꾸 갈갈이 흩어져 애를 먹는데, 그래서 며느리들이 명절만 되면 "나는 정구지가 무서워."라고 한단다. 개성 출신 서울내기인 우리 집안에서는 상상도 할 수 없는 제수들이다.

지역의 차이만 있는 것은 아니다. 한집안에서도 시대에 따라 변화가 나타난다. 의례의 본질상 형식을 유지하는 것이 상당히 중요하지만 불변의 관행이란 없는 법이니, 제주가 유연성을 발휘할 때 전통도 바뀌는 것이다.

우리 집에서는 육적(肉炙), 어적(魚炙), 소적(素炙)의 삼적(三炙)과 세 가지 나물인 삼채(三菜)을 반드시 지키는데, 어적은 간편하게 통북어로 만든다. 그래서 남들처럼 명절 때 값이 뛰어 버리는 큰 조기나 도미 같은 것을 사지 않아도 된다. 또한 제사상에도 편(片, 하얀 팥을 켜켜이 넣고 단단하게 눌러 찐 시루떡)을 쓰지 않는다. 증조부였다든가 고조부였다든가, 하여튼 20세기에 들어서 생긴 변화였다. 할머니 말씀으로는 어느 해인가 편을 찌는데 계속 떡이 설고 부스러져 엄청나게 애를 먹었단다. 또 다른 어느 해에는 어적을 굽는데 계속 생선이 깨져서 애를 먹었단다. 결국 제주인 할아버지가 결단을 내려, 편은 없애고 어적은 통북어에 양념을 묻혀 굽는 편한 방식으로 바꾸라고 지시를 내렸다. 그 후 대대손손 여자들이 편해졌다.

법도라는 것도 이렇게 바꿀 수 있는 것이다. 정성이 중요하거늘 유연하지 않을 이유가 어디 있겠는가. 작년처럼 추석이 이르면, 대추 대신 씨 많은 포도를 올리거나 감을 빼고 참외를 올려도 무방하지 않을까. 만들기 까다로운 음식을 빼고 엇비슷한 종류의 편한 음식을 만들어 식구들끼리 나누어 먹어도 괜찮은 것 아닐까. 관건은 어르신들의 유연한 판단과 결정이다.

물론 예전의 추석 음식들이 아무리 손이 많이 간다 할지라도 추억으로 계승할 필요는 있다. 하지만 옛날 음식을 그대로 만드는 것이 너무도 괴로운 일이라면 그 방식을 바꿀 수도 있지 않을까 싶다. 명절날 오로지 먹기만 하는 남자들은 예전에 먹던 음식을 추억으로 요구하고 싶겠지만, 여자들 입장에서는 그 바쁜 추석 전날 그것까지 하기는 너무나도 힘든 일이다. 이를 생각한다면 양자를 절충하는 다른 방법을 생각해 볼 수도 있다는 말이다.

예컨대 나에게는 추석 때마다 아쉬운 마음이 드는 송편이 그런 음식이다. 모든 음식을 추석 전날 해치워야 하는데, 손으로 일일이 만들어야 하는 송편까지 하려면 정말 죽을 노릇이다. 송편을 한 말씩 만드는 것은 한집안에 여자가 열댓 명씩 있고 그들이 모여 사나흘 음식에 매진할 수 있었던 시절에나 가능한 일이다. 지금은 생활 패턴이 바뀌어 이런 음식을 할 수가 없으니, 결국 떡집의 송편에 의존할 수밖에 없게 된 것은 어찌 보면 당연하다. 문제는 떡집에서 해 오는 송편은 송편 소가 모두 다디단 깨와 콩가루 일색이라는 것이다. 그러다 보니 추석 때마다 예전 송편 맛이 그리워진다.

그렇다면 이런 방법은 어떨까. 떡가루를 딱 한두 되만 빻아 두었다가 추석 당일에 해 먹는 것이다. 아침에 차례를 지내고서는 사실 딱히 할 일이 없다. 요즘은 성묘도 주말에 미리 다녀오는 집이 많다. 아침상 물리고는 그저 텔레비전과 화투장이나 쳐다보는 게 일인데, 그때 힘 좋은 남자들이 떡을 반죽하여 아이들과 송편을 만들고, 바로 쪄 내어 따끈한 떡을 나누어 먹는 것이 훨씬 좋지 않겠는가. 텔레비전을 보며 대화하기는 힘들지만 송편을 빚으면서는 자연스럽게 대화를 할 수 있으니, 그 역시 좋은 일이다. 무엇보다도 바쁜 추석 전날 떡집 뛰어다니는 짓을 하지 않아도 되고, 옛날 송편 맛을 볼 수 있으니 그것도 행복한 일이다.

내가 먹고 싶은 송편은 밤송편, 콩송편, 팥송편이다. 이런 옛날식 송편은 달지 않다. 단 송편은 설탕에 버무린 깨소금을 넣은 깨송편, 그리고 원래 단맛이 강한 마른 대추를 넣은 대추송편뿐이다. 밤과 콩은 소금과 설탕을 약간 묻혀서 그대로 소로 넣으며 팥은 설탕을 전혀 넣지 않고 소금 간만 하여 소로 쓴다. 설탕이 들어가지 않아 첫입에 그리 당기지는 않는데, 씹을수록 재료 특유의 고소한 향취가 그대로 살아나서 아주 매력적이다. 단맛을 좋아하던 어릴 적에는 설탕을 찍어 먹었건만, 나이가 드니 떡집에서 만드는 다디단 떡이 싫어지고 옛날 송편 맛이 그리워진다.

하지만 아무리 추억의 음식이면 뭐하겠는가. 이런 걸 바쁜 추석 전날에 하라고? 절대 사절이다. 추억의 음식에는 추억을 되새길 수 있도록 여유를 만들어 주는 배려가 필요하다. 그 배려는 음식을 만드는 여자들한테 더더욱 필요한 일이다.

밤송편, 콩송편, 팥송편 만들기

- 왜 옛날 송편은 달지 않게 했을까? 어릴 적에는 이게 아주 불만이었다. 어른들은 송편을 달게 하면 찌는 과정에서 터지기 때문에 못쓴다고 하셨다. 찌는 과정에서 소에 넣은 설탕이 지글지글 끓으면 떡이 터지기 쉬운 것이다. 그래서 깨송편은 터진 것이 많았다. 그러다 보니 송편은 소가 달지 않으며 담백하고, 대신 개피떡(바람떡)은 달게 버무린 팥을 소로 써서 맛이 달다. 개피떡은 껍질이 되는 떡과 소를 따로 모두 익힌다. 먼저 가래떡이나 절편을 할 때처럼 완전한 떡을 만든 후, 거기에 다 익혀서 설탕 넣어 주물러 놓은 팥소를 넣는다. 즉 개피떡은 다시 찌는 절차가 없기 때문에, 소를 달게 넣어도 상관이 없다. 하지만 송편은 익지 않은 쌀가루 반죽으로 떡을 만들어 나중에 찌기 때문에, 소를 달게 하면 안 된다는 것이 어른들 말씀이었다. 요즘 떡집의 송편은 만드는 방법을 바꾸었기 때문에 설탕 넣은 소를 써도 떡이 터지지 않는다.
- 송편은 방앗간에서 빻아 온 쌀가루에 끓는 물을 부어 반죽을 한 후, 그 속에 소를 넣어

만든다. 끓는 물로 익반죽을 하는 이유는 그렇게 하지 않으면 쌀가루 반죽이 찰기가 없어 반죽을 하기가 매우 힘들고 송편 만들기도 어렵기 때문이다. 혹시 더 맛있게 한다고 찹쌀가루를 섞어 볼까 생각할 수도 있다. 절대 금물이다. 찹쌀은 가열하면 힘이 없어지기 때문에 찹쌀가루를 섞은 송편은 찌는 과정에서 모두 허물어지고 터져 버린다. 송편에는 오로지 멥쌀만 써야 한다.

● 소를 준비한다. 생밤은 속껍질까지 깨끗이 까서, 소금과 설탕을 약간 넣고 잠깐 버무려 놓는다. 콩은 줄기에 콩깍지가 주렁주렁 붙은 것을 단으로 산다. 이것이 다 익으면 밥에 넣어 먹는 선비콩, 검은콩 등이 될 터인데 여물기 전에 미리 따서 먹는 것이다. 콩을 까서 소금과 설탕을 약간 넣고 버무려 둔다. 이때 설탕은 아주 조금만 넣어야 한다. 팥은 거피(去皮)한 것이 필요하다. 껍질이 제거되도록 불리고 깨끗이 씻어 삶은 후 소금간을 해 둔다. 마른 대추는 씨를 빼고 그대로 소로 넣으면 된다.

● 떡 반죽에 갖가지 소를 넣어 송편을 빚는데, 밤송편 만들기가 가장 힘들다. 날밤이 딱딱해서 떡의 모양이 예쁘게 나오지 않고 터지기 일쑤다. 하여튼 재주껏 만들어야 한다.

● 찜통에 솔잎을 깔고 만든 떡을 찐다. 솔잎 깔고 떡 놓고, 다시 솔잎 덮고 그 위에 다시 떡을 놓는 방식이다. 세 층 정도를 넘으면 무게 때문에 맨 밑의 떡이 눌리니, 두어 층만 쌓는 것이 좋다. 요즘은 소나무 방제를 하느라 헬기로 산에 약을 뿌려서, 솔잎을 쓰기가 다소 꺼림칙하기도 하다. 대신에 면포나 삼베포를 쓰는데, 면포를 쓸 때는 여러 켜를 쌓는 것은 다소 위험하다. 솔잎은 빳빳한 기운이 있어 위의 떡을 버텨 주지만 부드러운 면포는 그렇지 않기 때문이다.

● 다 찐 송편은 솔잎을 떼고 참기름을 발라 상에 놓는다. 참기름을 바르는 것은 향이나 맛을 위해서이기도 하지만, 떡끼리 붙어 버리는 것을 방지하기 위한 방법이기도 하다.

● 송편은 따끈할 때 바로 먹는 것이 좋다. 뜨거운 김이 빠져나가면 벌써 표면이 굳기 시작한다. 그러니 추석 전날 송편을 해 놓으면 정작 추석 당일에는 딱딱해진 떡을 먹기가 쉽다. 그 바쁜 날에 다시 찌는 것은 불가능하다. 그래서 다음 날까지 말랑한 떡을 먹고 싶으면, 솔잎을 떼는 공정이 달라야 한다.
커다란 함지박에 마실 수 있을 정도로 깨끗한 물을 담고, 찜통에서 꺼낸 뜨거운 떡을 솔잎째 한꺼번에 넣고는 그 위에 참기름을 약간 붓는다. 그리고 물에서 송편만 건져내는 것이다. 그렇게 하면 송편에서 솔잎이 아주 쉽게 떨어지고 물 위에 뜬 참기름이 자연스럽게 송편 표면에 묻는다. 이렇게 물에 넣어 건진 송편은 물기를 많이 머금고 있어, 다음 날까지도 굳지 않는다. 단, 물에 한 번 들어갔다 나온 것이라서 더 빨리 상하니, 이튿날부터는 바로 냉장고에 보관해야 한다.

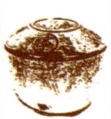

가을 전어의 고소한 맛이 돌아왔다.

"집 나간 며느리도 돌아오게 만든다는 가을 전어", "가을 전어 입하". 서민들이 모이는 선술집에 부쩍 이런 광고가 많이 붙어 있다. 계절이 바뀌어 새 메뉴를 마련했으니, 와서 맛들 보시라고 유혹하는 것이다. 더 직접적인 방법도 있다. 아예 화덕을 길거리에 내놓고 소금을 뿌려 가며 전어를 굽는 것이다. 지글지글 전어가 구워지면서 연기가 피어오르고 동네 전체가 전어구이 냄새로 진동을 한다. 이 정도면 집 나간 며느리는 물론, 아직 결혼 안 한 처녀도 젓가락 들고 찾아들 것 같다.

전어가 이토록 유행한 것은 최근 십수 년 이내의 일이다. 바닷가 사람들이나 일식 마니아들만이 아니라, 이렇게 전국적이고 대중적으로 생선회가 소비된 것도 불과 30년 정도밖에 안 된 일인 듯하다. 시작은 연골과 함께 희고 고소한 살을 초고추장 맛으로 먹는 아나고나 광어, 우럭 등의 맑은 맛 생선이었다. 수족관 트럭으로 부지런히 양식 광어와 우럭을 실어 나르면서 동네마다 저가 횟집들이 생겨 고깃집과 경쟁을 하기에 이르렀는데, 이렇게 회 맛을 알게 된 사람들이 좀 더 강한 맛과 뼈째 먹는 생선을 원하게 되었고, 그 조건을 충족해 준 것이 전어였다고 보인다.

전어에 대한 관심이 급증한 데는 무엇보다 자연산에다 가격이 저렴하다는 점이 큰 역할을 했을 것이다. 양식으로 키운 광어나 우럭보다 훨씬 더 저렴한 가격에 자연산 회를 먹을 수 있다니 얼마나 매력적인가. 그런데 전어가 유행하자 6~7년 전부터는 전어 양식을 본격화하기 시작했다. 항생제를 쓰지 않는 데다 맛의 차이가 거의 없으니, 가능하기만 하다면 양식을 할 만했다. 하지만 몇 년 후 새만금 공사 등으로 서해안 연안 생태계가 바뀌어 전어 어획량이 급증했고, 월동을 할 수 없어 오로지 한철 장사로 끝내야 하는 전어 양식은 거의 폭탄 맞은 꼴이 되었다고 한다. 그래서 요즘에 나오는 웬만한 전어는 모두 자연산이란다.

가을 전어가 유명해지다 보니 성급한 장삿속에 횟집에서는 9월 초부터 '가을 전어'를 팔기 시작했다. 하지만 사실 전어는 날이 서늘해질수록 맛이 고소해진다. 9월 초의 덜 고소한 전어를 좋아하는 취향도 없지는 않으나, 나는 고소한 전어를 좋아한다. 서울에 살다 보니 나도 성급한 도시인의 마음이 되어서일까. 9월 초에 참지 못하고 전어 회를 한 번 사 먹었는데 역시나 맛이 싱거웠다. 게다가 최근에는 9월이 되자마자 전어 회를 먹은 사람이 비브리오 패혈증에 걸리기도 했다. 살만 발라 회로 먹는 광어나 우럭 등과 달리 전어는 뼈와 껍질까지 모두 먹는 방식이라, 아무리 수돗물에 잘 씻는다 해도 감염의 위험이 높다. 이 비브리오균은 수온이 15도 이상이 되어야만 살 수 있단다. 그러니 가을이 무르익어 기온과 수온이 함께 내려가면 패혈증 걱정 없이 먹을 수 있다. 그러니 이런 걱정까지 하면서 싱거운 전어를 미리 먹을 필요가 있을까.

9월 하순이 되면 전어의 고소한 맛이 한층 깊어진다. 10월 초에는 장흥, 무창포 등지에서 전어축제도 열린다. 하지만 전어는 꼭 가을에만 먹을 수 있는 생선은 아니다. 겨울에 들어선 12월 초에도 전어 회는 맛있다. 또 겨울 내내 생선 가게에는 20센티미터가 넘는 큰 전어가 싼 가격에 팔리니, 겨우내 생선구이 감으로 그만이다.

싼값에 전어구이를 푸짐하게 먹으려면 활어를 고집하지 않는 것이 현명하다. 횟집 수족관에는 살아서 헤엄치는 전어들이 있지만, 이런 전어 회는 약간 비싸다. 그러나 수산 시장이나 큰 재래시장의 생선 가게에 가면, 갓 죽은 선어(鮮魚) 상태의 전어를 판다. 해마다 가격이 들쭉날쭉하지만 400그램에 3천 원에서 5천 원 사이이니, 꽤 싼 편이다.

활어가 아닌 것을 불안해서 어떻게 사 먹느냐고? 별로 걱정할 것 없다. 회를 썰 때 배 쪽의 잔가시가 살과 분리되고 살이 물러지면 횟감으로 적당하지 않은 것이다. 살이 탱탱해서 회를 써는 데 별 어려움이 없으면 날것으로 먹어도 된다. 회로 먹기에는 신선도가 떨어졌다 싶은 것은 골라 두었다가 소금을 뿌려 구워 먹으면 되니, 저렴한 선어를 사는 게 그리 손해는 아니다. 이웃 단골을 상대로 장사를 하는 동네 재래시장에서 주인에게 횟감인지 물어보고 사면 비교적 안전하다.

전어는 15센티미터 정도는 되어야 횟감으로 제일 맛있다. 손바닥 안에 쏙 들어가는 작은 생선이라서 칼로 비늘을 벗기기도 쉽다. 머리와 내장을 제거하고 물로 깨끗이 씻어 바구니에 받쳐 물을 뺀다.

이제부터 칼질이다. 긴 등지느러미와 배의 작은 지느러미를 오려 내고, 머리 쪽부터 어슷하게, 마치 떡국용 가래떡을 썰듯이 얇게 썰면 된다. 집에 회칼이 하나 있으면 금상첨화이지만 웬만한 부엌칼로도 쉽게 썰 수 있다. 전어나

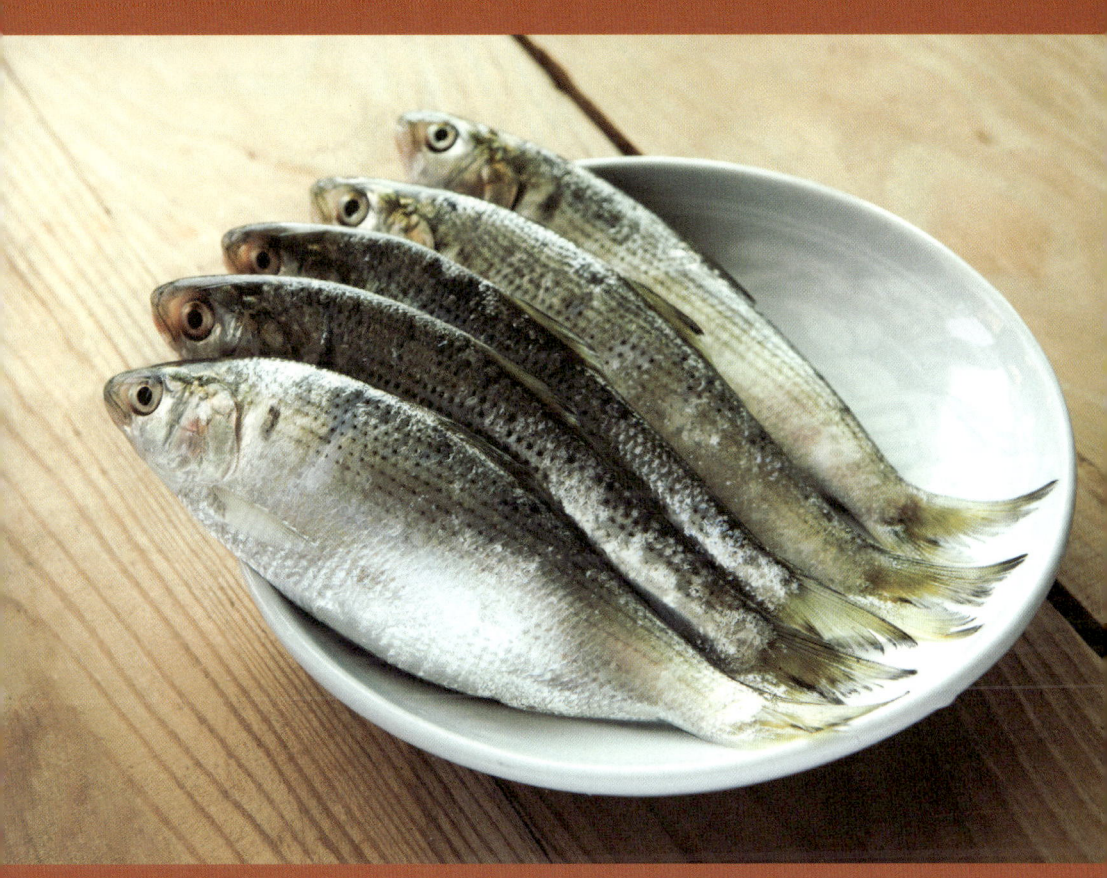

▶ 탱탱한 육질을 자랑하는 횟감 전어

병어 같은 뼈째 먹는 회를 워낙 즐기는 남편을 위해 나는 아예, 칼 명인으로 소문 난 증평대장간에서 회칼 하나를 사다 놓고 쓴다.

이렇게 썬 전어는 채소와 소스를 곁들여 먹으면 된다. 일반적으로 초고추장을 가장 선호하지만, 나는 고추냉이와 간장만으로 먹고 남편은 바닷가 취향대로 초된장에 찍어 먹는다. 초된장은 고추장과 된장을 섞어 만든 쌈장에 마늘과 풋고추 다진 것, 식초를 섞어 만든다. 식성에 따라 양념간장에 찍어 먹는 사람도 있다. 뼈까지 꼭꼭 씹으면, 맹맹한 살덩어리 회와는 비교할 수 없는 비릿하면서도 진하고 고소한 맛이 입안을 채운다. 청주나 막걸리로 목을 축여 가며 전어 씹기에 여념이 없다.

붉은 살 생선인 전어는 회 무침을 해도 좋다. 초고추장에 미나리, 쑥갓, 깻잎, 풋고추 등을 넣고 무쳐 내는데, 이 역시 멸치회처럼 고추장과 된장을 섞어 무치기도 한다. 하지만 요즘은 채솟값이 워낙 비싸서 전어값보다 채솟값이 몇 배로 드는 경우도 많다.

전어 몇 천 원어치가 어찌나 넉넉한지, 둘이 충분히 먹고 남는다. 다 먹을 자신이 없으면 처음부터 서너 마리를 구이 감으로 남겨 놓는 게 현명하다. 머리나 내장을 제거하지 않고 그냥 등에 어슷어슷 칼집을 낸 후, 소금을 뿌려서 구우면 된다. 전어구이 마니아들은 머리부터 내장까지 모두 먹어야 고소한 제맛을 느낄 수 있다고 하지만, 혹시나 사료 먹여 키운 양식 전어이면 어쩌나 싶어 나는 그냥 살만 발라 먹는다.

그래도 이게 어딘가. 1만 원도 안 들이고, 그럴 듯하게 한 접시 차려 먹을 수 있는 유일한 재료는 전어뿐이다. 전어야, 고마워.

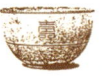

콩잎장아찌, 된장에 박고
멸치젓에 채고.

슬슬 장아찌 생각을 해야 할 계절이다. 여름철에 야들야들한 깻잎이나 오이 같은 것들로 담가 놓은 장아찌들이 시간이 흘러 가을이 되면서 제대로 맛이 들었다. 맨밥도 입에 당기는 천고마비의 계절인데, 짭짤한 장아찌라…… 딱 좋은 반찬이다. 또 한 해 여름의 채소 농사를 정리하면서, 버리기 아까운 것들을 장에 박아 겨울과 내년 봄까지의 밑반찬을 준비하는 계절도 가을이다. 고춧대를 수거하면서 나온 탱탱한 풋고추, 날씨가 서늘해져서 더 이상 자라지 못하고 꼬부라진 오이나 푸른빛이 가시지 않은 풋참외 같은 것들은 이제 간장이나 된장 항아리에 박힐 일만 남았다.

여름에 담근 콩잎장아찌도 이때쯤이면 충분히 익어 맛이 든다. 요즘 들어서 콩잎이 몸에 좋다느니 하는 소리가 나오지만, 예전에야 콩잎은 남부 지방이나 제주도 같은 곳에서나 먹는 식재료였다. 하지만 건강에 대한 관심이 높아지면서 콩잎, 뽕잎, 민들레 등 범상치 않은 재료들이 모두 밥상에 오르내리는 시대가 되었다.

이천 시골에 살 적에 흰콩을 조금 심은 적이 있다. 소꿉놀이하듯 한두 고랑 심은 것이라 메주를 쑬 리도 없고, 그저 초가을 풋콩을 껍질째 삶아 먹을 때 농약 걱정 없이 먹고 싶은 욕심에서였다. 추석쯤 줄기째 단으로 묶어 파는 풋콩을 사다가 깍지째 깨끗이 씻어 소금물에 삶아 먹으면 그 아삭한 맛이 일품이다. 이 맛있는 것을 먹으면서 콩깍지에 묻은 농약 걱정을 해야 하니, 그게 싫었다. 그래서 그저 풋콩 먹을 욕심으로 한 고랑 정도 흰콩을 심은 것이다.

그해 여름에 놀러왔던 제주도 출신의 후배가 콩 심은 걸 보고는 반색을 했다. 점심상에 놓인 쌈장을 보더니, 갑자기 바구니를 들고 나가 밭에서 콩잎을 뜯어 오는 것이 아닌가. 제주도에서는 야들야들한 콩잎을 이렇게 쌈 채소로 먹는단다. 정말 오래간만에 신선한 콩잎 쌈을 먹게 되었다고 싱글벙글 입이 벌어진다. 나도 맛을 보기는 했지만 내 입에는 그저 그랬다. 조금 풋내가 나는 이파리였을 뿐, 상추나 깻잎, 혹은 들판에 지천으로 깔린 왕고들빼기 이파리처럼 맛있지는 않았다.

남부 지방에서 싱싱한 콩잎을 된장에 박아 장아찌를 한다는 말은 들어 본 적이 있다. 그래서 그 친구가 돌아간 다음, 나도 콩잎장아찌에 도전해 보기로 했다. 유리병에 된장을 조금 떠 넣은 후 야들야들한 콩잎을 따서 깨끗이 손질하여 박았다.

사실 나는 시중에서 팔리는 '된장 박은 장아찌'에 불만이 있다. 이런 장아찌는 말 그대로 된장에 채소를 박아서 숙성시키는 것이다. 그런데 시중에서 파는 콩잎, 깻잎, 풋고추, 오이 등의 '된장에 박은 장아찌'는 정작 된장에 박는 방식으로 만들지 않는다. 일단 소금물에 채소를 절여 약간 숙성을 시킨 후, 된장과 다시마 우린 물, 설탕 등을 넣어 만든 소스를 켜켜이 발라 다시 숙성시키

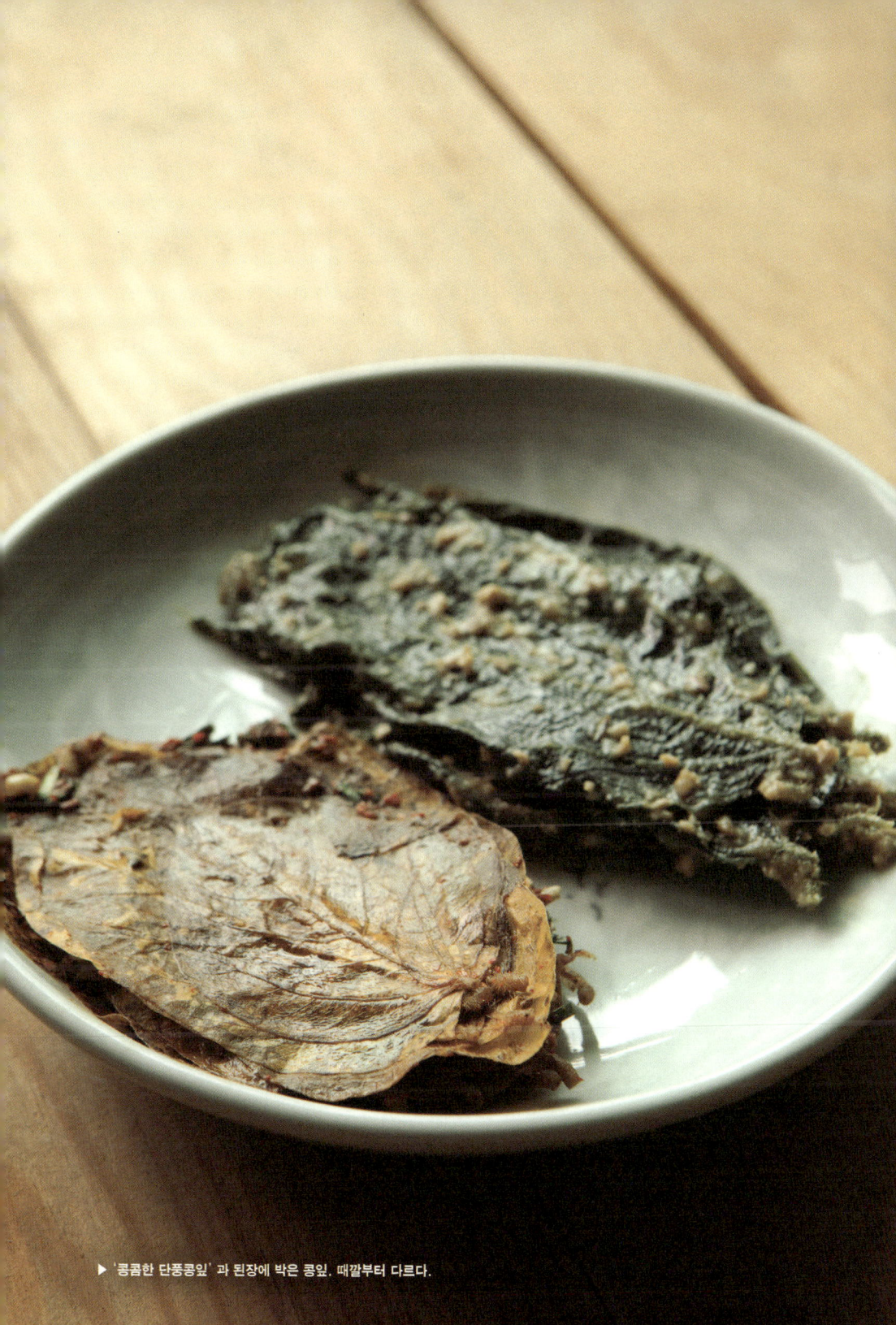
▶ '콩콤한 단풍콩잎'과 된장에 박은 콩잎. 때깔부터 다르다.

는 것이다. 이렇게 소금물에 일차로 절여 만드는 것은 부패하지 않게 하는 방법이기는 하지만, 된장이 아니라 소금으로 간을 하는 것이기 때문에 맛이 별로 없다. 그러니 어쩔 수 없이 된장 소스를 만들 때 다시마 우린 물이나 설탕 같은 것들로 맛을 내는 것이다. 달착지근한 얕은맛이 나는 것은 물론이다.

옛날 엄마가 해 주던 방식은, 채소의 물기를 제거하고 그냥 된장 항아리에 박아, 된장에 절여지고 숙성되어 채소가 거의 된장 맛으로 바뀔 때까지 놓아두는 것이다. 시간도 오래 걸릴 뿐 아니라 무엇보다도 그렇게 박은 된장은 모두 버려야 하니, 그것이 참 아까운 노릇이다. 게다가 된장을 적게 쓰면 바로 상해 버리기 때문에 된장을 아끼지 말아야 한다. 즉 이렇게 진짜 '된장에 박은 장아찌'는 집에서 담근 된장과 간장이 흔하던 시절에 해 먹던 반찬인 셈이다. 다행히 나는 집에서 된장을 담가 비교적 된장이 넉넉했고, 그래서 이런 장아찌를 해 먹을 수 있었다.

초가을쯤 되면 된장에 박혀 있던 콩잎이 누렇게 익는다. 유리병을 뒤적거려 콩잎을 한 끼 먹을 만큼씩만 밥상에 꺼내 놓는다. 설탕이나 다시마 맛 같은 것은 전혀 나지 않는, 오로지 된장 그 자체만으로 짭짤하게 절여진 장아찌는 콩잎 특유의 향취와 된장 맛이 어우러져 있다. 깻잎보다 덜 독하고 순한 맛이다.

그런데 이것보다 더 희한한 콩잎장아찌가 있다. 결혼 직후 시댁에서 먹어 본 음식이었는데, 어떻게 이런 음식이 있을까 싶을 정도로 희한한 반찬이었다. 한마디로 말하면 노랗게 시들어 낙엽으로 떨어지기 직전의 콩잎으로 담근 장아찌인데, 부산, 울산, 포항 같은 남쪽 바닷가 사람들이 즐긴다고 한다. 하도 희한한 음식이어서 어디 사 먹을 데도 없다. 그래서 이천에 살 때 콩을 심은 해에는 남편을 위해 몇 번 만들어 보았다.

늦가을 서리가 내릴 즈음 콩 이파리가 노랗게 변한다. 검은콩, 밤콩 등의 잎은 갈색으로 변하는데, 오로지 흰콩만 이파리가 고운 진노란 빛깔을 낸다. 예쁘게 잘 단풍이 든 콩잎만 골라 따서 소금물에 5일에서 7일 정도 삭힌다. 낙엽이나 다름이 없는 뻣뻣한 콩잎을 소금물에 담가 놓으면, 며칠 후부터는 소금물이 꺼멓게 변색한다. 혹시 썩는 것이 아닐까 싶을 정도이다.

그 시커먼 소금물에서 콩잎을 건져 맹물에 깨끗이 헹군다. 건져 낸 이파리는 여전히 노란 색깔이 남아 있고 맹물에 헹구어도 뻣뻣한 이파리가 흐물거리지도 않는다. 하지만 삭히기 전보다는 약간 부드러운 상태다. 손바닥으로 꼭꼭 눌러 물기를 짜 놓는다.

양념은 멸치젓으로 한다. 생멸치젓으로 하는 것이 가장 맛있지만, 구할 수 없다면 맑은 멸치액젓을 쓰는 수밖에 없다. 생멸치젓의 국물과 마늘, 고춧가루, 깨소금 등으로 양념을 만들어 콩잎에 켜켜이 발라 재어 둔다. 멸치젓 맛이 충분히 밴 며칠 후에 먹는다.

이 콩잎장아찌는 희한한 낙엽 냄새에다 소금물에 여러 날 삭힌 맛, 여기에 멸치젓 냄새까지 어우러져 있다. 우리 집에 놀러왔다가 이것을 맛본 울산 출신의 후배는, 이 콩잎은 '콩콤한' 맛에 먹는 거라며 밥 한 그릇을 다 비웠다. '콩콤한 콩잎'이라! 이 기막힌 말맛에 박장대소했다. 나 같은 서울 입맛의 사람이 먹기에는 거칠거칠하고 뻣뻣한 질감이 다소 부담스럽지만, 짭짤한 멸치젓 맛이 밴 '콩콤한' 콩잎장아찌는 꽤 중독성이 있다.

콩잎장아찌도 사 먹을 수 있다

- 세상이 달라져, 이제 별별 것을 다 인터넷으로 구입할 수 있는 시대가 되었다. 아주 소량만 팔려 일반 시장에서는 다 갖춰 놓을 수 없는 희한한 취향의 식재료와 반찬들을 전국으로 배달해 주는 사이트가 매우 많아진 것이다. 몇 년 전만 해도 부산이나 포항 등지의 시장에 가야 겨우 구해 볼 수 있었던 콩잎장아찌도 이제 전국 어디에서나 주문해 먹을 수 있는 세상이 되었다.

- 포털사이트에 '콩잎', '콩잎장아찌' 등을 검색해 보면 꽤 여러 업체가 뜬다. 그중 대부분은 된장에 박은 콩잎장아찌들이다. '된장 콩잎'이라고 검색하면 이것들은 더 정확하게 찾아볼 수 있다. 대개 고추장, 된장, 간장에 박은 장아찌를 만들어 파는 사이트들에서 판다.
  그중 낙엽 진 '콩콤한 콩잎'을 먹고 싶다면 '단풍콩잎'을 검색해 보라. 딱 한두 군데에서만 판다. 값도 그리 비싸지 않으니 사 먹을 만하다.

- 문제는 양념이다. 아무래도 파는 음식들이라 좀 달아서, 예전의 맛을 기대하는 사람들이라면 실망감이 클 것이다. 어찌 할까 고민하다가 좋은 수를 생각해 냈다. 좀 아깝고 번거로운 일이지만, 깨끗한 물에 양념한 콩잎을 넣고 한번 헹구어 다시 양념을 하는 것이다. 단맛이 많이 도는 양념을 씻어 내고, 꼭 짜서 내 입맛대로 멸치젓 양념을 만들어 켜켜이 발라 재어 놓았다. 이러니 먹을 만하다. 뜻이 있는 곳이 길이 있도다!

일상화된 '배추 대란', 시대극복하기.

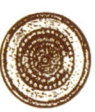

 '배추 대란'이니 '금치'니 하는 이야기는 이제 툭하면 나오는 얘기가 되었다. 몇십 년 전에도 가끔 배추 대란이 있기는 했지만, 이렇게까지 자주 발생하지는 않았다. 근년 들어서는 배춧값 널뛰기가 그저 일상이 되어 버렸다. 어느 때는 폭락, 다시 어느 때는 금값, 이런 식으로 냉온탕을 반복한다. 예측하기 힘든 날씨 변동에 농산물 생산이 고르지 못한 일이 자주 발생하기 때문이다.

 이런 사태에 기름을 붓는 것이 정부이다. 경제 관료들은 수출입이 자유로운 시대가 되어 모자라는 농산물은 수입하면 된다고들 하지만, 국민들 입장에서는 기본적인 농산물의 수급이 불안정해지는 데 대한 불안감과 스트레스가 보통 큰 것이 아니다. 국내의 농산물 생산이 비교적 안정적일 때도 수급 조절을 제대로 못 한 상황인데, 갑작스럽게 불안정해진 상태에서 품귀 현상이 일어나서야 수입을 늘리느니 직거래를 활성화하느니 호들갑을 떤다. 그 사이에

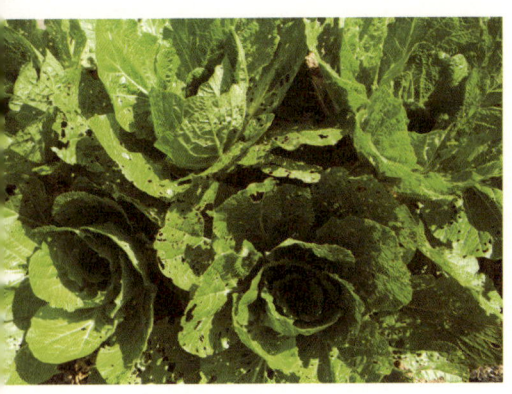
▶ 8월에 씨를 뿌린 김장배추는 10월 초까지도 이 정도밖에 자라지 않는다. 빡빡하다 싶은 것들을 솎아서 겉절이를 하면 맛있다.

몇 달이 흘러가 버려 수입 농산물이 들어올 즈음에는 우리 농산물의 수급 역시 다시 안정되어 또 가격이 폭락한다.

부글부글 끓는 상황에서 정부 관계자가 말실수라도 한 번 하면, 부글거리고 끓는 민심에 성냥불 던지는 격이다. 2010년인가 배추 대란이 났을 때 대통령이 청와대 식단에 배추김치 대신 양배추김치를 올리라고 해서 네티즌들이 분노한 적이 있었다. 양배춧값도 비싼데 무슨 뜬금없는 소리를 하고 있느냐는 것이었다. 국민과 고통을 함께하는 자상하고 꼼꼼한 살림꾼 인상을 주고 싶어서 한 말이겠지만, 국민들은 실제 살림살이도 제대로 모르면서 헛소리하는 것으로 받아들인 것이다.

나는 하필 대통령의 발상이 '양배추김치'로 옮겨 간 것에 웃음이 나왔다. 밥상머리 살림을 잘 모르는 사람들의 뇌리에는 배춧값은 비싸나 양배춧값은 그럭저럭 저렴했을 때 양배추김치를 먹었던 기억이 남아 있을 것이다. 나도 기억이 난다. 1970년대 초중반의 일이었던 것 같은데, 어느 해엔가 배추가 귀해져 양배추김치를 해 먹은 적이 있다. 또 어느 해에는 고추가 귀해져서 당시에는 매우 이례적으로 마른 고추를 수입한 적도 있다. 그때는 이렇게 중국산 농산물이 대량으로 반입되지 않던 시절이어서, 고추 수입이란 생각조차 할 수 없을 때였다. 그해 들어온 고추는 대추처럼 생긴 작은 고추였는데 어찌나 매운지 기겁을 했던 기억이 있다. 이런 농산물 품귀 현상이 종종 있기는 했지만, 대개 한두 품목의 문제일 뿐이어서 다른 재료로 대체할 수 있는 수준이었다.

그런데 요즘은 말이 '배추 대란'이지, 양배추는 물론 무, 상추, 파 같은 온갖 푸성귀의 값이 모조리 폭등하는 식이고, 폭등 폭 역시 어마어마한 수준이다. 폭우가 내려 밭이 다 침수되거나 기온이 예년과 달라 푸성귀가 제대로 생육하기 힘들어져 버린다거나 하는 원인 때문이니, 배추만 문제가 아니라 같은 시기에 생장하는 푸성귀 전체에 문제가 생기는 것이다. 살림 물정에 어두운 위정자의 한두 마디 말실수가 그대로 '염장 지르기'가 될 수밖에 없다.

더위가 가시고 입맛이 돌기 시작하여 맛있는 음식을 해 먹어야 하는 이 가을에, 채솟값 폭등 같은 이야기나 하고 있으려니 참으로 우울하다. 배추김치 없는 밥상을 견디기가 힘들기는 하지만 어쩌겠는가. 없으면 못 먹는 수밖에 다른 도리가 없다. 뭔가 '김치 허기'를 달래 줄 값싸고 쉬운 대체 음식을 생각해야 할 때다.

가장 쉽게 생각할 수 있는 것은 덜 자란 배추, 혹은 얼갈이배추로 겉절이를 해 먹는 것이다. '위로성 발언'을 곁들이자면, 원래 4월부터 10월까지는 실하고 좋은 통배추가 생산되기 힘든 계절이다. 배추는 2~3달 정도를 키워야 알이 밴 좋은 배추로 성장한다. 그러니 3월까지 월동배추나 저장배추를 다 팔고 난 후 4월에 나오는 배추는, 한겨울에 온실에서 싹을 틔워 따뜻한 봄볕에 키운 배추이다. 당연히 이파리만 퍼럴 뿐 늦가을 배추보다 별 맛이 없다.

이후부터 초가을까지 나오는 배추는 모두 고랭지배추이다. 9~10월에 출하되는 배추는 모두 한여름에 씨를 뿌려 키운 것들인데, 문제는 배추란 것이 평균 기온 25도가 넘으면 싹도 안 나고 제대로 자라지도 못한다는 점이다. 그래서 9~10월에 나오는 배추는 대부분 여름에 시원한 고랭지에서 키운 배추이다. 역시 가을의 김장배추 맛과는 비교할 수 없는 싱거운 맛이다. 그에 비해 김장배추는 8월 초순에 싹을 뿌리고 하순에 모종을 옮겨 심어 통배추로 키워 낸다. 그러니 10월의 배추란 아직 통배추 꼴이 되지 못한 어중간한 것들뿐이다. 말하자면 이 시기에는 그냥 덜 자란 푸른 배추로 겉절이를 해 먹는 것이 오히려 정상적인 일이라 할 수 있다.

물론 이 시기에 겉절이 감으로 맛있는 배추는 여름에 주로 먹는 얼갈이배추가 아닌, 김장배추를 키우다가 솎아 낸 것들이다. 얼갈이배추와 김장용 통배추는 종자부터가 다르다. 김장용 배추는 처음부터 육질이 탱탱하고 맛이 진하며 얼갈이는 길이만 길쭉하며 맛이 좀 싱겁다. 그러니 여름에는 싱겁고 시원한 얼갈이배추로 물김치를 담가 먹으면 어울리지만, 가을에 접어들어 짭짤하고 매콤한 겉절이를 해 먹을라치면 당연히 맛이 진한 김장배추 솎음으로 해 먹는 것이 훨씬 맛있는 것이다.

하지만 배추 대란인 시대에 찬밥 더운밥 가릴 처지가 못 된다. 폭우 때문에 푸성귀 품귀가 생긴 것이라면 얼갈이배추조차 비싸기는 마찬가지일 테니, 이나마도 먹을 수 있으면 감지덕지 아닌가. 단 얼갈이배추는 심은 지 15~20일 정도면 먹을 수 있다. 따라서 통배추에 비해 비교적 수급 불안정에 빨리 대응을 할 수 있는 품목이다.

살짝 절인 배추에 멸치젓이나 새우젓 같은 젓갈로 짭짤하게 간을 해서 무친다. 마늘은 안 들어갈 수 없지만, 파는 비싸다면 빼도 된다. 대신 양파를 채 썰어 넣으면 아쉬운 대로 괜찮다. 겉절이를 담글 때는 익혀 먹는 김치를 담글 때보다 설탕을 약간 더 넣는 것이 좋다. 먹기 직전에 깨소금과 참기름을 살짝 가미하면 감칠맛이 난다.

혹시라도 솎은 김장용 배추를 구할 수 있다면, 썰어 담그는 김치를 담글 때처럼 버무려서 살짝 숙성시켜 먹어도 좋다. 새콤하게 익기 시작한 솎음배추 김치는 어설픈 고랭지 통배추로 담근 김치보다 훨씬 맛있는 계절의 별미이다.

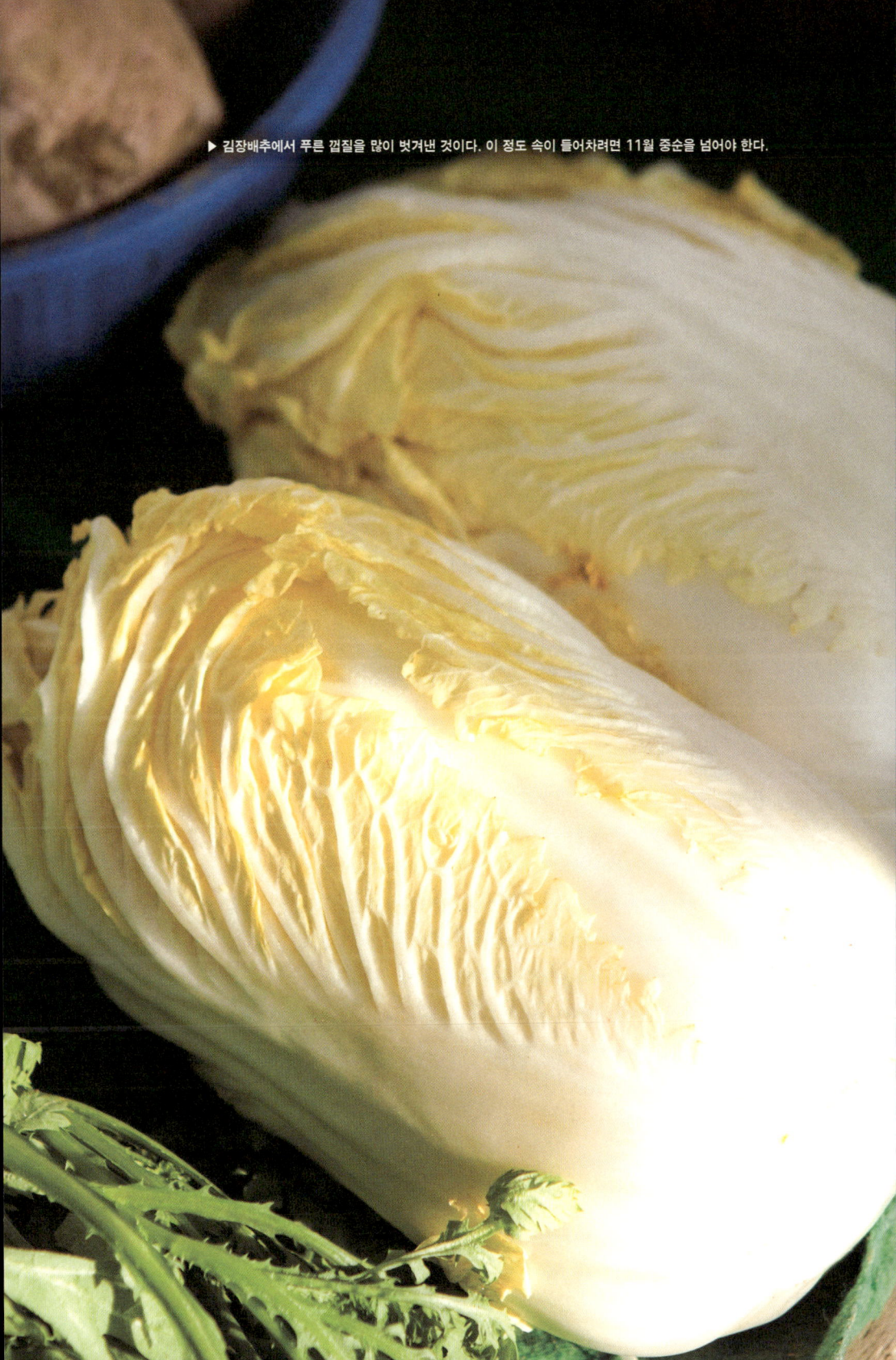

▶ 김장배추에서 푸른 껍질을 많이 벗겨낸 것이다. 이 정도 속이 들어차려면 11월 중순을 넘어야 한다.

하지만 이런 배추는 대도시의 슈퍼마켓에는 나오지 않는다. 혹시 시골 오일장에는 밭에서 직접 뽑아 가지고 나온 것들이 있을는지 모르겠다. 그렇지 않으면 직접 가꾸어야만 먹어 볼 수 있는 귀물이다.

푸성귀가 모두 품귀 현상을 빚는 때라면 뭇값도 비싸기는 마찬가지이다. 이제 무 하나에 4천 원씩 가격표가 붙어 있어도 별로 놀라지 않는 세상이 됐다. 그래도 무가 통배추보다는 싸다면, 이것으로 깍두기를 담가 먹으면 돈이 좀 덜 든다. 하지만 이것조차 비싸서 망설여진다면, 양을 좀 늘리는 방법을 써 보는 것도 괜찮다. 물을 많이 넣는 동치미를 담그는 것이다.

아직 무가 그리 맛있는 계절은 아니지만 그래도 썰어 담그는 동치미이니 먹을 만하다. 게다가 동치미는 세상에서 가장 쉽고 편한, 기초적인 김치이다. 무를 깨끗이 씻어 나박나박 썬다. 그대로 물과 섞어 통에 넣고 소금과 설탕으로 간을 한다. 무에 간이 뱄을 때를 예상하여, 보통의 입맛보다 좀 짜고 달게 간을 해야 한다. 특히 설탕은 익으면서 초산으로 발효되어 새콤하게 하는 역할을 하기 때문에 익고 나면 단맛이 훨씬 줄어드니, 그것을 예상하고 넣어야 한다. 초심자가 간을 맞추는 가장 현명한 방법은 여러 번 맞추는 것이다. 담근 지 하루쯤 지나 무 건더기에 간이 배면 다시 한 번 맛을 보고 소금 간을 한다. 이렇게 하면 거의 틀림이 없다.

양념도 별것 안 해도 된다. 생강과 마늘을 얄팍하게 썰어 조금 넣고 쪽파나 파를 길쭉하게 썰어 띄우면 그만이다. 양념을 다져 넣으면 국물이 지저분해지니 썰어서 넣는 것이다. 설탕 대신 배와 양파, 생강과 마늘을 즙으로 만들어 넣으면 더 맛있기는 하다. 하지만 귀찮으면 그냥 설탕을 쓰고 양념은 썰어 넣어도 무방하다. 파가 없으면 겉절이를 담글 때처럼 양파를 채 썰어 넣어도 아쉬운 대로 괜찮다.

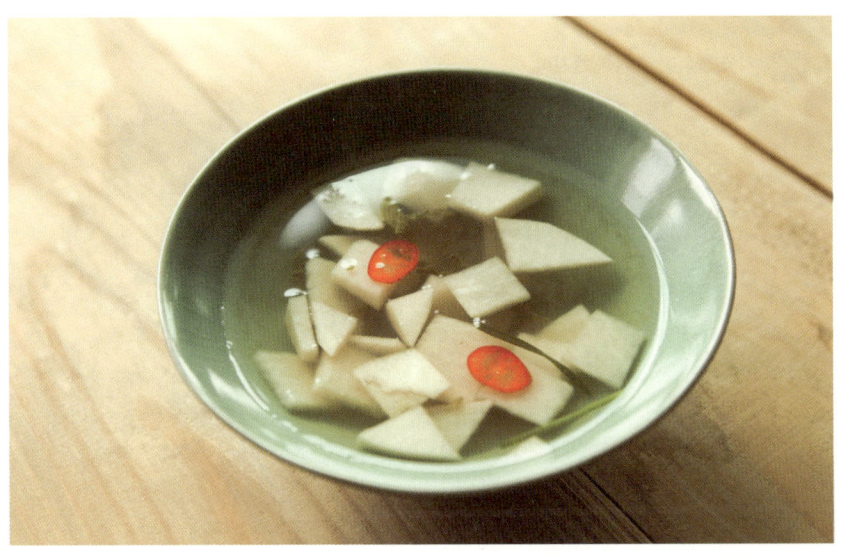

▶ 김치 대란을 이겨내기 위한 지혜, 나박김치

실내에서 사나흘 지나면 국물에 거품이 생기면서 새콤한 냄새가 나기 시작한다. 이때 국물 속에 잠긴 건더기와 뜬 건더기가 다른 속도로 익으니 전체를 휘저어 주는 것이 좋다. 간이 불안하면 이때 다시 한 번 맛을 보라. 단맛이 현격하게 달라져 있는데, 이때 자신의 입맛에 맞추어 간을 다시 하면 좋다. 이런 방식으로 한두 번 해 보면 처음부터 간을 맞추는 데 능숙해진다.

동치미는 물이 많이 들어가므로 무가 많이 필요하지 않다. 작은 무 하나만으로도 통이 꽉 차고, 큰 무는 반 개 정도만 해도 넉넉한 양이 나온다. 나머지는 깍두기로 버무려 놓으면 무 한 개를 알뜰하게 쓰는 셈이다.

이밖에도 미역이나 다시마, 콩나물 같은 것들을 많이 먹으면 만성화된 배추 대란 시대를 그럭저럭 쉽게 버틸 수 있지 않을까. 물론 '김치 허기'야 완전히 해소할 수 없겠지만 말이다.

겨울 동치미와 여름 동치미

● 정확하게 말해서 여름에 담그는 것을 동치미라고 말할 수는 없다. 동치미는 말 그대로 겨울에 담그는 김치이기 때문이다. 여름 것은 맑은 나박김치란 말이 더 적확할 수 있다. 어쨌든 고춧가루 없이 맑은 국물에 무가 동동 떠 있는 김치를 일반적으로 동치미라 부르지만, 여름과 겨울의 것은 만드는 방법도 맛도 모두 다르다.

● 겨울 동치미는 달지 않고 맛이 깊다. 무가 가장 맛있는 김장철에 무를 세로로 2등분 혹은 4등분하여 물에 비해 소금을 많이 넣고 담근다. 무가 절여지면서 물이 많이 나오므로, 물은 많이 넣을 필요가 없다. 생강은 얄팍하게 썰고 쪽파는 썰지 않은 채 그대로 함께 넣는다. 풋고추를 소금물에 삭힌 것을 함께 넣어도 좋고, 씨만 뺀 배를 함께 넣으면 더 좋다. 단 설탕은 넣지 않는다. 재료들을 모두 섞어 김장 항아리에 넣어 두면 추운 날씨에 천천히 익는데, 무가 충분히 절고 맛이 들었으면 꺼내어 먹는다. 애초부터 간이 싱거워 독에서 새콤하게 익었다면 독에서 무를 꺼내 썰고, 국물을 함께 놓으면 된다. 그러나 좀 짜게 담근 경우에는 웬만해서는 새콤하게 익지 않는다. 그럴 땐 조금씩 가져다가 다시 익혀서 먹으면 맛있다. 무를 얄팍하게 썰고, 쪽파도 먹기 좋은 크기로 썬 다음, 항아리의 짠 국물을 조금 떠다가 물과 적절히 섞는다. 그러고는 적당한 크기의 김치통에 넣고 실내에서 며칠 익힌다. 고추 삭힌 것은 이때 넣어도 된다. 오래 숙성된 무와 양념의 깊은 맛이 제대로 된 동치미 맛을 낸다.

● 앞에서 얘기했듯 여름 동치미는 일종의 나박김치이다. 무를 나박하게 썰고 소금과 설탕으로 간을 한 물에 파, 마늘, 생강 썬 것을 넣어 실내에서 빠르게 익힌다. 기호에 따라서 미나리를 썰어 넣어도 좋다. 약간 달착지근하면서도 새콤하게 익은 시원한 국물 맛으로 먹는 것이다. 이런 나박김치들은 겨울에 배추와 무를 섞어 별미로 조금씩 해 먹어도 좋다. 배추와 무 모두 맛있는 계절이기 때문이다.

> 제철 맞은 꽃게와 돌게의 맛
> 이것이 밥도둑.

가을철은 땅에서만 풍성한 계절이 아니다. 해산물도 풍성하여 여기저기에서 대하축제, 꽃게축제 등이 열린다. 이런 갑각류들은 가을을 맞아 살이 통통하게 오르고 알이 배며, 아무래도 날이 선선하여 한여름보다는 날것으로 먹기에 마음이 편하다. 드디어 게장을 만들어 먹을 계절이 돌아온 것이다.

사람들은 흔히 시장에서 게를 사 먹을 때 오로지 꽃게만을 찾는다. 하지만 간장게장 감으로 최고는 참게이고, 그게 너무 비싸 여의치 않다면 오히려 돌게가 낫다. 참게나 돌게는 모두 꽃게보다 크기가 작고 껍질이 두꺼운 종자들이다. 그런 조그만 것이 먹을 게 뭐가 있겠느냐고 하겠지만, 바로 그 때문에 이것들은 게장으로 만들어 먹기에 좋다. 꽃게는 크기가 크며 살이 많고 물러서 찜이나 찌개 같은 요리에 적당하며, 게장을 담그면 달착지근하고 살 많은 맛으로 먹게 된다. 그에 비해 크기가 작은 돌게나 참게는 작은 대신에 살이 단

秋 ⊙ 10月

단하여 짭짤하고 담백한 간장게장 감으로 그만이다.

　간장게장으로 참게가 좋다는 것을 모를 사람이 누가 있겠는가. 하지만 너무 비싸다. 한때는 중국산이 들어와 게장 재료로 팔렸지만 그 역시 그리 싸지 않았다. 1990년대 초부터 양식이 시도되기 시작하여, 게장 감 양식 게가 본격적으로 생산되기 시작한 것은 불과 10년 남짓이라 하니, 아직은 값이 부담스럽다. 게다가 오염되지 않은 1, 2급의 민물, 그것도 물 온도가 따뜻한 곳이어야 하고, 장소도 넓어야 한다고 하니, 가지가지로 까다롭다.

　그에 비해 돌게는 저렴하게 구할 수 있다. 수산 시장이나 큰 재래시장에 가면 그물 속에서 어기적거리는 거무튀튀한 작은 게를 볼 수 있는데, 그게 바로 돌게이다. 수컷은 꽤 큰 것도 있으나 꽃게보다 몸통이 다소 동그랗고, 집게발이 몸에 비해 매우 크다. 암컷은 집게발이 크지 않고 몸통도 수컷보다 훨씬 작다. 꽃게처럼 비싸지도 않고 게다가 많은 양이 팔리는 것도 아니어서 수족관이나 톱밥 상자에 담아 옮기는 경우는 거의 없고, 그냥 하루치 팔 만큼씩 그물에 담아 오는 경우가 태반이다. 꽃게 가격은 봄에는 비싸고 가을에는 비교적 싸다. 그런데 돌게 가격은 가을 꽃게 가격보다도 싸다. 게다가 꽃게장은 워낙 커서 몇 마리 건져 먹으

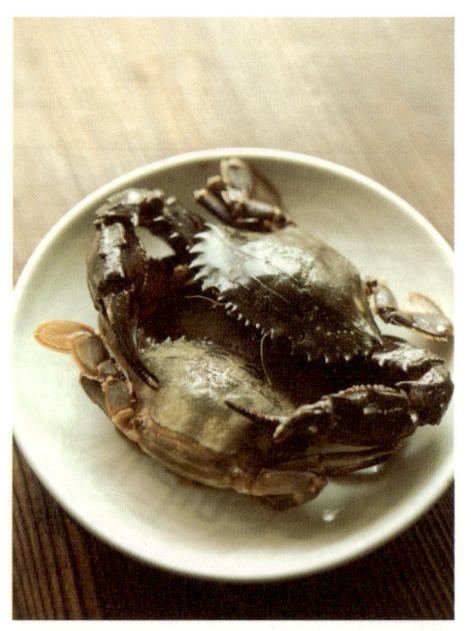

▶ 돌게. 집게발이 큰 것이 수컷, 작은 쪽이 암컷이다.

면 금방 바닥이 드러난다. 하지만 돌게는 자잘한 것들이고 간도 짜게 배어, 1킬로그램만 담가도 한참 먹을 수 있다.

간장게장 담그는 방법은 의외로 간단하다. 대개 인터넷 등에서 공개하는 레시피는 간장에 소금과 물, 마른 대추, 감초, 청주, 생강 등을 넣고 끓였다가 식혀서 게에 부으라는 것인데, 나 같은 귀차니스트는 이것도 번거롭다. 내 식대로 하면 공장제 간장과 조선간장, 물, 설탕, 마늘만 넣는다. 게가 워낙 맛있는데 무슨 재료가 그리 많이 필요하겠는가. 이때 주의할 점이 있다. 두 가지 간장 중에서 조선간장으로 주로 맛을 내고, 공장제 간장은 감칠맛을 위해서 약간만 넣어야 맛이 깔끔하다는 것이다. 공장제 간장만으로 담그면 특유의 냄새가 너무 많이 나고 들척지근하여 먹을 수가 없다. 만약 조선간장이 없다면 어쩔 수 없이 소금을 써야 하는데 이 경우 마른 대추, 감초, 다시마 우린 물, 청주 등을 넣어 우린 물을 간장과 섞어 부어야 한다.

간은 좀 짠 것이 정상이다. 돌게는 크기가 작기 때문에 간이 깊숙이 배어 맛이 짜진다. 그래서 맛있다. 짭짤하게 속까지 간이 밴 맛, 이게 추억의 간장게장 맛이다. 사실 이 대목에서 나는 음식점의 간장게장에 대해 불만이 많다. 첫입에 맛있다는 느낌을 주기 위해서인지, 음식점 간장게장은 대부분 지나치게 싱겁고 달다. 큰 꽃게로 담근 게장은 워낙 살이 많아 단맛이 강한데, 여기에 설탕을 더 넣었다는 느낌이 드는 경우가 많다. 그러니 설탕은 아주 자제해서 넣어야 한다. 그저 짠맛을 다소 가시게 하는 정도로 넣는 것이 적당하다. 즉 음식점 간장게장 맛을 기준으로 설탕 양을 맞추면 너무 달아서 맛이 떨어진다.

게는 일단 칫솔로 구석구석 씻어야 하는데 그렇게 힘든 과정은 아니다. 씻은 게는 체에 밭쳐 물을 좀 뺀다. 키친타월로 물기를 닦아서 담그면 비린내가

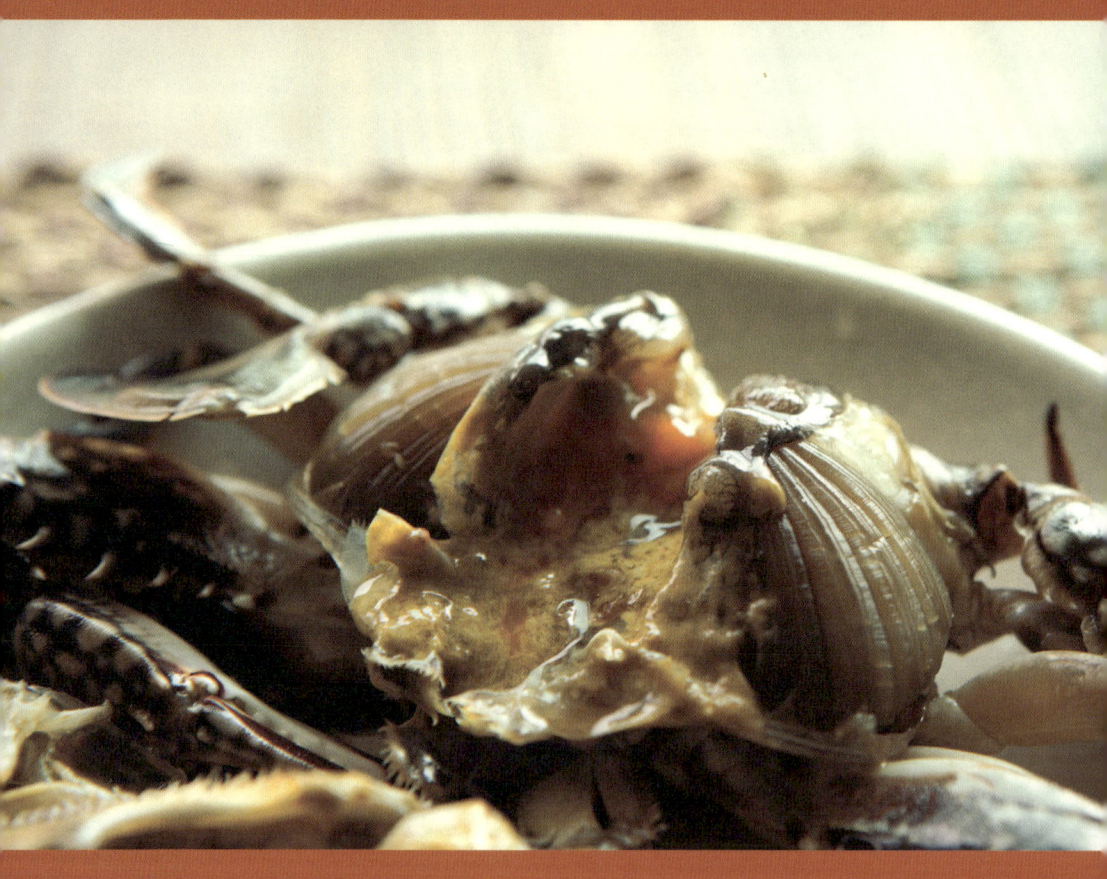

▶ 꽃게로 담근 간장게장. 달착지근한 살과 고소한 노란 알을 보면 밥 생각이 절로 난다.

가셔서 더 맛있다. 게를 차곡차곡 용기에 넣고 준비된 간장 국물을 붓는데, 역시 귀차니스트인 나는 처음에는 끓이지 않고 그냥 붓는다. 어차피 게를 씻고 나서 물을 깨끗이 제거할 수는 없는 노릇 아닌가. 그러니 처음에 끓이는 것은 별 의미가 없다고 판단하기 때문이다. 이것을 냉장고에서 하루쯤 둔 후 간이 좀 배었다 싶으면 그때 국물만 따라서 끓였다가 식혀, 다시 고스란히 붓는다. 냉장고에 보관하고 2~3일째부터 먹기 시작한다.

담근 지 3일째부터 10일 정도까지의 간장게장이 가장 맛있다. 10일 정도 지나면 불안하니 국물을 다시 끓이는 게 좋은데, 이쯤 되면 간도 너무 짜지기 때문에, 그냥 소량씩 만들어 열흘 안에 다 먹어 치우는 것이 현명하다. 두 번째 담글 때부터는 앞서의 게장 국물을 다시 이용할 수 있으니 간장 아까워할 일도 없다.

이런 돌게 간장게장은, 짠맛 때문인지 게살 날것의 맛 때문인지 혀가 약간 알알한 느낌이 있는데, 그게 아주 매력적이다. 꽃게 살보다 육질이 단단하니 질감도 일품이다. 작은 살 한 덩어리를 밥에 얹어 먹고, 게딱지 속에 붙은 것까지 젓가락으로 남김없이 싹싹 긁어 먹는다. 그래도 가장 매력적인 맛은 배 속에 든 '장', 즉 알이다. 주황빛 알의 고소하고 달착지근한 맛을 무엇에다 비하랴.

꽃게로 만드는 간장게장도 방법은 동일하다. 꽃게 자체에 살이 많고 더 달착지근하니 단맛과 감칠맛은 더 줄여도 된다. 즉 설탕과 공장제 간장을 더 줄여도 된다는 뜻이다. 꽃게는 크기가 커서 아무래도 속까지 간장 맛이 배려면 시간이 좀 걸린다. 그래서 꽃게 간장게장은 속까지 간이 덜 밴, 심심한 꽃게 생살 맛을 즐기는 것이다. 대신 암꽃게로 게장을 담그면, 노란 꽃게 알 맛이 아주 매력적이다. 돌게에도 알은 있으나 아무래도 양이 적어서 이렇게 풍부한

秋 ⊙ 10月

맛을 즐기기는 힘들다. 가을에는 꽃게값이 다소 저렴하니, 봄에는 엄두를 내보기 힘든 꽃게 간장게장도 시도해 볼 만하다.

그럼 양념게장은 어떻게 만들까? 나는 양념게장도 꽤 즐긴다. 양념게장은 확실히 살 많은 꽃게로 해야 제격이다. 보통 시중에서 파는 양념게장은 고춧가루와 물엿을 많이 넣어 단맛이 강한데, 이렇게 강한 양념 때문에 게 본연의 맛을 느끼기 힘들다. 음식점에서 반찬으로 내놓는 양념게장은 국산 꽃게에 비하자면 맛이 맹탕이나 다를 바 없는 베트남산 냉동 게로 만드는데, 이렇게 강한 양념 맛 때문에 게 속살 맛이 어떤지는 잘 느끼지 못하고 지나가 버린다.

내가 좋아하는 방식은 게를 도막 내어 다리를 반씩 자르고 몸통 속의 살과 알 등을 모두 꺼낸 다음(이 과정에 손이 많이 간다.), 양념간장 만들 때처럼 공장제 간장과 조선간장, 파, 마늘, 고춧가루 약간, 깨소금을 넣고 버무리는 것이다. 생강은 넣지 않은데, 자칫 맛이 씁쓸해질 우려가 있기 때문이다. 설탕이나 물엿 역시 전혀 넣지 않고 고춧가루 범벅도 하지 않아, 게 본연의 달착지근한 속살 맛과 싱싱한 해물의 냄새를 가장 잘 즐길 수 있는 방식이다.

양념게장은 한두 끼에 후다닥 먹어 치워야 한다. 딱 한두 마리만 사서 양념을 하고, 파와 마늘, 깨소금 등 양념 맛이 살아 있을 때 먹어야 제맛이다. 양념한 게살을 밥에 올려 먹으면 밥이 입에 들어가자마자 꿀꺽 넘어간다. 남은 양념간장 국물까지 싹싹 밥을 비벼 먹으면 어찌나 맛이 있는지.

하여튼 간장게장이든 양념게장이든 게장은 모두 밥도둑이다. 천고마비의 계절, 여기저기에서 살찌는 소리가 들리는구나!

토란. 아릿하고 포근한 가을의 맛

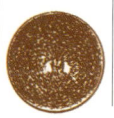

나에게 익숙한 서울·경기도의 입맛과 비교해서 전북의 외가 입맛, 경남 바닷가의 시댁 입맛이 현격하게 다르다는 것을 깨달은 사례가 꽤 있는데, 토란도 그런 것 중의 하나였다.

어릴 적 가끔 외삼촌들이 서울로 시집간 큰누나(우리 엄마)네에서 겪은 문화 충격을 회고하며 웃을 때가 있었는데, 단골 레퍼토리가 바로 토란이었다. 큰외삼촌이었나 둘째외삼촌이었나. 하여튼 사돈댁에 와서 대접 받은 밥상에 고기를 넣고 끓인 토란국이 올라와 있었단다. 난생처음 보는 음식이었다. 처음에는 무슨 감자가 이렇게 생겼을까 생각했단다. 그런데 웬걸. 숟가락으로 떠서 입에 넣은 그 감자 같은 건더기가 아릿한 냄새를 풍기는 게 아닌가. 거기까지는 참을 만했단다. 그런데 미끈거리기까지 하다니! 입속에서 이리 미끈, 저리 미끈 굴러다니다가 튀어나오려는 것을 가까스로 넘겼단다.

개성 출신으로 서울에서 오래 산 친정집 밥상에는 토란이 곧잘 올라왔다.

秋 ⊙ 10月

가을과 겨울 내내 토란국을 종종 먹었고, 간장으로 간을 하여 달착지근하게 조린 토란조림도 맛있는 반찬이었다. 감자보다 비싸서 자주 먹지 못했을 뿐이지, 그 독특한 향취와 품격은 감잣국이나 감자조림에 비할 바가 아니다. 그런데 외가 식구들은 이렇게 맛있는 음식을 도저히 먹지 못할 음식으로 묘사한 것이다. 나는 외가 식구들의 이야기가 매우 흥미로웠다.

울산과 부산에서 사시다 1960년대에 상경한 시댁에서 역시 아예 토란이란 식재료를 쓰지 않았다. 그럼 추석에는 무슨 국을 먹느냐고? 무와 콩나물을 넣고 고춧가루를 풀어 뻘겋게 끓인 고깃국이었다. 평소에도 고춧가루 풀어 끓인 국을 거의 구경해 보지 못했던 서울내기인 나는, 추석 같은 명절에 뻘건 국을 끓이는 것에 문화적인 충격을 받았다. 서울내기의 감각으로는 다소 '상스럽다'는 느낌이 들었기 때문이다. 그런데 나중에 만난 경상도 사람들은 모두 이 국을 사람들이 많이 모이는 집안 행사나 제사 때 먹는, 맛있는 음식으로 기억했다. 하긴 뻘건 국이 상스럽다는 생각은 얼마나 서울 중심적인 편견인가.

남편은 토란국이란 음식을 서울에 와서야 처음 알았다고 했다. 토란조림은 듣도 보도 못한 음식이란다. 내가 아는 부산 출신 선배 역시, '추석 음식은 토란국과 송편'이라고 학교에서 배웠고 시험문제에 나오기도 했지만, 실제로 먹는 것을 본 적은 한 번도 없다고 했다. 참으로 희한한 일이다. 경상도에서는 어느 곳보다도 토란줄기 나물을 즐긴다. 볶아 먹기도 하고 육개장에 넣어 먹기도 한다. 그런데 정작 토란국, 토란조림은 먹지 않으니 줄기 밑에 달린 토란들은 다 어떻게 먹는지 참으로 궁금하다.

전라도에서는 토란을 먹기는 한다. 대표적인 음식이 들깨를 갈아 끓인 국물을 자작하게 부어 토란과 함께 끓이다가, 쌀가루를 풀어 더욱 걸쭉하게 만든 독특한 토란탕이다. 격조 있는 전주 음식점에서 가끔 만날 수 있는 이 음식

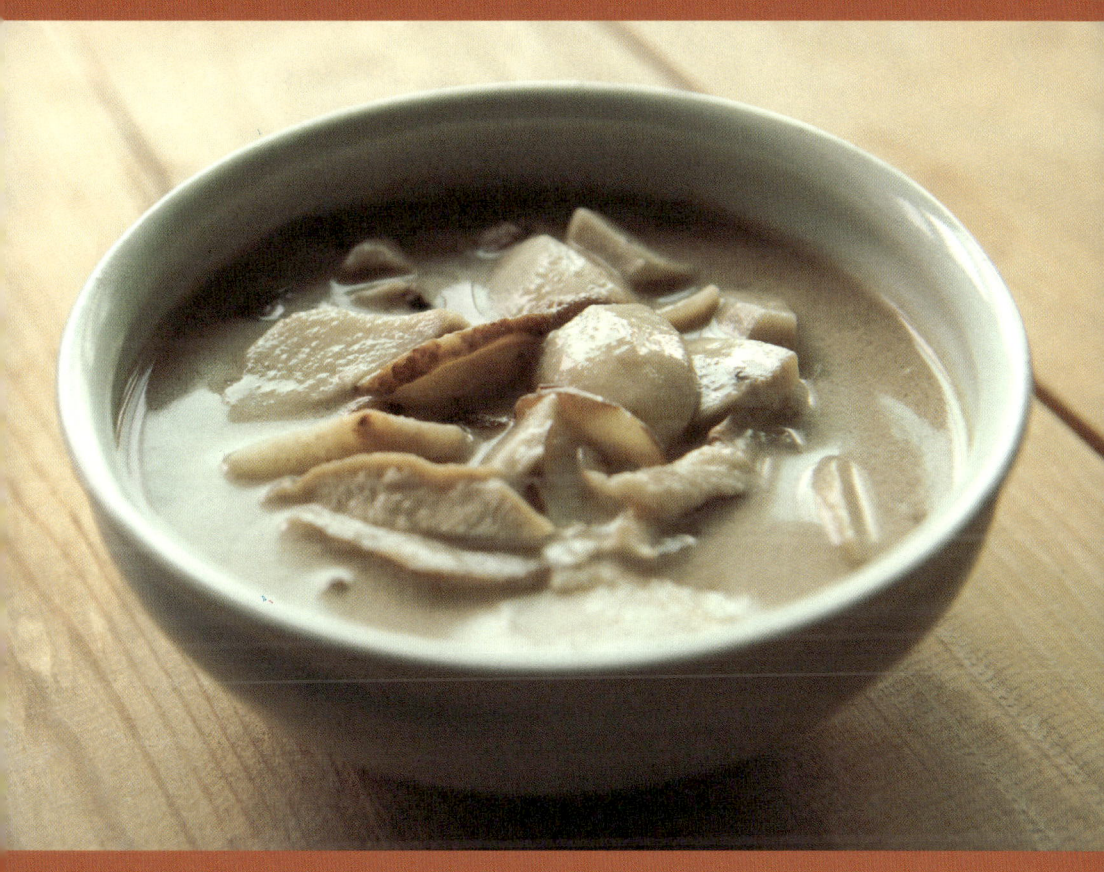

▶ 고소한 들깨 향 가득한 가을의 별미 토란들깨탕

은 오히려 나에게 매우 낯선 음식이었다. 국인지 반찬인지, 아니면 죽인지 장르조차 불분명해서 더욱 낯설었는지도 모른다. 요즘처럼 코스요리가 흔했다면 애피타이저라고 치부했겠지만, 그 심심한 음식이 한 상 가득히 쫙 깔리는 한정식 반찬 중 하나로 나오니 꽤나 헷갈렸다.

내가 직접 음식을 해 먹어 보면서야 왜 전라도에서 들깨를 넣은 토란탕을 즐기는지, 그런 토란을 먹던 외가 식구들이 토란 넣은 고깃국에 왜 질색을 했는지 어렴풋이 깨달았다. 들깨를 넣어 토란을 끓이면 토란의 아릿한 냄새가 전혀 나지 않는다. 들깨 향이 워낙 강해서 토란 냄새가 완전히 묻혀 버리는 것이다. 게다가 들깨와 쌀가루를 섞은 걸쭉한 국물 덕분에 토란 특유의 미끈거리는 감촉도 크게 줄어든다.

나는 이 토란탕을 조금 응용한 음식을 즐긴다. '토란들깨탕'이다. 토란은 겉껍질을 깨끗이 벗겨 적당한 크기로 잘라 놓는다. (토란 즙에 가려움을 타는 사람은 고무장갑을 끼어야만 한다. 나역시 그래서 이 과정이 가장 힘들다.) 들깨는 생들깨를 쓰는 것이 좋다. 가게에서 파는 껍질 깐 들깻가루를 풀어 넣으면 편하기는 하다. 하지만 이것은 볶은 들깨라서 생들깨의 향긋하고 신선한 맛이 좀 떨어진다. 생들깨를 모래가 섞이지 않게 잘 씻고 일어서 믹서에 간 다음 고운 체에 걸러 뽀얀 국물만 받아 놓는다. 이 과정도 매우 번거로워서 나는 기계의 도움을 받는다. 두유제조기에 넣고 돌리면 뽀얀 들깨국물을 쉽게 만들 수 있다.

토란과 표고버섯 등의 재료에 들깨국물을 넣어 끓이면 내가 원하는 음식이 완성된다. 냉장고에 쇠고기가 있다면 채를 썰어 약간 넣어도 좋은데, 이 경우에는 마늘이 들어가야 한다. 간은 소금이나 조선간장으로 한다. 이렇게만 해도 완성이지만, 나는 여기에다 조랭이떡이나 가래떡 썬 것을 마지막에 넣어 함께 끓인다. 이렇게 끓인 전골은, 밥 없이 이것만 먹어도 한 끼 식사로 충분하다. 향긋하고 고소한 들깨국물에 포근한 토란, 쫄깃한 떡의 궁합이 환상이다.

그러나 여전히 아쉬움이 있다. 토란의 아릿한 맛이 너무 사라져 버리는 것이다. 남편 구미를 맞추느라 들깨전골로 만족하려 했는데, 안되겠다. 결국 쇠고기 사태를 사다 서너 시간 푹 고았다. 고기 고면서 마지막에 마른 다시마를 넣으면 감칠맛과 시원함이 더해진다. 다시마를 넣을 즈음 두부를 통째로 넣어 함께 삶아도 좋다. 고기 국물을 식혀서 기름을 말끔하게 걷고 삶은 고기를 찢고 두부를 적당한 크기로 썰어 넣은 후, 토란을 넣어 다시 한 번 끓이면 국이 완성된다. 간은 당연히 조선간장으로 한다.

벌써 아침나절이 써늘하게 느껴지는 이 계절. 아침상에 쇠고기 토란국을 올리면 좋다. 전날 밤에 준비해 둔 국물에 토란과 대파를 듬성듬성 썰어 넣어 끓인 국을 훌훌 떠먹으면 어찌나 좋은지. 아릿한 국산 토란 향이 일품이다. 배 속부터 시작하여 몸 전체가 뜨뜻해지면서 몸이 확 풀린다. 부산 출신 남편도 이제 이 맛을 아는지, 국을 떠먹으며 이마에 땀을 훔친다.

토란들깨탕, 내키는 대로 만들기

- 이 음식은 사람마다 취향이 좀 다르다. 고소하고 진한 맛을 원하는 경우에는, 먼저 토란을 들기름에 볶다가 들깨 갈아 만든 걸쭉한 국물을 넣는다. 볶을 때 버섯이나 무를 함께 넣기도 한다. 국물도 쇠고기 육수, 혹은 멸치 육수를 내어 붓는 사람도 있다. 내 취향은 비교적 맑고 깨끗하게 먹는 것이다. 생들깨의 깨끗한 맛을 원하니 구태여 들기름에 재료를 볶고 싶지는 않다. 그래서 그냥 들깨국물을 만들어 거기에 토란과 표고 등을 썰어 넣어 끓인다. 쇠고기나 멸치처럼 단백질을 쓰면 감칠맛이 강해지기는 하는데, 들깨가 워낙 맛있는 재료라 그냥 끓여도 충분히 맛있다.

- 들깨와 함께 끓인 토란도 미끈거리고 아린 냄새가 난다고 싫어하는 사람이 있다면, 어쩔 수 없이 물에 한 번 데친 후 조리를 해야 한다. 아예 껍질째 끓는 물에 살짝 데치면

껍질 까기가 편하다는 사람도 있다. 하지만 나는 생토란을 그냥 쓰는 것을 더 좋아한다. 그 아릿한 토란 향을 즐기기 때문이다. 이렇게 취향이 가지가지이니 "그냥 취향대로 하세요."라고 말하는 편이 속 편하다.

- 시중에 파는 들깻가루는 두 가지이다. 먼저 껍질째 간 것인데, 이것은 주로 보신탕 등에 넣어 먹는다. 다른 하나는 껍질을 까서 간 것으로, 여러 가지 요리에 쓴다. 그런데 슈퍼마켓에서 파는 것을 잘 보면, 녹말가루나 감잣가루, 쌀가루 등을 애초부터 섞어 놓은 들깻가루가 가끔 있다. 이 가루는 직접 뜨거운 물에 넣으면 덩어리가 생겨 풀기가 힘들다. 반드시 찬물에 풀어야 한다.

풋대추와 홍옥 향을 싣고 가을은 지나간다.

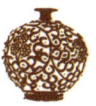

짧은 봄만큼이나 짧은 가을이 아쉽다. 가을은 겨드랑이 사이로 혹은 손가락 사이로 뭔가가 슥 빠져나가는 듯한 진한 아쉬움을 남기는 계절이다. 이영훈과 이문세 콤비가 만들어 낸 「사랑이 지나가면」이나, 1950년대 박인환의 시에 곡을 붙인 「세월이 가면」의 "그 벤치 위에 나뭇잎은 떨어지고 나뭇잎은 흙이 되고 나뭇잎에 덮여서 우리의 사랑이 사라진다 해도" 같은 구절이 유난히 생각나는 것도, 바로 순식간에 지나가 버리는 듯한 가을의 느낌 때문일 게다.

풍성한 가을철 과일들도 계절 따라 막 지나가고 있다. 가을에 수확하는 과일의 상당수는 겨울까지 저장해 두고 먹는 것들이지만, 이 계절이 '지나가 버리면' 다시 1년을 기다려야 하는 것들도 많다.

나는 끝물 과일을 좋아한다. '신상'을 원하는 요즘의 소비 패턴은 과일에서도 나타나, 늘 제철보다 이른 과일들에 집중하게 된다. 하지만 사실 이렇게 철

秋 ⊙ 10月

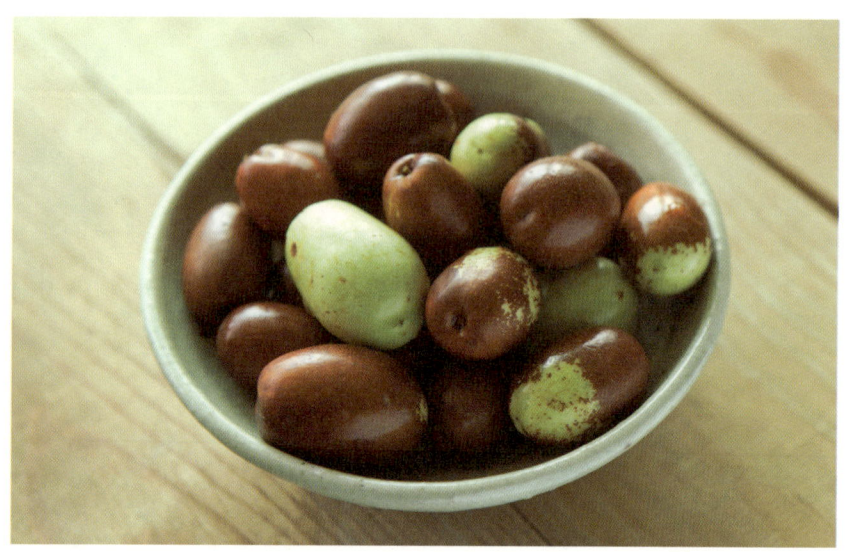
▶ 아작한 생대추를 안 먹고 지나가면 가을이 아쉽다.

이른 과일은 맛이 어설프다. 진짜 제맛이 드는 계절까지 진득하게 기다리는 것이 옳고, 특히 제철을 살짝 지난 끝물이 되면 과일 맛이 더 진해진다. 게다가 비닐하우스 재배가 아닌 제대로 된 노지 것들이고, 끝물이니 농약도 적게 쓴 것들이라 여러 가지로 좋다.

10월까지 여름 과일의 끝물이 나온다. 아니, 정확하게 말하면 서리 내리기 전까지라고 하는 것이 옳다. 참외와 토마토 같은 전형적인 여름 식물들은 서리가 내리는 즉시 시커멓게 죽는다. 그 전까지 참외는 여전히 달고 맛있으며, 토마토 역시 탱탱하고 진한 맛을 자랑한다. 푸성귀가 비싸서 자주 식탁에 올리기가 부담스러울 때, 우리 집 밥상에는 토마토와 참외 등을 썰어 넣고 발사믹 식초와 올리브유 등을 뿌린 간단한 샐러드가 자주 오른다. 포도는 거봉과 캠벨은 다 끝나고 가장 달고 맛있는 머루포도가 마지막으로 나온다. 이런 끝물 여름 과일을 아직 맛이 덜 든 감귤과 어찌 비하랴.

이제 막 먹기 시작한 가을철 과일 역시 빨리 지나가는 것들이 많다. 그 대표적인 것이 홍옥과 풋대추이다.

풋대추가 이제야 홍갈색을 띠며 제대로 익었다. 풋대추는 10월에 아주 잠깐 나왔다 사라지는 과일이다. 그것도 웬만한 시장에는 없고 큰 재래시장에나 가야 볼 수 있다. 크기가 엄지만 하여 과일이라 말하기도 민망할 정도이지만, 그래도 반지르르하고 탱탱한 풋대추를 한 번 먹고 넘어가지 않으면 가을에 뭔가 할 일을 못한 것처럼 섭섭하다.

달고 쫄깃거리는 마른 대추와 달리, 풋대추는 약간 뻑뻑한 듯 물기가 적으면서 탱탱한 육질이 매력이다. 한입 깨물면 아작한 껍질이 씹히면서 연두색 육질이 입에 들어온다. 그리 자극적이지도 않은 이 맛이, 왜 이렇게 가을 느낌으로 진하게 남아 있는 걸까. 바로 이 계절에만 잠깐 맛볼 수 있기 때문인 듯하다.

풋대추는 냉장고에 잘 보관하려 해도 금세 무르면서 썩고 맛이 뚝 떨어진다. 그렇다고 그리 많이 먹을 수도 없다. 껍질이 너무 두꺼워서 급하게 먹으면 목구멍이 까끌까끌하다. 너무 많이 먹으면 설사를 한다는 말도 있다. 그러니 한 됫박 사온 풋대추는 깨끗이 씻어 채반에 쫙 펴 놓고, 오다가다 심심할 때 한두 개씩 먹는 것으로 만족해야 한다. 사나흘 지나면 대추는 조금씩 마르고 껍질에 주름이 생기기 시작한다. 점점 말라 가는 대추는 매일 맛이 달라진다. 신맛이 줄어들고 단맛이 강해지면서 탱탱한 질감 대신 쫀득한 질감 쪽으로 옮겨 간다. 가을이 점점 깊어 가고 채반에 펼쳐 놓은 대추가 풋것의 맛을 완전히 잃어버린 후, 남은 것들은 좀 더 바짝 말려 냉장고에 보관해 두면 마른 대추가 필요할 때 요긴하게 쓸 수 있다.

홍옥은 1970년대 초까지 가장 즐겨 먹었던 사과 품종이다. 달고 아작한 부

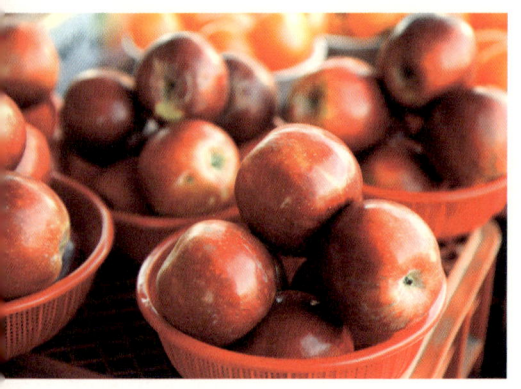
▶ 초가을에 잠깐 맛볼 수 있는 홍옥

사가 사과 시장을 평정해 버리기 전까지, 우리는 홍옥과 국광 두 가지 사과를 주로 먹었다. 홍옥은 부사에 비해 크기가 작고, 마른 수건으로 껍질을 닦으면 유난히 반짝거린다. 이름 그대로 정말 예쁜, 빨간 구슬 같다. 어느 가게에는 '백설공주 사과'라고 써 붙여 놓았는데, 그런 이름이 무색하지 않을 정도로 생김새가 고혹적이다.

  홍옥은 어느 사과와도 견줄 수 없는 향기가 일품이다. 하지만 부사에 비해 신맛이 강해 꺼리는 사람들이 있고, 무엇보다도 육질이 지나치게 연하여 시간이 조금만 지나면 퍼석거리면서 상해 버린다. 보관성이 약한 홍옥은, 그래서 겨울 내내 두고 먹을 수가 없고 이 화려한 가을에 잠깐 맛을 보고 지나가는 과일이다.

  이런 약점 때문에 보관성 좋고 달고 아작거리는 부사가 나온 이후 인기 없는 품종이 되었다. 그래서 오랫동안 시장에서 이 사과를 보기가 힘들었다. 그런데도 사람들은 여전히 홍옥을 잊지 못했고, 십여 년 전부터는 짧은 시기나마 당당하게 과일 가게 한자리를 차지하게 되었다. 홍옥이 어린 시절의 추억을 상기시켜 주는 향수 식품으로 되돌아온 것이다.

  껍질조차 얇은, 이 예쁘장한 사과를 한입 깨물면 독특한 홍옥 향이 입안에 가득하다. 어릴 적에는 홍옥이 어찌 그리 커 보였는지. 한 손으로 쥐어지지 않아 두 손으로 사과를 쥐고 껍질째 아구아구 먹었던, 내가 살던 한옥집의 해 잘 드는 툇마루가 떠오른다.

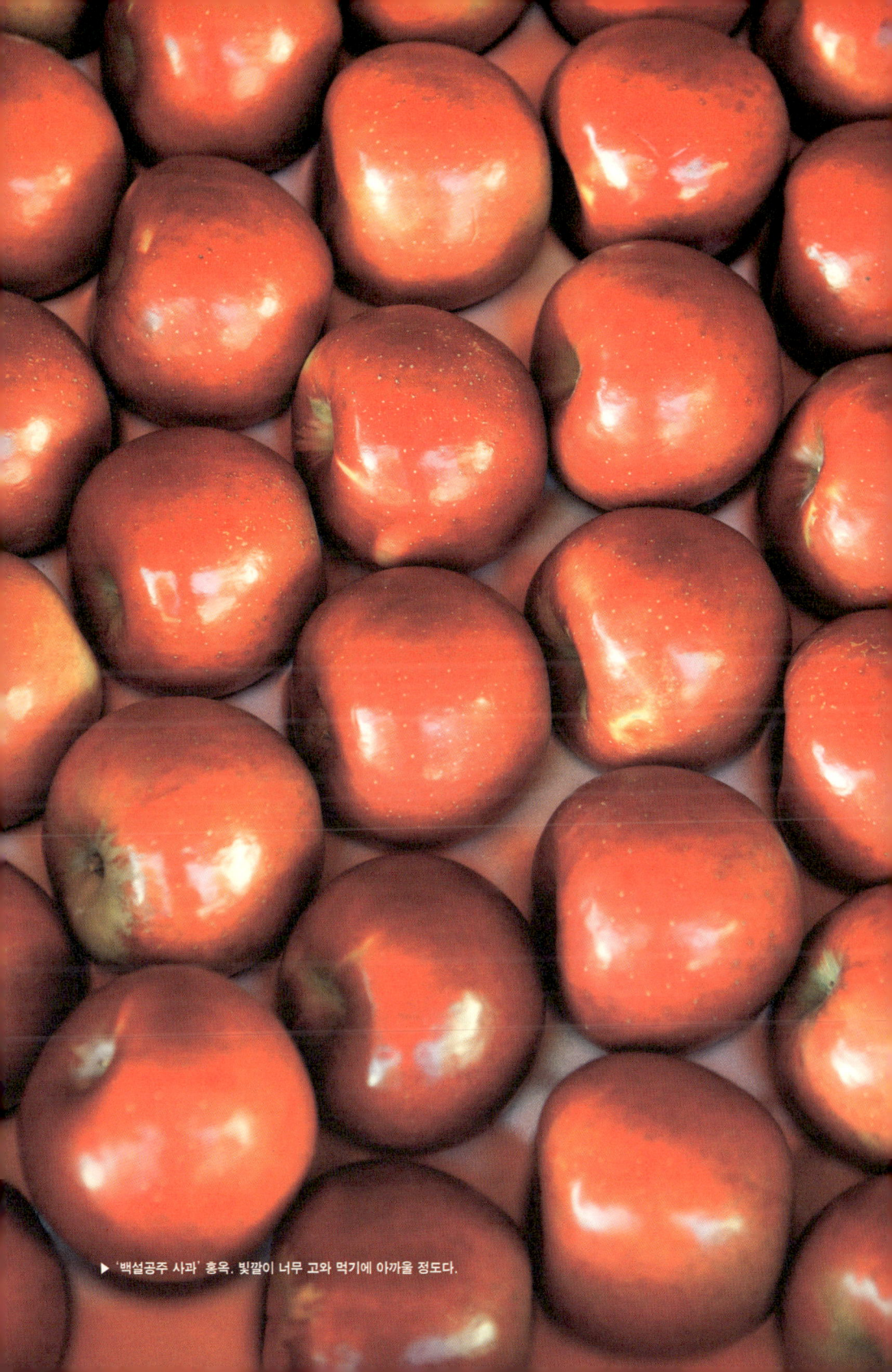
▶ '백설공주 사과' 홍옥. 빛깔이 너무 고와 먹기에 아까울 정도다.

따뜻하고 포근한 햇고구마.

11월은 가을을 정리하느라 일손이 바빠지는 계절이다. 밭 한편에서는 통배추와 무, 갓, 대파 같은 김장거리가 무럭무럭 자라고 있겠지만, 여름 작물이 자라던 밭에서는 첫 서리가 내린 이후 급격히 정리 모드로 들어섰을 것이다. 그 성하던 호박잎은 언제 그랬나 싶게 다 져 버리고, 둥글고 누런 늙은 호박이 여기저기 뒹굴고 있을 것이다. 땅속에 묻혀 있어서 아직 서리 피해를 입지 않은 고구마도 더 추워지기 전에 서둘러 캐야 한다.

시장에 햇고구마가 한창이니, 이 맛있는 것을 어찌 거부할 수 있으랴. 고구마는 9월 말부터 11월 초까지 가장 맛있고 값도 싸다. 집에 무언가를 보관할 여유가 있다면 이런 때 아예 한 상자 사 놓는 것이 좋다. 인터넷으로 농장과 직거래를 해도 되고, 트럭에 싣고 와서 동네방네 돌아다니는 상인에게 사는 방법도 있다.

요즘 고구마는 내가 어릴 적에 먹던 그 품종은 아닌 듯하다. 나는 어릴 적에 밤고구마를 좋아했다. 전라도 출신들은 한겨울 아랫목에 묻어 놓고 먹던 말캉한 '물감자'(전라도에서는 고구마를 감자라고 하니 이는 '물고구마'를 의미한다.)를 고향의 맛으로 기억한다. 고구마에 어찌나 물이 많은지, 껍질을 깐다기보다는 마치 연시를 먹듯 속의 육질을 쭉 빨아 먹는 느낌이 들 정도다. 춥고 배고프던 시절, 달고 따뜻한 물고구마가 긴 겨울밤의 허기를 달래 주었을 것이다. 하지만 나 같은 서울내기는 밤처럼 포근포근한 밤고구마를 훨씬 좋아했고, 이런 우리들을 위해 엄마는 늘 가게 앞에서 고구마를 만지작거리며 밤고구마일까 물고구마일까 망설였다.

이런 도시인의 입맛 때문일까. 물기 적고 당도가 높은 새로운 품종의 고구마가 나오기 시작했다. 아마 1980년대였던 것으로 기억한다. 그때부터는 "이거 밤고구마예요?"라고 묻지 않아도 될 정도로 모든 고구마가 그냥 달고 포근포근한 밤고구마였다.

색깔 있는 채소의 효능에 대한 관심이 높아진 요즘에는 육질이 주황색인 호박고구마, 껍질은 물론이고 속까지 보라색인 자색고구마까지 인기를 얻고 있다. 내 입맛을 기준으로 보자면 이러한 신품종 중 가장 맛있는 것은 호박고구마인 듯하다. 호박고구마는 예전의 물고구마에 가깝다. 날것을 잘라 보면 연주황빛이 살짝 도는데, 그래서 호박고구마라고 부른다.

내 입맛을 기준으로 말한다면 기름에 부치거나 튀겨 먹는 고구마는 밤고구마가 월등하게 맛있다. 고소한 기름과 포근포근한 고구마의 육질이 잘 어울리기 때문이다. 고구마를 수세미로 잘 닦고 흠에 낀 흙을 칼로 제거한 다음 어슷어슷 썰어 부침옷을 입혀 기름에 지진다. 달착지근하고 포근한 고구마 맛에 고소한 기름 냄새가 잘 어울린다. 게다가 수확한 지 얼마 안 되는 햇고구마는 아직 싱싱한 향취가 그대로 살아 있고 육질의 포근한 맛도 훨씬 부드럽다. 출

秋 ⊙ 11月

출한 밤에 시원한 맥주 한 잔과 함께 먹으면 이처럼 좋은 안주가 또 없다.

물고구마인 호박고구마는 날것으로 먹으면 밤고구마보다 훨씬 맛있다. 육질이 연하고 물기가 많아서 그럴 것이다. 보통 횟집 등에서 제공되는 날고구마는 고구마를 썰어서 설탕물에 꽤 담가 두어, 수분과 달착지근한 맛을 강화시킨 것이다. 그런데 호박고구마는 꼭 이렇게 하지 않아도 질감이 꽤 연해서 그냥 생식하기에 좋다. 채 썰어 샐러드 등에 넣어도 그만이다.

고구마는 구워 먹는 것이 가장 맛있는데, 그중에서도 장작불 곁에서 굽는 게 최고이다. 장작불을 때고 난 후 아궁이에 남은 뜨거운 재, 혹은 장작난로 밑에 떨어지는 뜨끈한 재에 고구마를 묻어 놓는 것이다. 재 속에 파묻힌 고구마는 금세 익는다. 이렇게 익힌 군고구마의 구수하고 은근한 맛을 그 어디에 비할 수 있으랴. 밤고구마도 맛있지만, 특히 물기가 많은 호박고구마를 구우면 노랗게 익은 속살이 촉촉하고 말캉하여 그야말로 환상이다. 이천의 시골집에는 벽난로가 있었다. 겨울이 되면 거기에 고구마를 구워 먹는 호사를 누리며 살았는데, 이제 그곳을 떠나왔으니 그저 추억일 뿐이다.

군고구마가 먹고 싶으면, 가스오븐에 굽거나 물 없이 익히는 냄비를 이용해서 엇비슷한 맛을 기대할 수 있다. 이런 방식으로 물을 가하지 않고 굽듯이 익힐 때는 호박고구마가 좋다. 수분을 많이 발산시키기 때문에 밤고구마는 매우 뻑뻑해질 수 있는 데 비해 수분이 많은 호박고구마는 적당히 물기를 날려 보내면서 익히기 때문에 훨씬 달고 맛있어진다.

찐 고구마는 따로 설명할 필요가 없겠지. 껍질째 전자레인지에서 익히거나 냄비에 삼발이를 깔고 증기로 익히는데, 감자보다 짧은 시간 안에 말캉하게 잘 익는다.

고구마를 먹을 때 꼭 필요한 것이 김치다. 이 대목에서 남편과 나의 취향이

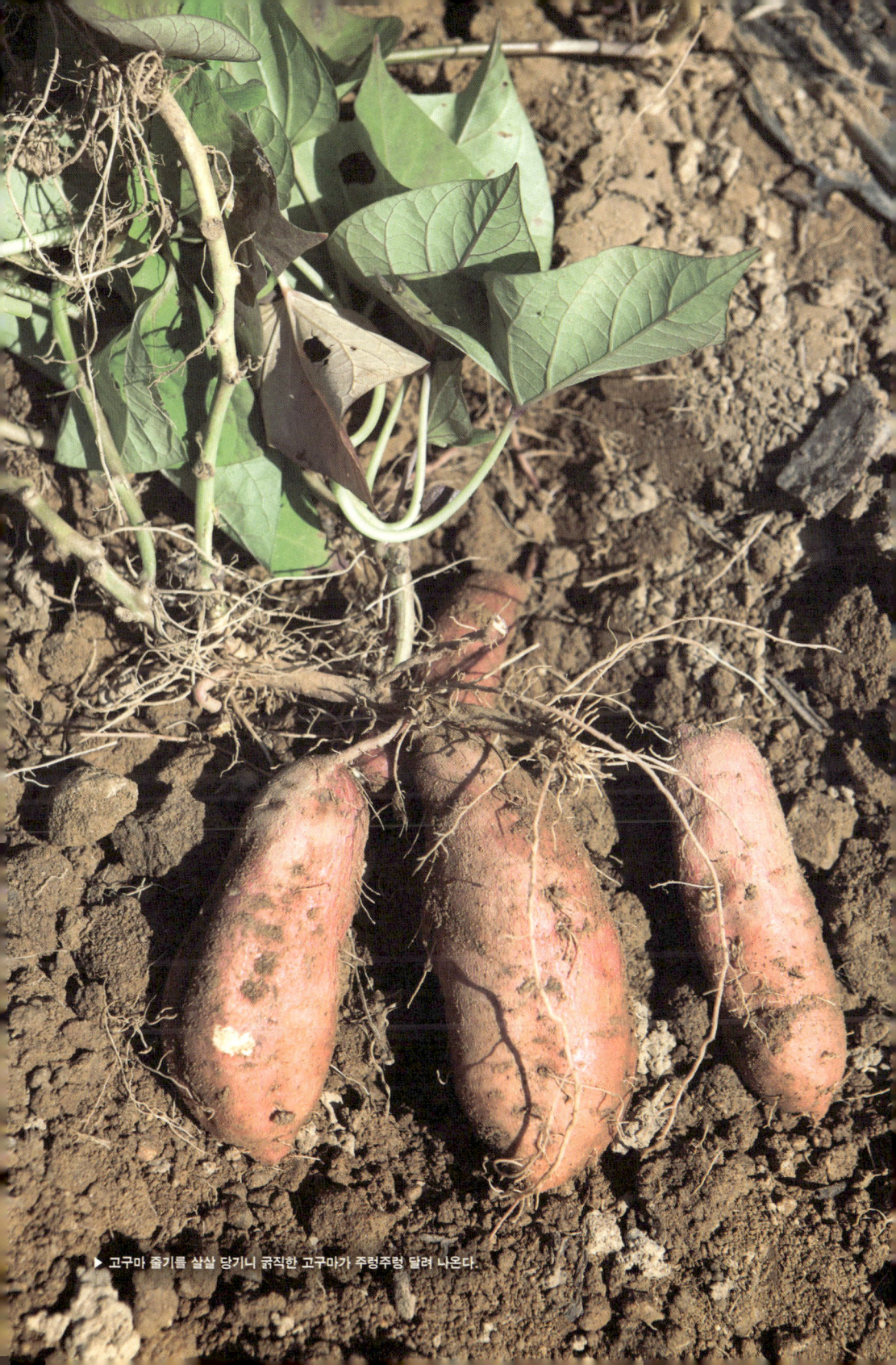

▶ 고구마 줄기를 살살 당기니 굵직한 고구마가 주렁주렁 달려 나온다.

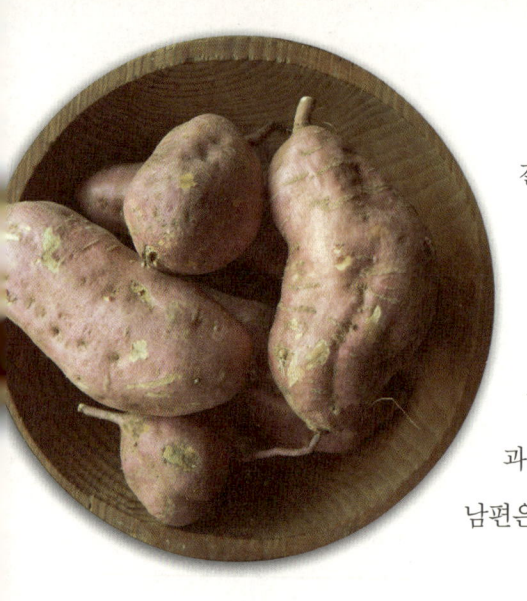
▶ 고구마는 상온에 보관해야 상하지 않는다.

갈린다. 남편은 빨간 배추김치를, 나는 맑은 국물이 있는 동치미를 원한다. 어릴 적, 한 손에 찐 고구마를, 다른 한 손에 동치미 무를 들고 번갈아 베어 먹던 기억 때문일까. 다소 목이 메는 고구마는, 시원한 김칫국물과 함께 먹어야 제맛이라고 나는 주장하는데, 남편은 마늘과 생강 냄새까지 어우러진 제대로 된 김장 김치와 먹어야 제맛이란다. 고구마를 먹을 때 남편은 그 뻘건 김칫국물을 숟가락으로 퍼 먹으며 "맛있다."를 연발한다.

고구마를 쪄 먹으면 늘 몇 개씩 남는다. 그럴 때 나는 으깨어 샐러드를 만든다. 찐 감자가 식으면 아린 맛이 나는 것에 비해, 고구마는 식어도 아무 잡냄새가 없고 오히려 단맛이 강해진다. 찐 고구마를 으깨어 놓고 양파와 피망, 브로콜리 등 채소 다진 것과 마요네즈, 후추 등을 넣어 섞는다. 자연스러운 단맛을 즐기는 내 입맛에는 매시드포테이토보다 훨씬 더 맛있다.

내친 김에 남은 고구마로 크림스프를 해 먹어도 좋다. 찐 고구마를 으깨어 우유와 육수(혹은 물)를 붓고, 양송이 등 건더기 재료를 넣어 끓이면 된다. 취향에 따라 으깬 고구마를 버터에 살짝 볶아 끓여도 되고, 아예 찐 고구마와 우유, 양파를 믹서에 넣고 갈아서 끓여도 된다. 스프를 끓이다가 마지막에 모차렐라치즈를 좀 넣어 함께 끓이면 약간 끈적한 느낌이 생기고 치즈의 향취가 더해진다. 간은 소금으로 하고 먹기 전에 후추를 넣는다. 저녁때 쪄 먹고 남은 고구마를 으깨어 얼추 끓여 두었다가, 바쁜 아침에 양송이나 브로콜리 등을 넣고 제대로 다시 끓여 빵이나 떡 한 쪽과 곁들이면 훌륭한 아침 식사가 된다.

트럭 행상 이용법

- 트럭 행상은 잘만 이용하면 참 편하다. 흔히 '차 장사'라고도 이야기하는 트럭 행상은 종류가 두 가지이다. 먼저 온갖 반찬거리를 다 가지고 오는 행상이다. 이런 트럭은 도매 시장에서 물건을 이것저것 사다가 파는, 일종의 '움직이는 식품점'이다. 그러니 보통의 식품점 물건과 크게 다르지 않다. 대개 시장이 멀어 오가기가 불편한 사람들이 이용하기에 편하다.

- 딱 한두 품목만 산더미처럼 싣고 오는 행상도 있다. 예컨대 마늘만 취급하거나 고구마 혹은 생강만 싣고 오는 트럭들이다. 이런 행상의 물건은 중간상인을 조금 덜 거친 물건들이다. 트럭 행상이 산지에서 직접 가져다 파는 경우도 있고, 한 단계 정도만 거친 경우도 많다. 그러니 가격이 저렴하고 신선도도 비교적 좋다. 제철에 값싼 물건을 한꺼번에 사고 싶으면, 이렇게 한두 종목만 갖고 다니는 행상을 이용하는 것이 좋다.

가을 낙지 시원한 연포탕으로 즐기기

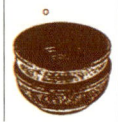

　가을의 대표적인 해산물이 한두 가지는 아니지만, 낙지는 그중에서도 으뜸이다. 같은 두족류(頭足類, 머리에 다리가 붙은 오징어, 낙지, 문어, 꼴뚜기 등의 동물)인 주꾸미는 봄이 제철이어서 봄에 먹어야 밥알 같이 하얀 알까지 제대로 맛볼 수 있으며, 오징어는 여름부터 가을까지가 제철이어서 오징어축제들은 모두 여름에 몰려 있다. 그리고 가을에 들어서면 드디어 낙지가 달고 맛있어지는 제철을 맞는다.

　낙지는 두족류 중에서도 맛이 가장 달고 찰지고 잡냄새도 없다. 그래서 두족류로 담근 젓갈 중에서도 가장 맛있는 것이 낙지젓이다. 다소 질기게 느껴지는 오징어젓이나 꼴뚜기젓과는 비교할 수 없는, 낙지젓의 오돌오돌 씹히는 식감은 그야말로 환상이다. 잡냄새가 없어 김장할 때 넣어도 신선하면서 맛있다. 하지만 값이 비싸 싼값에 낙지 대용으로 쓰는 것이 오징어인데, 김장 때 넣으면 아무래도 오징어 냄새가 좀 난다. 그러니 김장철이면 금값이 된 생태를 한두 마리 사고 난 후, 낙지와 오징어를 놓고 주머니 속 잔액을 계산하느라 머릿속이 번잡하다.

워낙 맛있는 것이라면 가리지 않는 식성이긴 하지만 그래도 일단 보기에 끔찍해 보이는 산 낙지를 먹을 수 있었던 것도, 그 탁월한 맛 때문이었다. '서울 촌년'이었던 나는 대학을 졸업할 때까지는 산 낙지 회 같은 것은 구경도 해 보지 못했다. 깔끔한 개성 입맛의 우리 집 밥상에는 회가 거의 올라온 적이 없고, 학교 앞 리어카에서 파는 멍게와 해삼 역시 내가 사 먹을 음식이라고 생각해 본 적은 한 번도 없었다. 흔히 '아나고'라는 일본식 표현으로 부르는 붕장어 회를 처음 먹어 본 것도 대학에 들어간 이후였고, 생선 초밥을 먹어 본 것은 결혼 이후였다. 그러니 산 낙지란, 그저 소문으로만 들은 '몬도가네 음식' 정도로 생각했을 뿐이다.

처음으로 산 낙지를 먹어 본 것은 남편과 연애를 하면서이다. 이제 막 제대로 연애를 해 볼 것인가 말 것인가를 가늠하던 때였는데, 이 남자가 어느 바닷가에서 산 낙지를 먹자고 했다. 끔찍한 모습을 어찌 말로 다하랴. 사실 그 음식을 먹는 모습이란 산 벌레를 먹는 것과 그리 다르지 않으니 말이다. 꿈틀거리는 낙지를 소금 섞은 참기름에 찍어 입에 넣었다. 근데 이게 웬일! 의외로 맛있는 게 아닌가. 이후로는 산 낙지 먹는 자리에서는 표정 관리가 안 될 지경이 되었다.

산 낙지 중 최고로 치는 것은 역시 전남의 세발낙지이다. 아무래도 굵은 것들은 질긴 느낌이 없지 않은데, '세발' 즉 가는 발을 가진 작은 세발낙지는 회로 먹든 갈낙탕(갈비와 낙자를 넣어 갈비찜처럼 만든 음식)을 해 먹든 매우 맛있다. 하지만 값이 문제다. 사실 서울에서는 세발낙지로 갈낙탕이나 낙지전골 같은 음식을 해 먹을 엄두도 못 낸다. 그런데 목포에 갔더니 역시 본토 입맛이라 갈낙탕에 그 비싼 세발낙지가 떡 하니 들어 있어 감격한 적이 있다.

하지만 이런 음식은 누가 사 줄 때나 먹어 보는 것이지 내 손으로 함부로 사 먹기가 힘들다. 결국 주부가 된 후 즐겨 사게 되는 식재료는 세발낙지가 아닌 보통 낙지, 그것도 살아 있는 것이 아닌 '기절 낙지'이다. 원래 기절 낙지란 말은 산 낙지 먹기를 부담스러워 하는 사람들을 위해, 다듬으면서 반쯤 죽여서 내놓은 낙지를 의미한다. 그 말을 시장에서는 방금 전에 죽은 싱싱한 낙지라는 의미로 쓴다. 해산물 맛의 관건은 신선도이니, 신선한 낙지를 찾는 손님을 위해 이런 말을 쓴 것이다.

아예 중국산 낙지를 사면 더 싸지 않느냐고? 그거야 두말하면 잔소리이다. 중국산 낙지, 그중에서도 냉동된 중국산 낙지값은 국산과 비교하면 정말 싸다. 하지만 맛이 전혀 다르다. 낙지의 매력은 달착지근한 육질 맛인데, 중국산은 국산에 비하자면 거의 맹탕이라 할 만하다. 중국산은 주머니가 비었으나 정말 간절하게 낙지볶음이 먹고 싶을 때, 뻘겋게 범벅이 된 고춧가루 양념 맛으로 먹으려고 작정하고 사는 것일 뿐, 낙지 자체의 감칠맛을 즐기려면 살 물건이 아니다.

제철 맞은 가을 낙지로 양념 맛이 강한 낙지볶음을 하기에는 좀 미안하다. 그것보다는 맑은 연포탕이 제격이다. 낙지는 재료 자체가 워낙 맛있고 국물이란 워낙 끓일수록 맛있는 법이다. 하지만 오래 끓여 버리면 낙지 건더기가 질겨지고 맛이 없어진다. 조개도 국물 맛을 내려면 오래 끓여야 하고 조갯살을 먹으려면 살짝 익혀야 하는데, 이것이 늘 해산물 탕의 딜레마이다. 선택은 두 가지이다. 낙지 국물을 먼저 내고 거기에 새로운 낙지를 넣어 살짝 익혀 먹거나 아니면 국물을 다른 재료로 내는 것이다.

값비싼 세발낙지를 국물용으로 쓰는 통 큰 사람은 거의 없으니, 일반적으

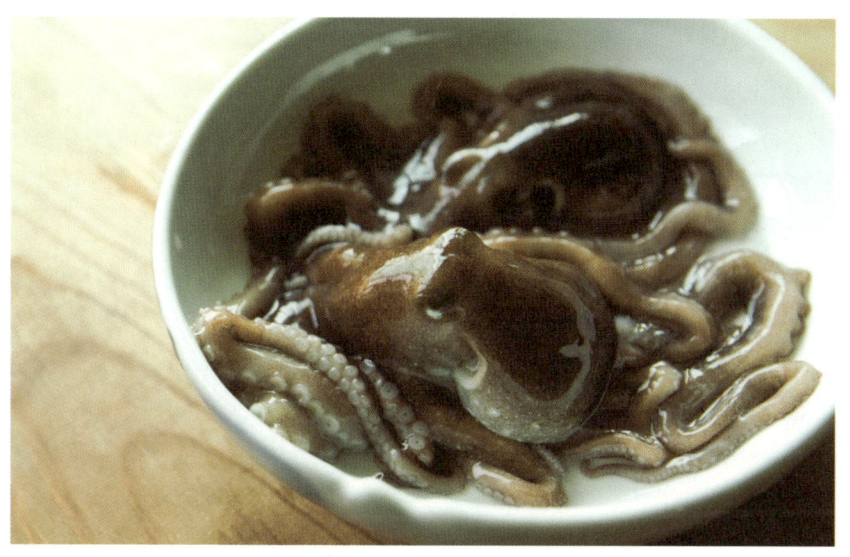

▶ 낙지는 두족류 중에서 가장 달고 찰지고 잡냄새도 없다.

로 바지락이나 모시조개, 다시마, 무 등을 미리 끓여 국물을 낸다. 멸치 비린내가 거의 나지 않는 죽방멸치가 있다면 그것을 조금 섞어 넣어도 된다. 하여튼 어떤 재료라도 너무 많이 들어가면 그 맛이 강해져서 맑고 시원한 낙지 맛이 묻혀 버릴 우려가 있으니, 국물 재료는 그야말로 감칠맛을 위한 베이스라 생각하고 써야 한다.

    준비해 둔 국물이 팔팔 끓으면 마늘 등으로 양념을 하고, 깨끗이 씻어 놓은 낙지를 넣는다. 낙지 빨판에 뻘이 있을 수 있으니 세심하게 씻어 준비해야 한다. 배추 썬 것, 미나리, 쑥갓 등 여러 채소를 함께 넣어 아예 전골처럼 끓이는 방법도 있으나, 나는 오로지 낙지만 넣은 깨끗한 연포탕을 더 좋아한다. 낙지를 넣을 때 대파를 조금 넣는 것으로 족하다. 간은 소금으로 하는 사람도 많은데, 내 취향은 역시 조선간장이다. 조선간장으로 간을 할 경우에는 간장의 감칠맛이 워낙 좋기 때문에 조개나 다시마 등을 조금만 써도 된다.

秋 ⊙ 11月

맑고 시원한 연포탕 국물 맛은 정말 품격 있다. 뜨거운 국물에 들어가자마자 익어 버린 낙지를 건져 양념간장에 찍어 먹으면 그 쫄깃한 맛은 또 어떤가. 주꾸미의 탱탱함이나 오징어의 말랑함과는 전혀 다른, 부드러우면서도 쫄깃한 낙지만의 질감이 매력적이다. 홀홀 마시듯 국물을 떠먹으면, 어느 해장국보다도 속이 편하다.

재료의 속성을 파악하는 '간 보기'가 필요하다

- 처음 만나는 낯선 재료로 무엇을 만들기는 좀 두렵다. 비싼 재료라면 더욱 그렇다. 하지만 재료의 속성을 자기 나름대로 파악하지 못하면, 맨날 남이 만들어 놓은 레시피에만 의존하게 된다. 그래서 아주 간단한 조리만으로 재료의 맛을 파악하는 과정이 좀 필요하다. 요즘 시쳇말로 '간 보기'가 필요한 것이다.

- 연포탕 같은 것도 다시마 정도로만 맑게 국물을 낸 후, 그냥 낙지를 넣고 조선간장으로 간을 하여 끓여 보라. 한 번 해 보면 어느 정도 양으로, 어느 정도 끓일 때 맛이 있는지를 가늠할 수 있다. 이렇게 맑은 재료 맛으로 먹어 보면, 그 다음에 다른 채소를 넣을지 말지 정하기도 쉽다.

가을이 깊어 갈수록 말랑말랑 대봉 연시.

드디어 기다리던 감이 배달되어 왔다. 이번에는 특별히 주문한 저농약 감이다. 대부분의 과일은 농약을 치지 않고 키우기가 힘이 든다. 완전한 무농약 농산물이나 유기농 농산물로 키울 수 있는 것이 없지는 않지만, 사과나 감 같은 가을의 대표적인 과일들은 대부분 무농약이 아닌 저농약 수준에 머문다. 나도 시골에 가자마자 사과와 배나무 묘목을 한 그루씩 심었는데, 농약을 하나도 치지 않으니 꼴이 가관이었다. 사과나무는 어찌나 벌레가 극성인지 8월쯤 되자 이파리가 하나도 남지 않았고, 배는 3년을 못 가서 바이러스로 잎에 노란 반점이 생기면서 말라 버렸다. 무농약이든 저농약이든, 친환경으로 과일을 키워 내는 사람들은 존경해야 한다는 생각이 들었다.

나는 해마다 감을 한두 상자 정도 산다. 남편이 감 먹어 치우는 귀신이기 때문이다. 특히 말랑한 연시를 좋아하여, 납작하고 자잘한 연시는 앉은자리에서 너덧 개씩 먹는다. 그래서 아예 감을 수확하는 시기에 한 상자 사 놓고 먹

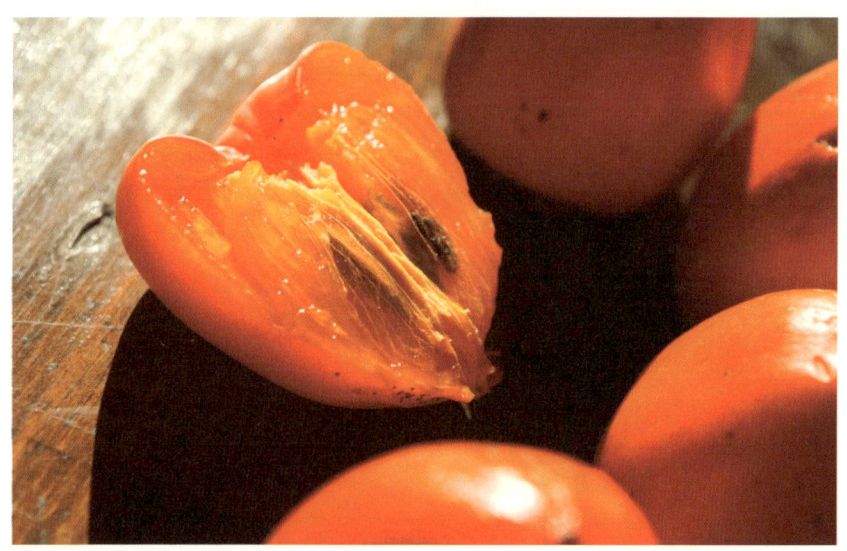

▶ 연화제를 쓰지 않고 자연 상태에서 무른 달고 맛있는 대봉

는 것이다.

시중에서 파는 감은 대개 몇 종류로 나누어 볼 수 있다. 말랑하게 숙성시켜서 먹는 연시 계통의 감, 딱딱한 상태로 먹는 단감, 그리고 숙성하기도 하고 말리기도 해서 먹는 땡감 정도를 구분하면, 소비하는 데 문제가 없다.

연시 중 가장 먼저 나오는 것이 '청도 반시'로 대표되는 납작한 연시이다. 가을이 되자마자 나오는 이 감이 사실 가장 유혹적이다. "이제 가을이 왔어요. 과일의 계절이에요." 하고 노래 부르는 것 같다. 값도 그리 비싸지 않아서, 새색시 시절에는 참 많이도 사다 먹었다. 하도 말랑해서 손으로 만지기조차 조심스러운 이 연시는, 쭉 빨아 먹을 수 있을 정도로 물이 많다. 그런데 나이를 먹어 가며 먹거리에 대한 이해가 깊어질수록 선뜻 손이 가지 않는다. 바로 '카바이트'라는 연화제 때문이다. 즉 이 연시는 나무에서 딱딱한 상태의 감을 따서, 박스 포장을 할 때 연화제를 함께 넣어 숙성시킨다. 카바이트는 값이 쌀 뿐 아니라, 종이에 소량만 싸서 상자 바닥에 던져 놓으면 되니 쓰기도 편했다. 2008년 모 방송에서 카바이트 가스가 연시 표면에 묻어 유해할 수 있다는 내용을 방송한 뒤, '청도 반시'로 유명한 청도 감 생산 농가에서 난리가 났다. 그 결과 다음 해부터는 다소 포장에 불편하더라도 몸에 무해한 대체 연화제를 쓰기 시작했다고 하며, 집집마다 남은 카바이트를 모두 땅에 묻는 이벤트를 했다고도 한다. 그제야 조금 마음이 놓였다. 역시 소비자가 살아 있어야 상황이 개선되는 듯하다.

카바이트가 무서워서 납작한 연시가 나올 때 꾹 참고 있다가 사 먹었던 것이 대봉이라는 뾰족하고 큰 감이다. 대봉은 11월 늦가을에 수확해서 겨우내 먹는 감인데, 납작한 연시에 비해 값이 다소 비싸다. 물이 적고 끈적하며 깊은 맛이 있다. 나는 납작한 연시를 좋아하지만 남편은 이 대봉감을 더 좋아한다. 대봉은 흔히 자연시라고도 불릴 정도로 상온에서 자연스럽게 숙성하는 감으로 알려져 있다. 그래서 자주 사 먹었는데 아뿔싸, 그것도 못 믿을 일이었다. 어느 해인가 도매 시장에서 대봉을 고르면서 천천히 두고 먹으려 하니 딱딱한 감으로 달라고 했다. 그러자 상인이 점원에게 "얘, 저기 딱딱한 거 한 박스, 카바이트 빼고 드려!" 하는 게 아닌가. 즉 생산지에서는 카바이트를 안 넣고 출하를 해도, 도매 시장에서 카바이트를 넣어 팔고 있었다. 말랑한 감을 찾는 손님이 많으니 아예 모든 상자에 카바이트를 넣어 두는 것이다. 도매 시장 어디서든 카바이트는 쉽게 구입할 수 있단다. 그러니 소매점에서도 카바이트 넣은 대봉감이 없다고 장담할 수 없는 것 아니겠는가. 정말, 건강한 식품을 구입하는 것은 참으로 까다롭고 힘든 일이다.

그래서 그 다음부터는 대봉이 나올 때, 딱딱한 대봉감을 사면서 "카바이트 안 넣은 거요!"라고 주문한다. 그러고는 시원한 곳에 두고 말랑해지는 것부터 차례대로 골라 먹는다. 같은 박스에 든 것도 먼저 무르는 것들이 있어, 그것부터 따뜻한 방 안에 들여 놓으면 빨리 물러진다. 주황색 감은 무르면서 진한 주홍색으로 변한다. 엔간히 물렀을 때 랩 싸서 냉동실에 넣어 두면, 다음 해 여름에 별미 간식이 된다.

가장 다루기 힘든 감이 땡감이다. 값은 가장 싸지만 먹기까지 손이 많이 가서 일반 시장에는 잘 나오지도 않는다. 땡감은 아주 동그랗고 크기가 작다. 대봉감은 그대로 상온에 두면 말랑해지면서 떫은맛이 사라지지만, 땡감은 워낙 떫은맛이 강해서 상온에 두는 정도로는 제대로 숙성되지 않고 그냥 썩어 버리기 십상이다. 그래서 따끈한 물이나 알코올 같은 것을 이용하여 빠르게 숙성시키면서 떫은맛을 제거하는데, 이런 감을 물에 담근다는 의미로 '침시(沈柿)'라고 한다. 이렇게 하지 않으면 깎아 말려 곶감을 만들어야 먹을 수 있다. 햇볕에 마르면서 타닌산의 떫은맛이 천천히 빠지고 단맛이 강화된다. 어쨌든 도시의 일반 가정에서는 이런 감은 다루기가 힘드니 거의 상품성이 없고, 시골 오일장 같은 곳에서나 가끔 볼 수 있다.

나는 그 몹쓸 호기심 때문에 땡감을 사다가 침시를 만들어 보려 한 적이 있다. 물론 이천 시골집에 살던 때의 일이다. 사람들에게 들은 대로, 꼭지를 따고 독한 소주에 담갔다가 밀폐된 용기에 넣어 두었는데, 맛있는 침시를 만드는 데는 실패했다. 결국 나머지 감은 깎아서 말리기로 했다. 그러자 이번에는 까치가 문제였다. 내가 묘목을 사다 심어 10년 만에 달린 단감 하나를 얄밉게도 날름 쪼아 먹은 게 까치였는데, 이런 까치가 말랑하게 말라가는 곶감을 그냥 둘 리가 없었다. 그뿐 아니라 어떤 것은 곰팡이가 피기도 했다. 역시 쉬운 일이 하나도 없었다. 그 후부터는 시장에 나온 땡감이 아무리 예뻐도 눈길을 주지 않기로 했다.

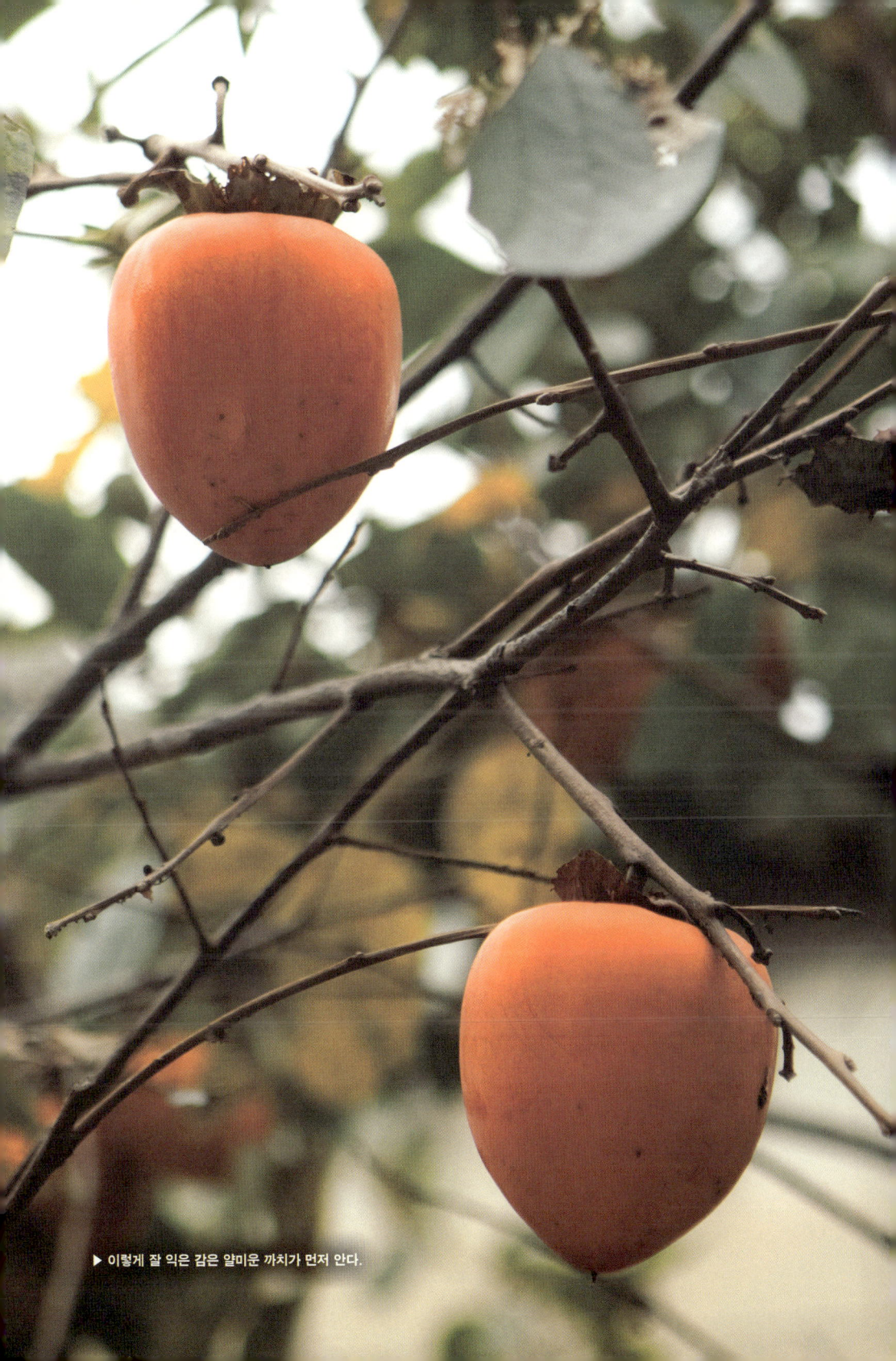

▶ 이렇게 잘 익은 감은 얄미운 까치가 먼저 안다.

집에 배달되어 온 저농약 대봉감을 받자마자 상자를 뜯어 모든 감을 꺼냈다. 상처가 나거나 무르기 시작한 네 개를 먼저 접시에 담아 식탁 위에 두고, 나머지는 쟁반에 늘어놓아 그늘에 두었다. 하얀 접시에 놓인 감이 어찌나 고운지 "반중(盤中) 조홍 감이 고와도 보이나다."로 시작하는 박인로의 시조가 괜히 나온 게 아니다 싶다. 밥 먹을 때마다 어느 감이 먼저 무를까 요리조리 살피는 남편의 진지하고도 행복한 표정이, 감나무에 앉아 어느 감을 먼저 먹을까 고르는 까치 표정과 겹쳐져 웃음이 나온다.

건강한 감과 곶감 구매하기

- 도매 시장에서 카바이트를 쓰는 게 현실이라면, 결국 소비자들은 카바이트를 쓰지 않는 농가와 직거래를 시도할 수밖에 없다. 잘 아는 집을 소개받는 것이 최고이고, 아니면 인터넷 사이트를 꼼꼼히 뒤져서 저농약 감을 구하는 노력이 필요하다.

- 초가을에 나오는 말랑한 반시는 우편으로 직거래하기 부적합하다. 인터넷에서는 주로 얼린 홍시, 혹은 반쯤 말린 반건시 등을 판다. 대신 딱딱한 대봉감은 직거래가 가능하다.

- 곶감을 살 때도 주의할 점이 있다. 곶감을 말릴 때 유황 기체를 쏘이는 경우가 많기 때문이다. 이것을 쓰면 썩지도 않고 색도 고와진단다. 중국산 곶감은 거의 이렇게 만든다고 보아도 거의 틀림이 없다고 한다. 그렇지 않은 감을 사려면 '무유황 곶감' 등으로 검색하여 신중히 골라야 한다.

무쇠 가마솥 서리태
햅쌀밥에는 윤기가 자르르.

11월의 마지막 주말이 지나가고 있다. 이제 서둘러 김장을 마치고 겨울에 들어설 준비를 해야 한다. 이즈음 들녘에는 마지막 가을걷이가 완전히 끝나고, 뜨끈한 아스팔트 길마다 벼를 말리는 장관도 끝이 났을 게다. 게으르게 뒹굴고 있던 늙은 호박도 얼기 전에 부지런한 주인이 주워 갔을 테고 노랗게 단풍 든 콩잎도 장아찌 재료로 거두었을 것이다. 그리고 마지막에 거두어야 하는 서리태도 벌써 볕 좋은 맑은 날 며칠을 두고 말려 놓았을 게다. 이제 정말, 달착지근한 서리태 햇콩을 두어 맛있는 햅쌀밥을 해 먹을 때이다.

음식 이야기를 하면서 가장 말하기 힘든 것이 바로 밥이다. 마치 물이나 공기 같은 기본 중의 기본을 이야기하기 힘든 것과 같다. 하지만 그래서 음식 중 가장 중요한 것은 역시 밥이다. 밥이 맛있으려면 좋은 쌀을 선택해야 하는 것은 물론이다. 하지만 그 못지않게 중요한 것이 건강한 쌀, 적절한 밥솥, 그리고 곁들이는 잡곡이다.

첫째, 밥솥 이야기. 나는 전기밥솥이나 전기밥통을 쓰지 않는다. 내가 결혼한 때만 하더라도 전기밥솥의 질이 좋지 않아, 부스스한 밥을 싫어하는 나는 혼수품으로 전기밥솥 대신 압력밥솥을 샀다. 그래도 전기밥통이 필요하지 않겠느냐는 권유가 많았는데, 나 같은 게으름뱅이는 전기밥통 속에서 누렇게 찌든 밥으로 연명할 것이 분명할 듯하여 이 역시 사지 않았다. 귀찮더라도 가능한 한 새 밥을 지어 먹고 찬밥이 남으면 뚝배기에 데워 먹으리라 굳게 마음을 먹었다. 그래서 여러 해 동안 압력밥솥을 애용했는데 찰지고 향이 좋기는 하지만 아무래도 밥이 질겨지는 것이 흠이었다. 특히 누룽지는 더욱 질겨서 누룽지로서의 매력이 없었다.

그러다 어느 행사장에서 4~5인분 크기의 앙증맞은 무쇠솥을 파는 걸 보고 냉큼 사 왔다. 그때부터 지금까지 15년 이상 이 밥솥만 써 왔다. 돌멩이에 내팽개쳐져 깨지지 않는 한 죽을 때까지 쓰지 않을까 싶다.

무쇠솥의 밥맛은 탁월했다. 부슬거리지도, 그렇다고 질기지도 않았다. 밥짓는 것이 까다로운 것도 아니다. 한 5분 정도만 지켜봐 주면 된다. 쌀을 불려 솥에 안치고 센 불에 가열하면, 약간 끓으면서 이내 뚜껑 사이로 밥물이 한두 방울 흐르기 시작한다. 이때 불을 줄이고, 완전히 끓는다 싶을 때 불을 가장 작게 줄여 밥물이 하나도 넘치지 않게 한다. 이 과정은 모두 5분 정도에 끝이 난다. 이 상태로 그대로 두면 되니, 그리 신경을 많이 쓰는 일이 아니다.

햅쌀로 밥을 지으면 자르르 윤기가 흐르고 햅쌀의 고소한 향이 솔솔 올라온다. 부드럽고도 찰진 밥을 푸고 나면 그 밑에 누룽지가 남는데 누룽지는 바삭바삭하고 고소하다. 따끈한 온기가 남아 있을 때 만든 이 가마솥 누룽지 맛을, 찬밥을 이용하여 일부러 눋게 하여 만든 누룽지 맛과 어찌 비하랴.

게다가 무쇠솥은 물 없이 가열해도 깨지지 않아 호박고구마도 굽고, 깨나

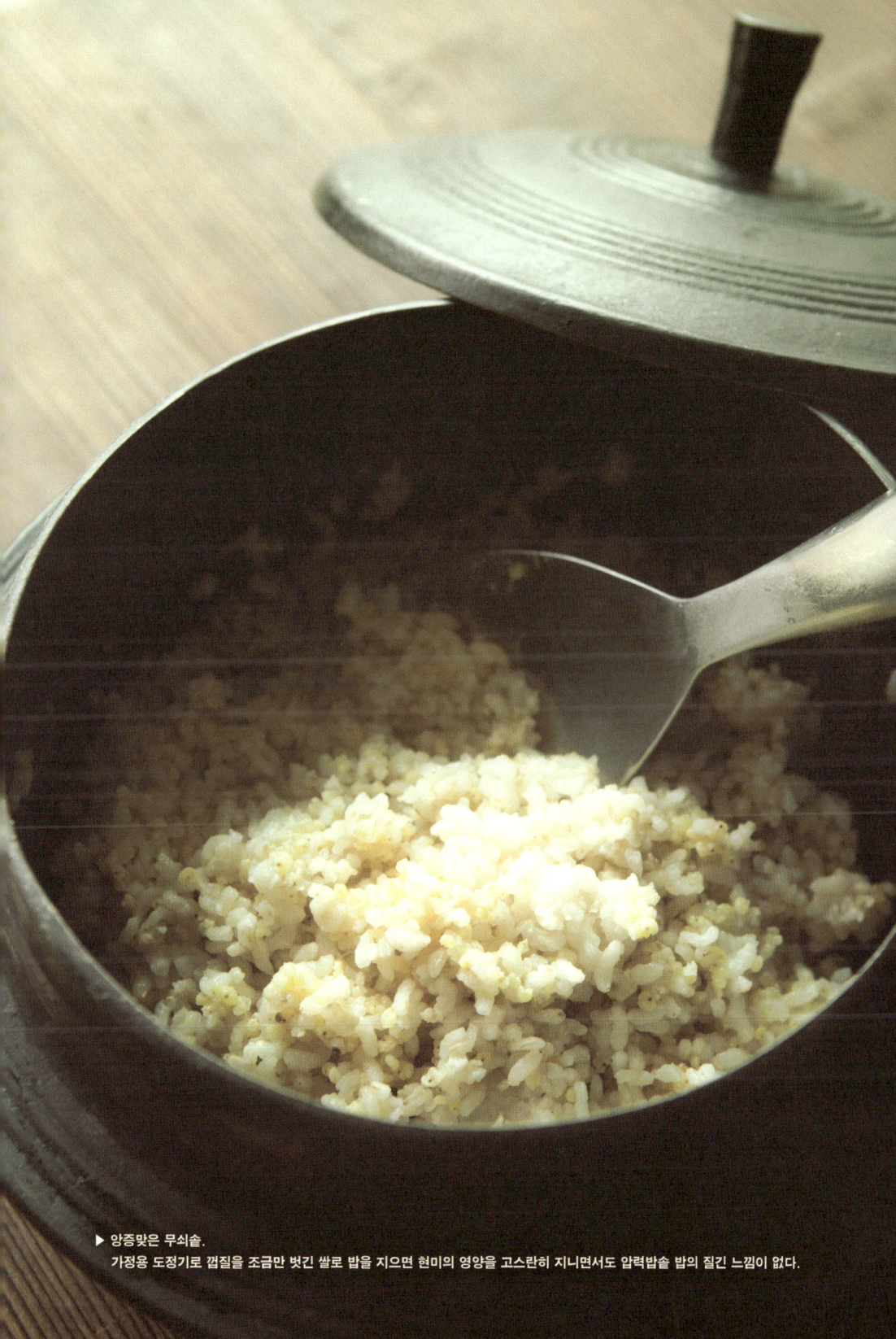

▶ 앙증맞은 무쇠솥.
가정용 도정기로 껍질을 조금만 벗긴 쌀로 밥을 지으면 현미의 영양을 고스란히 지니면서도 압력밥솥 밥의 질긴 느낌이 없다.

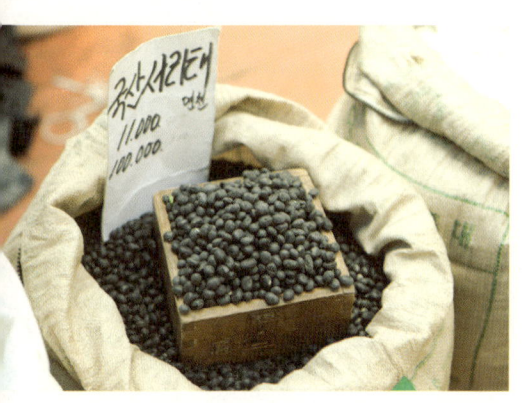
▶ 서리태를 살 때도 산지 확인은 필수!

땅콩도 볶는다. 심지어 사이즈가 아담하여 커피 볶는 데도 그만이다. 여태까지 산 모든 식기 중에 가장 탁월한 선택이었다고 감히 자부한다.

둘째, 건강한 쌀 이야기. 신혼 때부터 남편은 현미를 먹자고 했다. 현미 좋은 것이야 누가 모르겠는가. 그러나 아무래도 내 입이 만족스럽지 않았다. 아무리 잘 불려도 질기고 딱딱한 느낌이 있었기 때문이다. 며칠만 현미밥을 먹으면 쌀알이 속까지 잘 퍼진 흰밥이 그리워 열흘을 못 넘기고 흰밥으로 되돌아왔다가, 다시 반성하고 현미로 되돌아가기를 반복했다.

이 딜레마를 해결한 것이 바로 가정용 도정기였다. 현미밥이 딱딱해지는 것은 밥을 지을 때 현미의 질긴 껍질이 빨리 터지지 않기 때문이다. 그런데 도정기로 그것을 살짝 깎아 주면 조금만 가열해도 껍질이 터지면서 속의 쌀알까지 부드럽게 퍼진다. 보통 백미라고 하는 것은 쌀눈까지 모두 제거될 정도로 많이 깎아 낸 9분도미이고, 현미는 왕겨만 벗겨 낸 0분도미이다. 가끔 7분도미나 5분도미를 파는 곳이 간혹 있지만 그리 많지 않고, 그것도 너무 많이 도정한 게 아닌가 싶다. 혹시 2분도미나 3분도미 정도로 아주 조금만 깎아 내면 어떨까 하는 생각을 하게 되었고, 나는 결국 도정기를 구입했다.

가정용 도정기는 현미를 넣고 도정하는 기계로, 믹서 정도의 크기이다. 한 끼 분량의 쌀을 도정하는 데 1~2분 정도 소요되니 시간 타령 할 일도 못 된다. 갓 찧은 신선한 쌀로 지은 밥은 풍미가 뛰어날 수밖에 없다. 게다가 3분도 정도로 살짝 깎은 쌀은 구수한 현미의 맛은 그대로 지니면서도, 밥알이 부드럽게 익는다. 현미의 향과 맛을 지니면서도 딱딱하거나 질기지 않은 밥을 원하는 우리 부부의 오랜 숙원은 이렇게 도정기로 간단히 해결되었다.

셋째, 잡곡 이야기. 쌀은 사시사철 먹지만 잡곡은 계절을 탄다. 여름이 되면 완두나 강낭콩을 사다 두어 먹고, 초가을에는 울타리콩을 먹게 된다. 가끔 옥수수도 알을 따서 밥에 얹고, 요즘에는 햇고구마를 숭덩숭덩 썰어 함께 밥을 하면 맛있다.

가을이 되면 온갖 잡곡이 햇것으로 나온다. 차조나 찰기장을 두면 밥이 부드럽고, 흑미는 향이 뛰어나며 밥에 찰진 질감을 더한다. 단, 흑미는 현미처럼 딱딱해서 소화하기 부담스러운데, 그 역시 도정기로 살짝 깎고 물에 충분히 불려서 해결한다. 그러나 뭐니 뭐니 해도 밥에 두어 먹는 잡곡 중 최고는 서리태다.

서리태는 서리가 내릴 즈음에 거두는 검은콩이다. 검정색 껍질을 가진 콩에는 쥐눈이콩, 흑태, 서리태, 이렇게 세 종류가 있는데, 초보자들은 흑태와 서리태를 잘 구별하지 못한다. 쥐눈이콩은 쥐눈처럼 작고 반짝반짝한 콩으로 약으로 쓰거나 콩나물을 낼 때 쓴다. 흑태는 흰콩보다 조금 크고 속이 노르스름한 콩으로, 주로 콩자반을 만든다. 그에 비해 서리태는 흑태보다 크기가 매우 크고 속살이 연두색이다. 따로따로 볼 때는 헷갈릴지 모르지만, 두 가지를 함께 놓고 비교하면 초보자라도 금방 구별할 수 있다.

서리태의 맛은 흑태와는 비교할 수 없을 정도로 달착지근하여, 밥에 두어 먹기에는 최고이다. 고동색인 밤콩이나 알록달록한 선비콩보다도 맛이 월등하다. 단, 값도 월등히 비싸다.

지금쯤 시장에 서리태 햇것이 나왔을 것이다. 충분히 불린 서리태를 얹어 햅쌀밥을 지으면, 숭늉마저 달착지근해진다. 밥 냄새만으로도 행복하다.

秋 ⊙ 11月

맛있는 쌀, 건강한 쌀

● 어떤 음식이나 마찬가지이지만, 요즘은 맛있는 음식 못지않게 건강한 음식을 찾는 것이 중요하다. 밥은 늘 먹는 것이라 건강한 쌀 고르기는 더 중요하며, 특히 현미는 겨를 덜 깎아 내는 것이므로 농약이 덜 묻어 있는 건강한 쌀을 구하는 것이 더더욱 중요해진다. 다소 비싸더라도 친환경 쌀을 고집하는 것은 그런 이유 때문이다. 가장 좋은 것은 유기농 쌀을 직거래로 먹는 것이다. 농민도 이익이 많아 좋고, 소비자도 값이 저렴하여 좋다. 하지만 직거래 하는 곳을 알지 못한다면, 비교적 믿을 만한 생협 매장을 이용하라.

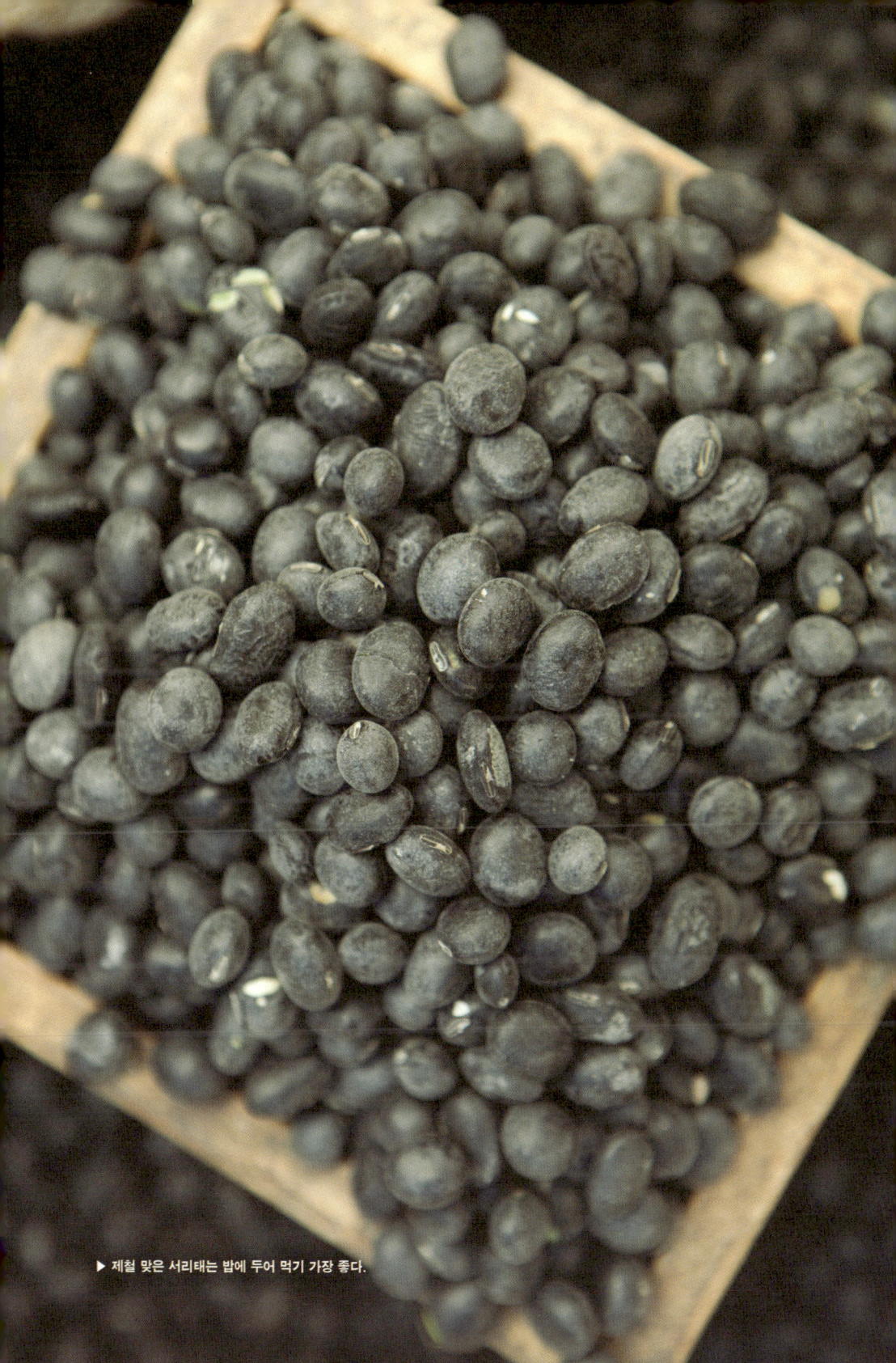

▶ 제철 맞은 서리태는 밥에 두어 먹기 가장 좋다.

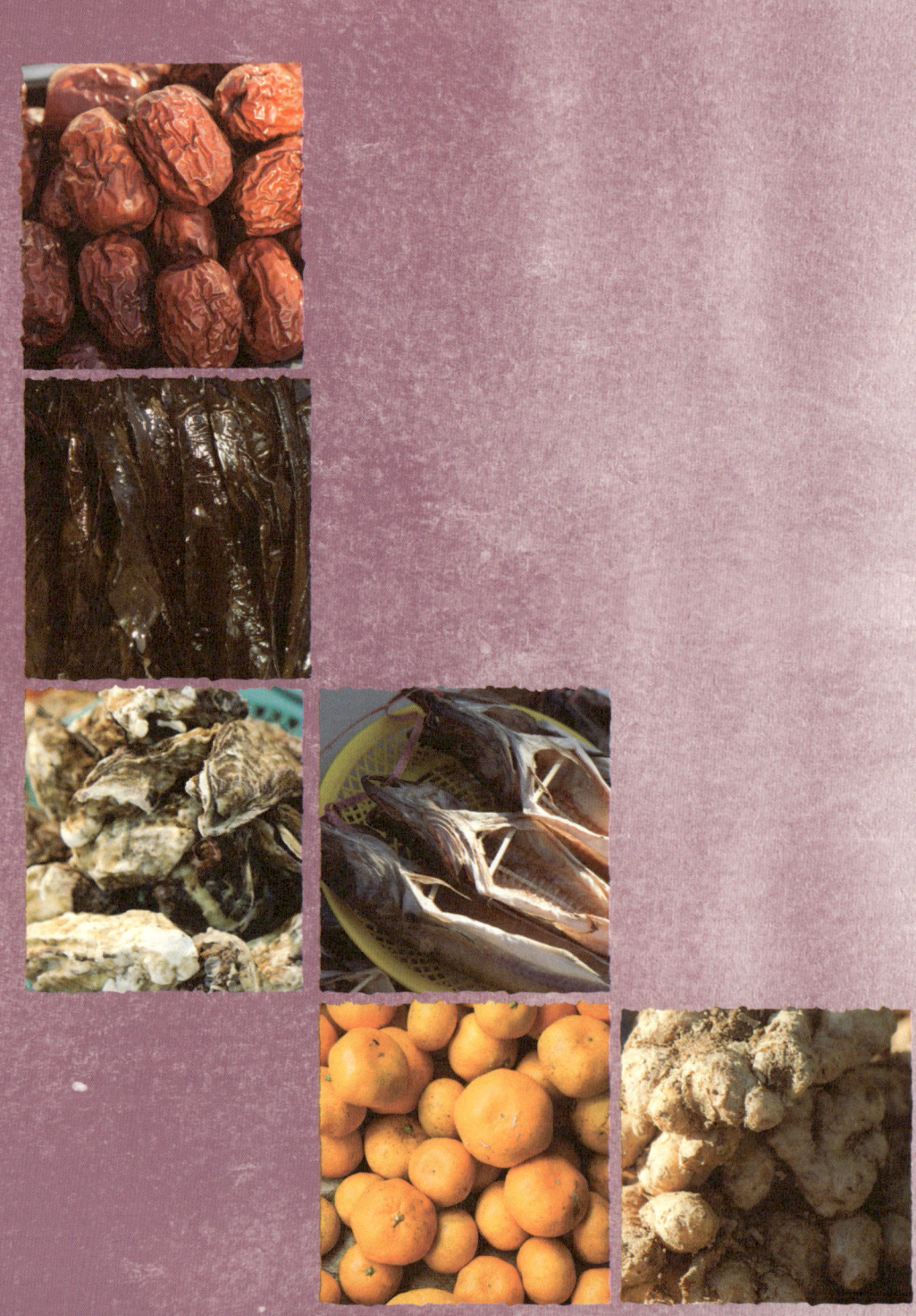

고등어
물미역
감귤
꼬막
홍합
숭어
방어
생태
동태
굴

春夏秋冬

> 김장 끝내면
> 한 해 김치 걱정이 없다.

드디어 김장을 끝냈다. 김장을 끝내고 나면 정말 걱정이 없다는 뿌듯함이 든다. 예전에 엄마와 할머니가 겨울에 연탄 들이고 김장하고 나면 세상에 걱정이 없다고 했던 말이 생각난다. 이젠 연탄 때는 세월도 아니고 김장도 따뜻한 실내에서 하니 예전처럼 힘들지 않은데도, 여전히 김장은 겨울맞이 대행사로 머릿속에 남아 있다.

연탄 배달과 김장은 모두 한겨울 난방비와 부식비를 한꺼번에 쓰는 큰 지출이었으니, 부담스러울 수밖에 없다. 게다가 연탄 배달을 끝내면 더러워진 한옥 전체를 청소해야 하는데, 물청소를 해야 하다 보니 낮 기온이 영하로 떨어지기 전에 끝내야 한다. 김장도 마찬가지였다. 추운 초겨울 날씨에 바깥에서 2~3일을 고생해야 하는 일인 데다, 땅이 얼기 전에 김장독을 파묻어야 해서 날을 잘 잡아야 하는 일이었다. 그렇다고 김치가 시어 버릴 염려에 무턱대고 일찍 할 수도 없고, 너무 늦게 하면 언 배추를 사기 십상이다. 날 잡는 것이

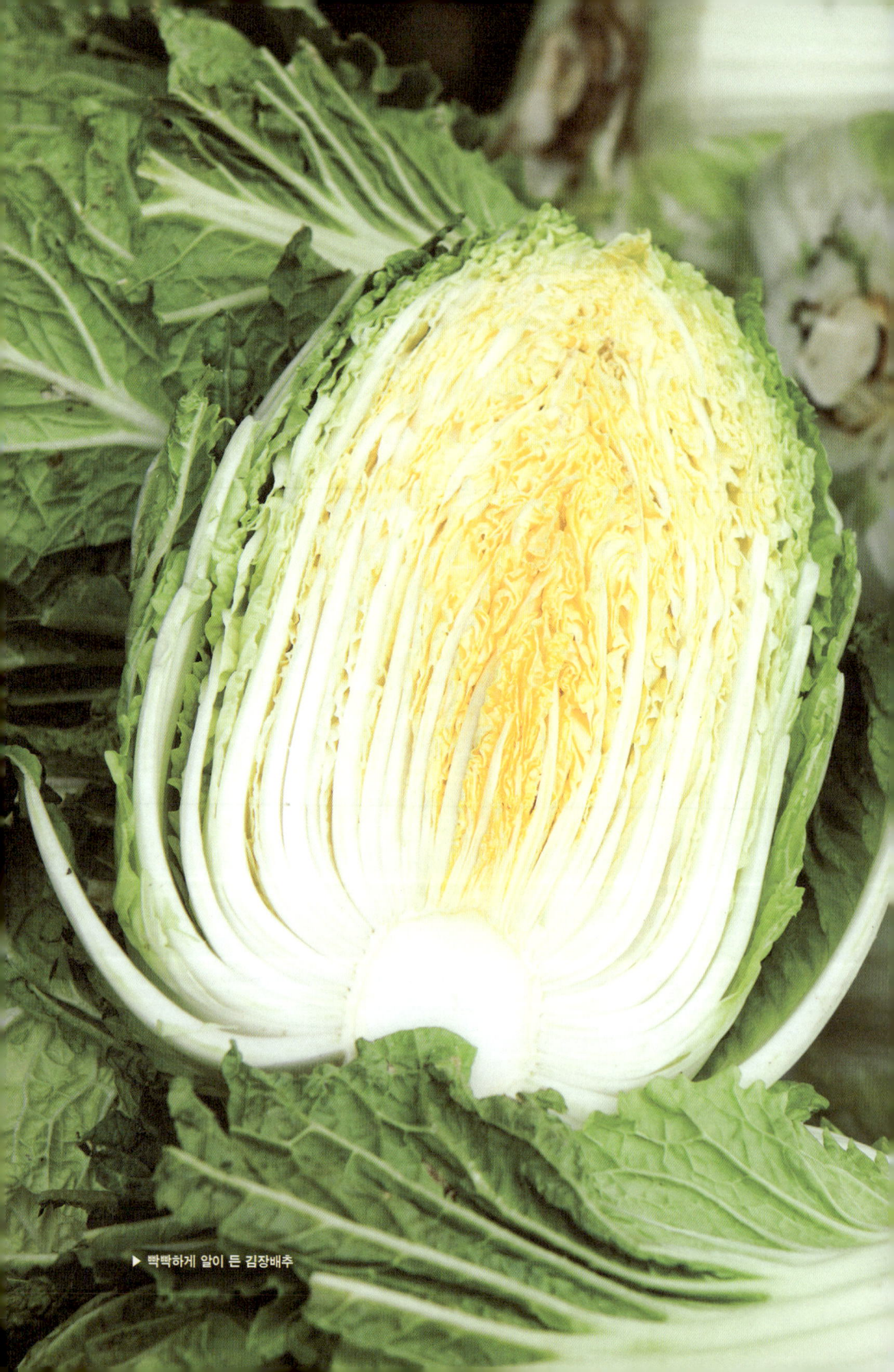

▶ 빡빡하게 알이 든 김장배추

참으로 까다롭다. 이런 큰 행사다 보니 김장을 잘 끝내 놓고 나면 배가 절로 부르다는 말이 나오는 게 과장이 아니다.

몇 년 전부터 나도 절인 배추를 사다가 김장을 한다. 어쩔 수 없는 나이 탓이다. 배추를 뻐개는 일, 소금물에 절이면서 아래의 배추를 위로, 위의 배추를 아래로 바꾸어 고루 절이는 일, 모두 꽤 힘이 드는 일이다. 찬 소금물에 손을 담그고 허리를 굽혔다 펴기를 반복하다 보면 "아이고 허리야." 소리가 절로 나온다. 절인 배추를 주문해 보니, 심심하게 절인 배추를 깨끗이 씻어 배송해 주었다. 이때부터 김장은 딱 하루면 끝나는 일이 되었다. 정말 거저먹기라고 할 정도로 말이다.

헤아려 보니 나 혼자 김장을 한 지도 벌써 25년이 넘었다. 승용차도 없던 때였는데, 겨우내 친정집에 김치 통 들고 오가는 일이 너무 귀찮아서 시작한 일이었다. 첫해에는 딱 다섯 포기만 했는데, 의외로 별로 힘들지도 않았고 맛도 괜찮았다. 따뜻한 아파트 실내에서 하는 편안한 김장을 마다하고 엄마가 추운 한옥 마당에서 애써 담근 김치를 갖다 먹을 필요가 없었다. 그해부터 나는 엄마의 김치로부터 독립했다.

김장은 엔간히 해도 맛있다는 점이 매력이다. 이런 말을 들은 내 후배는 "공부가 제일 쉬웠어요." 하고 잘난 척하는 것 같다며 면박을 주었지만, 그건 김장을 안 해 봐서 하는 말이다. 김장은 무엇보다 보통 때 담그는 김치에 비해 훨씬 맛을 내기가 쉽다. 그러니 겁먹지 말고 시도해 보기를 적극 권하고 싶다.

보통 때 담그는 김치에 비해 김장이 맛있는 이유는 간단하다. 재료가 좋기 때문이다. 늦여름에 심어 가을 내내 성장하는 배추와 무는 날이 점점 추워지면서 겨울을 나기 위한 영양분을 자신의 몸속에 잔뜩 지니게 된다. 그래서 이 계절의 배추와 무가 가장 달착지근하고 맛있다. 이 맛있는 재료로 일 년치 김치를 한꺼번에 해 놓는 것은 그래서 매우 현명한 일이다. 배추 맛이 맹탕이 되는 여름에, 그것도 날이 더우면 잘 자라지 않아 고랭지에서 억지로 키워 낸 통배추로 김치를 담가 먹는 것이 얼마나 어리석은 일인가.

김장이 맛있는 이유는 또 있다. 보통 때 김치에는 잘 쓰지 않는 해물을 넉넉히 넣기 때문이다. 감칠맛이란 단백질의 맛이니, 젓갈과 해물을 많이 넣으면 김치 맛이 좋을 수밖에 없다. 이북 지방의 시원하고 깔끔한 김치에는 맑은 맛의 새우젓을 기본으로 하고, 멸치젓이나 황석어젓을 달여 맑은 국물만 낸 액젓을 사용한다. 해물도 생새우와 명태가 중심을 이룬다. 특히 달착지근한 맛은 생새우의 양이 좌우한다 해도 과언이 아니다. 그에 비해 호남과 경남의 걸지고 진한 김치 맛을 내려면 멸치젓이나 갈치젓 같은 걸지고 진한 맛의 젓갈을 탁한 국물과 건더기까지 모두 뒤섞어 넣어야 한다. 어느 해인가 먹다 남은 제주도 자리젓이 있어서 김장에 털어 넣은 적이 있었는데, 그해 김치 맛은 유난히 화려했다. 해물도 갈치처럼 진한 맛의 생선을 넣으면 좋다. 갈치 역시 이맘때 제철을 맞아 아주 맛있는데, 구워 먹기에는 지나치게 가늘다 싶은 저렴한 갈치를 잘게 썰어 김치 속에 함께 넣으면 좋다. 물론 달착지근한 맛을 즐기는 나는 남도식 김치를 할 때도 생새우를 넉넉히 넣는다. 그뿐인가. 파, 쪽파, 갓, 생강 등 향을 내는 모든 향신 채소가 모두 제철이다. 그래서 김장은 간만 맞출 줄 알면 할 수 있다는 말들을 하는 것이다.

나는 늘 세 가지 김치를 한다. 가장 먼저 백김치를 두어 포기 담근다. 고춧가루를 전혀 넣지 않고, 무와 배를 채 썰어 파, 마늘, 생강 등 양념과 버무려 속으로 넣는다. 해물도 넣지 않으며 젓갈은 까나리나 멸치로 만든 맑은 액젓을 쓰면서 소금으로 보충 간을 한다. 젓갈이 전혀 들어가지 않으면 감칠맛이 떨어지지만, 빨간 김치처럼 젓갈로만 간을 하면 백김치의 시원하고 맑은 맛을 낼 수가 없다. 이 백김치는 오래 두면 빨리 무르기 때문에 소량만 해서 늦겨울이 되기 전에 먹는 것이 좋다.

다음으로는 고춧가루를 적게 넣은 이북식 시원한 김치인데, 개성식으로 자란 내 입맛에 맞는 김치이다. 고춧가루는 적게 하되, 새우젓과 생새우, 명태 등을 섞어 심심하게 담근다. 버무릴 때도 양념을 배춧잎 끝까지 바르지 않고 속 깊이 살짝살짝 넣는다. 고춧가루를 적게 넣었기 때문에 이 김치는 익으면서 맑은 국물이 시원하게 배어 나온다. 잘 익은 김치의 하얀 줄기는 아삭하여 샐러드가 부럽지 않고 시원한 국물도 일품이다. 평안도에서는 국물 맛을 내기 위해서 쇠고기를 고아 기름을 걷어 낸 다음, 김장독에 부어 맑고 감칠맛 나는 김칫국물을 많이 만든다고 한다. 이 국물이 한겨울 냉면의 주재료가 된다.

마지막으로 남쪽 지방 방식에 따라 진한 맛의 김치를 담근다. 부산 출신인 남편 입맛에 맞춘 것이다. 시어머님이 하시는 대로, 무를 채 썰지 않고 갈아 넣고 멸치젓과 갈치, 생새우를 넣는다. 여기에 고춧가루를 뻑뻑할 정도로 들이부어 찐득한 양념을 만든 다음 배추에 듬뿍 발라 짭짤하게 버무린다. 빨간 고춧가루 양념과 배추가 함께 어우러진 이 김치는 맛이 아주 화려하고 진하다.

젊었을 때는 내가 보고 자란 대로 내 입맛에 맞춰 김장을 했는데, 어느 해인가부터 남편용 김치를 따로 담그기 시작했다. 이 김치를 먹으면서는 남편이 "그래 이 맛이야." 하는 표정을 짓는다. 그 모습이 흐뭇하긴 해도 내 입맛을 포기할 수는 없다.

여력이 있으면 갓김치와 알타리무김치도 조금씩 한다. 갓김치는 돌산갓으로 담가야 제맛이다. 김장에 썰어 넣는 갓은 줄기가 가는 갓인데, 이른바 '여수 돌산 갓'으로 불리는 종류는 줄기가 굵고 향이나 질감 모두 연하다. 여기에 고춧가루와 멸치젓 혹은 갈치젓, 마늘을 넣어 버무려 놓는다. 전라도 사람들은 갓 무친 매운 갓김치를 좋아한다지만, 나와 남편은 약간 새콤하게 익은 맛에 갓의 향이 어우러진 것을 더 좋아한다. 알타리무김치는 다듬기가 귀찮기는 하지만 이 역시 절인 배추 파는 곳에서 함께 절여서 팔기도 한다. 다듬어 절여 놓은 재료만 있으면 이 역시 거저먹기이다. 김장 속에 넣는 양념에 그냥 버무려 놓으면 끝이니, 뭐 어려울 게 있겠는가.

이렇게 가지가지 김치를 하지만 어쨌든 하루에 끝을 낸다. 한 가지 김치가 아니라 가지가지 김치가 번갈아 밥상에 오르면 남편도 나도 매 끼니 즐겁다.

김장은 장보기가 절반

- 절인 배추를 사다 쓴다 해도, 김장이 그리 수월한 것은 아니다. 특히 초심자들은 그럴 것이다. 가장 신경 쓰이는 것이 바로 장보기이다. 한꺼번에 사려고 하면, 뭐가 그리 종류가 많은지 마구 헷갈리고 김장철이 되면 값도 매우 비싸서 부담이다. 내가 추천하는 방법은 기본적인 양념을 값이 쌀 때 미리미리 준비하라는 것이다.

- 가을이 무르익으면 새우젓 사이트를 뒤져서 다소 저렴한 추젓을 구해 둘 것. 오젓이나 육젓보다 저렴하고 맛도 덜하지만 김치 담그는 용도로는 충분하다. 생새우도 김장철이 되기 이전에 싸다. 가을에 생새우가 막 나오는 철이 있다. 이때 한 상자 사다가 물에 가볍게 헹구어 냉동실에 얼려 놓고, 김장 때 녹여서 쓴다. 남는 것은 무를 넣고 조려 먹으면 맛있고, 콩나물국이나 채소 튀김 등에 넣어도 좋다.

- 10월 말과 12월 초에는 생강을 수확한다. 갓 캔 하얀 생강이 아주 싸게 나오는 이때 겨우내 먹을 것을 듬뿍 사다가 화분에 묻거나 대강 물로 씻어 냉동실에 넣어 놓고 필요할 때마다 꺼내 쓴다. 이 시기가 지나면 창고에 보관했다가 나오는 것이라 값이 비싸진다.

- 당연히 고춧가루나 마늘 등도 눈여겨보았다가 마음에 드는 것이 있으면 사 놓는다. 이들 모두는 김장철 전에 생산되는 것이니, 구태여 값비싼 김장철에 구입할 필요는 없지 않은가.

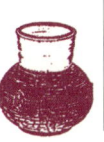

기름 자르르한 고등어
가을무 넣고 조리면 일품.

고등어는 그야말로 '국민 생선'이라 해도 과언이 아니다. 어릴 적인 1960년대만 해도 꽁치와 도루묵이 아주 저렴한 생선이어서 서민의 밥상을 채웠고, 결혼 직후인 1980년대 중반에는 꽁치는 어디론가 사라지고 정어리가 가장 값싼 생선으로 상에 올랐다. 당시에는 일 년 내내 정어리구이에 정어리조림만 해 먹었던 기억이 있다.(그 후유증으로 정어리는 물론 꽁치조차 쳐다보기도 싫다.) 그런데 이제 도루묵은 비싼 값에도 어렵사리 찾아 먹는 향수 식품이 됐고, 정어리는 시장에서 구경조차 할 수 없다. 대신 그 자리를 꿋꿋하게 지키고 있는 생선이 고등어이다.

김창완의 노래 「어머니와 고등어」는, 하필이면 그 생선이 고등어이기 때문에 더 감동스럽다. 도미나 민어 같은 고급 생선이었다면 얼마나 안 어울리겠는가. 그저 누구나 먹을 수 있는 가장 값싼 생선 고등어, 그것이나마 사서 깨끗이 다듬어 소금 뿌려 냉장고에 넣어 둔 어머니, 한밤중에 목이 말라(아마 술 마시고 늦게 들어와 잤을 게다.) 냉장고를 열어 본 아들, 옆방에서 피곤해서 잠든 어머니, 나이 들고 지친 어머니의 가늘게 코 고는 소리 등은 서민 가정의 전형적인 풍경을 생생하게 형상화해 내면서, 김창완의 스테디셀러 노래로 자리 잡았다. 어떻게 고등어 같은 생선을 대중가요의 소재로 삼을 생각을 했을까. 고등어를 포착해 낸 김창완의 가사 쓰는 능력이 놀랍고, 단순한 선율을 아주 간단한 베이스기타 선율로 해학적인 양념을 더한 작곡과 편곡 능력도 놀랍다.

예전에는 고등어와 삼치의 제철이 봄이라고들 했는데, 왜 그랬는지 잘 모르겠다. 사실 고등어와 삼치는 가을이 깊어 가면서 기름이 많아지고 맛도 고소해진다. 아마 몇십 년 전만 해도 사람들이 너무 기름진 고등어와 삼치보다는, 다소 담백한 맛을 더 즐겼는지도 모른다. 하지만 기름지고 고소한 음식이 지천으로 깔린 지금은 고등어 역시 기름이 자르르 흐르는 늦가을과 초겨울에 가장 맛있다는 생각이 든다.

겨울이 되어 꼭 먹고 지나가야 섭섭지 않은 것이 바로 고등어회이다. 겨울을 맞아 기름기를 잔뜩 품은 고등어는, 회로 먹어도 여름과는 비교할 수 없을 정도로 기름지다. 아무래도 기온이 높은 여름에는 붉은 살 생선을 먹기가 저어되는 것에 비해, 추운 한겨울에는 배탈 걱정 없이 먹을 수 있어 안심이다.

게다가 고등어회는 활어로만 가능하며, 양식 고기도 아닌 자연산이다. 자연이 키운 싱싱한 활어 회의 맛을 즐길 수 있으면서도 상대적으로 저렴한 것이 바로 고등어회이다. 그러니 주머니 사정은 넉넉지 않으나 입맛만 '미친 존재감'을 자랑하는 회 마니아들은 저렴한 전어회 시즌이 끝나고 나면 고등어를 찾게 된다. 비교적 저렴한 값에 진한 생선 맛을 볼 수 있기 때문이다. 전어와는 달리 비교적 부드럽게 살만 떠내어 회를 치니, 전어 뼈 씹느라 지친 입도 오래간만에 호사를 한다. 도톰하고 고소한 고등어 살을 고추냉이를 곁들인 간

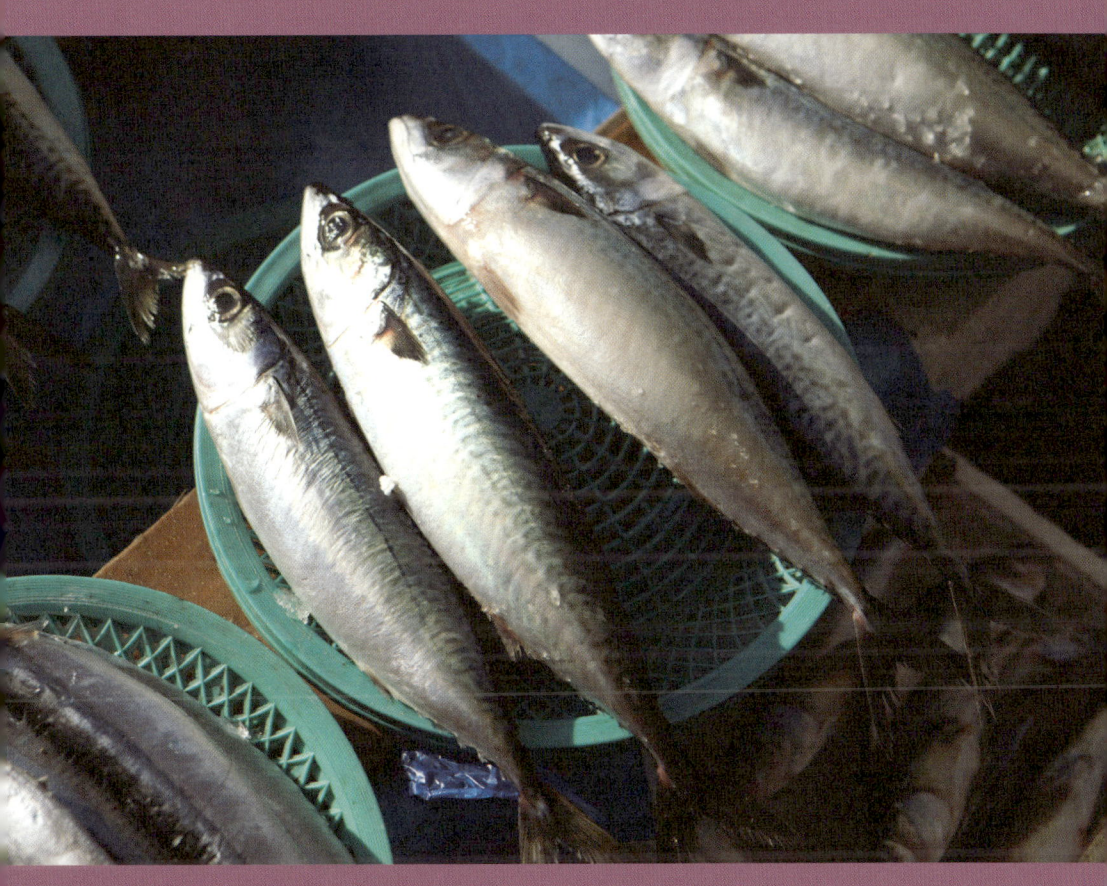
▶ 겨울철 기름기 잔뜩 품은 고등어는 회로도 먹을 수 있다.

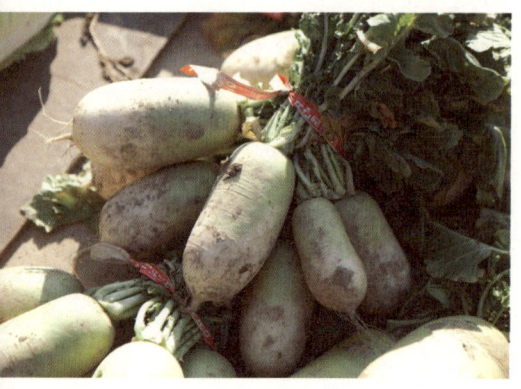
▶ 고등어와 환상의 조합을 이루는 제철 무

장에 찍어 입에 넣으면, 그저 살살 녹는다는 표현 말고는 더 할 말이 없다. 어디 이 맛을 비슷한 가격대의 양식 광어 맛에 비하랴.

회는 별식이고, 일상적으로는 고등어 구이와 조림을 주로 먹는다. 요즘은 깨끗이 손질해서 한 쪽씩 진공 포장된 간고등어가 워낙 여러 종류 나와 있어, 사시사철 생선 한 번 안 주무르고도 편안히 구워 먹는다. 그러니 겨울이 되면 고등어조림 생각이 더 간절해지는 모양이다. 살이 오른 겨울 고등어를 자작하게 조려 먹는 맛은 간고등어로는 낼 수 없으니 말이다.

비린 생선 도막을 물에 씻고 냄비에 안치는 수고로움에도 불구하고 이 계절에 고등어조림이 더 입에 당기는 이유는, 사실 무의 제철이란 점도 한몫한다. 늦가을 무는 일 년 중 가장 맛있기 때문이다. 생선조림을 즐기는 사람치고 생선만 좋아하는 사람이 있을까. 나도 부재료인 무나 묵은 김치를 주인공 생선보다 더 좋아한다.

나는 생선조림 속의 무가 많이 물러 간이 폭 밴 것을 특히 좋아한다. 그렇다고 물이 많은 여름 무가 좋다는 것은 아니다. 나는 여름 무로는 아예 생선조림을 해 먹지 않는다. 제철이 아닌 여름의 무는 너무 무르고 맛도 싱거워, 조림의 제맛을 살려 주지 못한다. 하지만 늦가을에 수확한 무는 맛이 진하다. 이 무를 충분히 양념이 배어 무르게 조려 먹어야 제맛인 것이다. 그래서 나는 무를 먼저 조리다가 나중에 주재료를 넣어 무에 충분히 간을 배게 하는 방식을 좋아한다.

고등어조림 양념은 집집마다 취향이 다르다. 고등어에 소금으로 밑간을 하고 조림 양념은 조선간장과 고춧가루로만 깔끔하게 하는 사람이 있는가 하면, 아예 고추 양념은 제쳐 놓고 간장과 물엿, 청주 등으로 일본식 조림을 하는 사람도 있다. 나는 그 중간쯤이다. 고등어는 미리 절이지 않고 간장과 고추장을 기본으로 하여 조리는 방식이어서, 약간 얕은맛이 있으면서도 매콤한 맛이 감도는 것을 좋아한다.

작은 냄비에 물을 붓고 간장, 고추장, 설탕을 푼 후 도막 낸 무를 먼저 안친다. 국물이 팔팔 끓어 무가 어느 정도 무른다 싶을 때 고등어를 넣는다. 생선은 너무 가열하면 단백질이 굳어 빡빡해지고 맛도 많이 빠진다. 무는 점점 맛있어지지만, 정작 생선조림의 생선이 맛없다면 그 역시 매력이 없다. 무를 먼저 조려 간을 배게 한 후 나중에 생선을 넣으면, 생선이 부드럽게 익는 시간과 무에 생선 맛과 간이 배어 무르는 시간이 얼추 맞아떨어진다. 이 방법은 다른 생선조림을 할 때도 적용된다. 특히 생선이 얇고 부드러운 갈치 같은 경우는 처음부터 무와 갈치를 함께 넣고 조리는 것보다 무를 먼저 넣는 것이 훨씬 맛있다.

조림이 끓기 시작하면 파와 마늘, 그리고 풋고추를 조금 썰어 넣는다. 상큼한 풋고추 냄새가 생선조림의 비린내와 잘 어우러진다. 이렇게 한소끔 끓여 고등어 살이 속까지 익었다 싶을 때 그대로 상에 올린다.

무가 맛있는 계절에는 이렇게 무조림을 하는 것이 좋지만, 무가 맛이 없어지는 봄과 여름에는 김치를 넣는다. 어차피 김장 김치의 맛이 떨어져서 여러 종류의 우거지가 생겼으니, 이걸 넣는 것이다. 김치를 넣으면 모든 비린내와 누린내가 확 잡히니, 비린 고등어조림과도 잘 어울린다. 김치는 꼭 배추김치가 아니어도 된다. 시어 꼬부라진 갓김치, 김장할 때 너절너절 몇 이파리씩 남아 김장 포기 위에 얹어 놓았던 우거지, 알타리무 먹고 남아 냉장고 안에서 이리 밀리고 저리 밀리던 무청, 온갖 것들이 다 괜찮다. 방법은 무를 넣을 때와 동일하지만, 김치에 간이 꽤 배어 있는 상태이니 간장의 양은 좀 줄여야 한다.

생선조림의 양은 약간 모자란 듯 하는 것이 좋다. 아무래도 남은 조림을 한 번 더 데우면 맛이 현격하게 떨어지기 때문이다. 고등어 두어 도막에다 빨갛게 양념이 밴 말랑한 무, 자작하게 얹힌 양념 국물까지 한 끼에 다 해치우는 게 좋다. 젓가락으로 고등어 살을 헤집어 무 한 도막과 함께 입에 넣는다. 갓 익어 부드러운 살에서 고소한 육즙이 나와 입에 감돌고, 짭짤하게 간이 밴 무가 함께 어우러진다. 아, 밥 먹고 싶다.

갈치조림에는 늙은 호박을

- 고등어조림에는 무와 김치가 제격이지만, 어느 생선조림이나 이런 것은 아니다. 무는 웬만한 생선조림의 부재료로 무난하다. 그러나 김치나 삶은 시래기처럼 다소 질기고 맛도 강한 재료는, 고등어처럼 강한 맛을 지닌 생선에 어울린다. 그에 비해 갈치처럼 맛이 곱고 부드러운 생선에는 김치나 시래기는 어울리지 않는다.

- 갈치에 묘하게 잘 어울리는 부재료는 늙은 호박이다. 갈치도 달착지근하고 늙은 호박도 달착지근한데, 그 구수한 맛이 아주 환상 궁합이다. 제주도의 갈칫국은 배추와 늙은 호박을 넣고 끓이는 맑은 국이다. 이 정도로 늙은 호박은 갈치와 잘 어울리는 재료인 것이다.

- 늙은 호박 갈치조림은 무를 넣어 조릴 때와 동일한 방법으로 만들면 된다. 단 늙은 호박은 매우 빨리 무르기 때문에 생선과 함께 넣어도 무방하다.

> 따끈한 겨울철 음료 생강차, 칡차, 대추차.

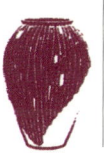

드디어 올 게 왔다. 감기다. 그것도 이번엔 좀 세게 왔다. 이렇게 모든 약속을 취소하고 드러눕기는 참 오래간만이다. 그래도 이제 기말 성적처리를 제외하고는 올해의 일정들은 얼추 끝내 놓은 상태이니, 용케 잘 버텼다 싶다.

난 오랫동안 감기를 달고 사는 아이였다. 환절기마다 감기였다. 코를 훌쩍거리거나 기침을 하면서 시험을 보는 곤혹스러운 일은 그저 일상이었다. 그러던 것이 어느 틈엔가 시험 때인데 감기 없이 지나가고 있다는 것을 알게 되었다. 생각해 보니 대학 2학년 때부터였다. 그런데 대학원 입시 때 다시 감기에 걸렸다. 그제야 깨달았다. 시험 스트레스가 감기의 한 원인이었다는 것을.

그렇게 늘 달고 다니던 감기로부터 해방되어 좀 편안해진 것은 십수 년 전이었다. 수도권에서 벗어나 공기 좋은 이천의 시골에 들어간 후였다. 이천 집은 시멘트를 쓰지 않고 오로지 흙으로만 지은 집이었다. 흙이 수축하면서 바람구멍이 많이 생겼는데, 겨울에는 웃풍 때문에 꽤 추웠지만 차렵이불만 깔아 놓으면 바닥은 절절 끓었고 가습기가 없어도 건조함을 모르고 살았다. 골골거리는 약한 체질이야 쉽게 바뀌는 것이 아니었지만, 몸이 약간 으슬으슬하다 싶을 때 뜨끈한 황토방 온돌에서 푹 자고 나면 개운해졌다. 좋은 공기와 황토의 기운이 몸을 빨리 회복시켜 준 모양이었다. 물론 그러다가 2년에 한 번쯤 된통 아프기는 했다. 그거야 이제 그만 좀 쉬라고 몸이 시위를 하는 것이니, 어쩔 수 없는 노릇이다.

서울로 이사를 오고 난 후부터는 감기 기운이 자주 찾아오는 것을 느낀다. 다시 서울의 탁한 공기에 시멘트 집과 만났으니 몸도 예전처럼 반응을 하는 것이다. 그동안 몸을 다스리는 방법을 좀 깨달아 조심조심하면서 살았는데, 이번에 누적된 피로가 크게 터진 모양이다. 그러고 나니 '생강차나 칡차라도 열심히 끓여 먹을걸.' 하고 후회가 된다. 일을 피할 수 없었으니 피로야 어쩔 수 없는 일이고, 주거 환경도 이제 더 이상 어쩔 수 없는 조건이니 먹는 것이라도 좀 더 신경을 썼어야 하는데, 공기 좋은 이천에 있을 때처럼 커피 마시며 지낸 것이 문제였구나 싶다.

당장 화분에 묻어 두었던 생강을 캐내고 가을에 말려 둔 칡도 꺼냈다. 생강은 10월 말부터 11월 초순까지가 제철이다. 수확한 생강이 저장고에 들어가기 전이니, 값이 저렴하고 질도 가장 좋다. 이때 1만 원어치만 사 놓으면 김장을 하고도 생강차를 몇 번이나 끓여 먹을 정도로 남는다. 남는 생강은 빈 화분의 흙 속에 묻어 놓거나, 물에 씻어 통째로 냉동실에 보관한다. 냉동된 생강은 물에 씻으면 껍질까지 훌렁훌렁 잘 벗겨져 손질이 편하다.

생강을 얇게 저며 주전자에 담고 통 계피도 한 조각 넣는다. 계피는 시장에서 쉽게 구할 수 있고, 모두 수입되는 물건이라 속아 살 위험도 없으며, 상하

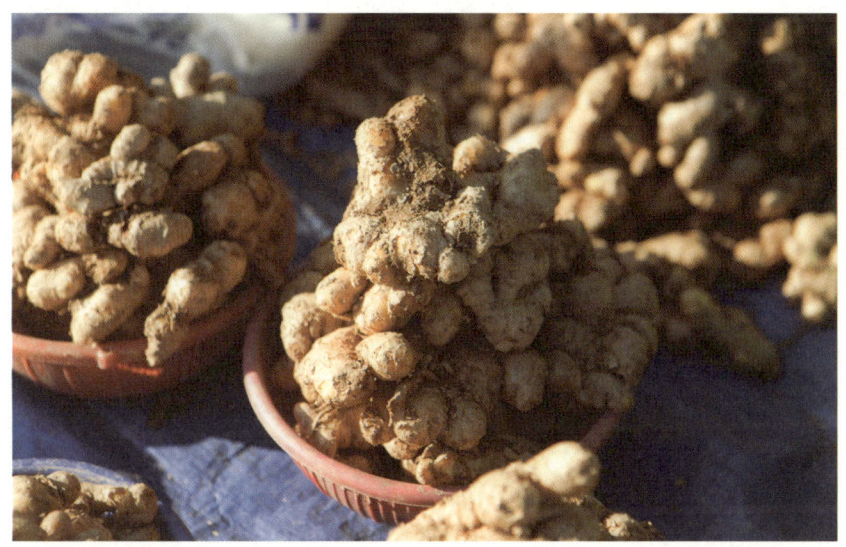

▶ 저장고에 들어가기 전, 제철 생강을 꼭 구매해 둘 것.

지 않아 보관도 쉽다. 나는 여기다 가을에 먹다 남은 풋대추가 말라 있는 것을 몇 알 넣었다. 끓기 시작하면 불을 줄여 은근한 불로 끓인다. 처음에는 톡 쏘는 향만 우러나오다가 계속 끓이면 생강의 진짜 맛이 묵직하게 우러나온다. 이때부터 따라 먹으면서 한두 번 물을 더 부어 끓여 먹는다. 몸도 따뜻해지고 값도 싼, 정말 좋은 음료이다.

칡은 올 가을, 오래간만에 갖춰 놓게 되었다. 불광동 전철역 앞에 좌판을 열고 생칡을 작두로 쓱쓱 썰어 파는 노인이 있었기 때문이다. 내가 이런 야생의 물건을 보고 그냥 지나칠 리가 있는가. 그런데 1만 원어치 한 무더기의 양이 좀 많다. "이거 먹고 남으면 어떻게 보관해요?"라고 물어보니, 아파트 실내에서 말리면 1~2년씩 두고 먹을 수 있으니 걱정하지 말고 사 가라고 권한다.

한 봉지에 1만 원을 주고 사서 그날 당장 한두 쪽을 물에 넣고 끓여 먹었다. 나머지는 채반에 쭉 펼쳐 놓았다. 사 올 때는 물기가 많다고 느꼈는데, 워

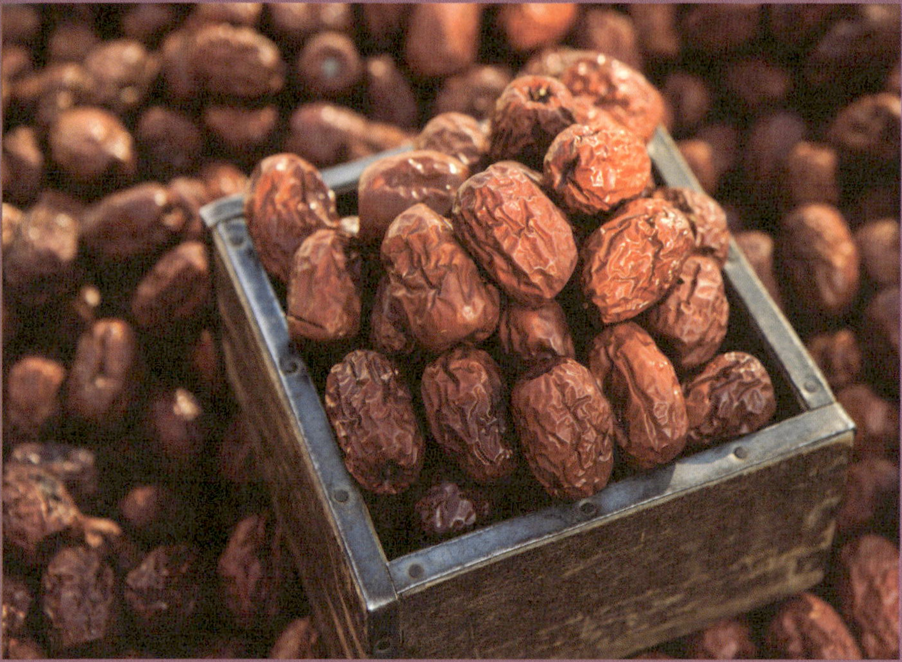

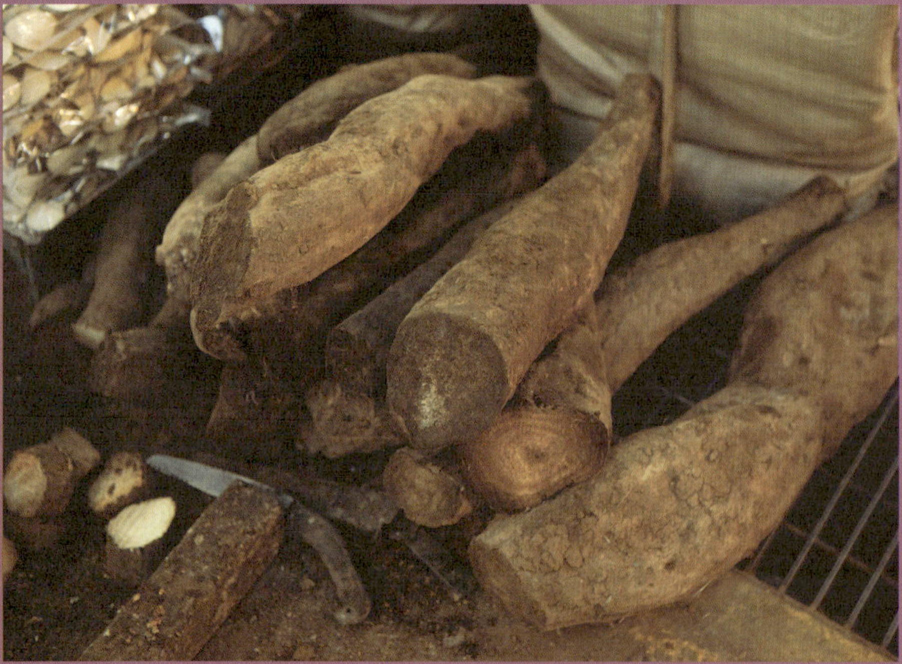

▶ 쫄깃하고 단 건대추와 생생한 향이 살아 있는 갓 캔 칡

낙 녹말이나 섬유질이 많아서인지 노인 말대로 정말 잘 말랐다. 사나흘 만에 상한 것 하나 없이 깨끗하게 모두 말랐다. 딱딱하게 마른 칡을 종이타월에 잘 싸서 양파 망 속에 넣어 베란다에 매달아 놓았다. 이 정도면 통기가 잘 되니 곰팡이 필 우려 없이, 내년까지 잘 먹을 수 있으리라.

칡차도 별로 손이 가지 않은 음료이다. 생칡이든 말린 칡이든 한 쪽을 물에 넣고 끓이기만 하면 된다. 맛은 쌉쌀하고 칡 향이 강하게 난다. 농도야 취향에 따라 정하면 되는 것이니, 향이 마음에 들면 먹을 만한 음료가 된다. 생생한 향이 인스턴트 칡차에 댈 바가 아니다.

생강이나 칡을 끓이면 맛이 너무 강해서 설탕이나 꿀을 넣어 먹기도 한다. 그도 나쁘지는 않으나, 나는 설탕이 든 음료를 먹고 난 후 입에 남는 시큼한 맛이 싫어서 다른 방법을 취한다. 당분이 아닌 단맛을 선택하는 것이다. 생강차를 끓일 때는 계피의 양을 조절하면 단맛이 조절된다. 계피는 향뿐 아니라 그 자체로 단맛을 지니고 있다. 따라서 계피를 많이 넣으면 꽤 단맛이 나는데, 당분은 아니니 열량과는 별 상관이 없고 먹고 난 다음에도 시큼한 맛이 남지 않는다.

그 외에 단맛을 내는 재료는 감초이다. 생강차나 칡차를 끓일 때 감초를 한두 쪽 정도 넣어 끓이면 감초의 향과 함께 단맛이 우러나온다. 역시 이 단맛도 당분이 아니라서 살도 찌지 않고 설탕이나 꿀처럼 입에 시큼한 맛을 남기지도 않는다. 단 것을 먹고 난 후에 시큼한 맛이 나는 이유는 입속에 남아 있는 당분을 세균이 분해해서 산으로 바꾸기 때문이다. 당분이 아닌 단맛은 치아 건강에도 나쁘지 않고 살찌는 것과도 관계가 없다. 감초 대신 수국차 잎을 잠깐 우려내도 단맛을 강화할 수 있다.

생강차, 칡차와 더불어 대추차도 겨울철에 좋은 차이다. 생강, 칡, 대추 모두 성질이 따뜻하여 나처럼 몸이 찬 사람들에게는 그만이다. 소화가 잘 안 되어 속이 거북하고 배가 차가워질 때도 따끈한 생강차를 마시면 쉽게 풀린다. 그러나 바로 그런 성질들 때문에 피해야 하는 사람들도 있다고 한다. 예컨대 생강차는 태열을 유발할 수 있기 때문에 임신 중에는 먹지 않는 것이 좋고, 고혈압인 사람에게도 좋지 않다고 한다. 칡차 역시 임신 중에는 피해야 하는 차이다. 대추차는 임신부에게 좋은 차로 꼽힌다.

대추차를 끓일 때 대추는 생강이나 칡에 비해 좀 많이 넣어야 한다. 주전자에 마른 대추를 넣으면 동동 뜨는데, 두어 켜 꽉 차도록 넣어야 맛있다. 이렇게 대추를 많이 넣고 오래 끓이면 대추의 단맛이 우러나와 설탕이나 꿀 같은 감미료의 도움이 없이도 맛있는 차를 즐길 수 있다. 더 맛있는 차를 원하면 이렇게 푹 끓인 대추와 물을 체에 걸러 걸쭉한 차로 마신다. 이 정도가 되면 열량이 꽤 되어 먹고 나면 속도 든든하다.

이렇게 다 아는데도 결국 감기가 걸리고 말았으니, 나의 게으름을 탓할 수밖에 없다. 남은 겨울이라도 건강하게 보낼 궁리를 해야겠다.

설탕 과용의 시대에 달지 않은 차를 찾자

- 사실 우리는 단 음료를 너무 많이 먹는다. 시중에 판매되는 음료에는 설탕이든 과당이든 뭔가가 들어간다. 커피가 아닌 음료를 집에서 만들어 먹으려 해도 매실청, 모과청, 유자청, 오미자청 등 이 모든 것에 다량의 설탕이 들어간다.

- 결국 이런 것들을 다 피하고 달지 않은 음료를 찾다 보면, 찻잎이나 국화꽃 등을 우려 먹는 것이 고작이다. 그러니 생강, 칡 등은 설탕 없이 먹을 수 있는 좋은 대용차인 셈이다.

- 그저 구수한 음료가 그립다면 현미를 볶아 뜨거운 물을 부어 먹어도 좋다. 시판되는 현

미 녹차가 있는데, 귀찮게 무슨 이런 짓을 하느냐고? 글쎄, 나는 시판되는 현미차를 만들 때 쌀을 씻는지 꽤 의심스럽다. 게다가 중국산의 값싼 현미를 섞는다면, 그 질을 믿을 수 없지 않은가. 그러니 귀찮더라도 무농약 현미를 사다가 깨끗이 씻어서 물기를 잘 빼고 냄비에 볶아 쓰는 것이 제일 좋다.

매끈하고 부드러운 제철 물미역.

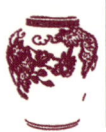

겨울에는 싱싱한 제철 채소를 먹을 수 없다는 생각은 내륙 지방 사람들의 잘못된 상식이다. 온실 재배를 하지 않은 싱싱한 제철 해조류가 바다에서 나오는 계절이 바로 겨울이다. 근년 들어 갑작스럽게 인기를 모으고 있는 매생이를 비롯하여 미역, 파래, 톳 같은 해조류들은 모두 '바다의 채소'라고 불리며 겨울이 제철이다. 그중 우리 집에서 가장 인기 있는 것은 미역, 즉 물미역이다.

겨울 물미역이 맛있다고 말하면 사람들은 데쳐서 초고추장에 찍어 먹거나 새콤달콤하게 무쳐 먹는 나물 이외에 뭐 그리 특별한 게 있느냐고들 한다. 사실 나도 결혼하기 전까지는 그렇게 생각했다. 서울을 벗어나 본 적이 없는 육지 사람이었으니까 말이다. 그런데 결혼을 하고 난 후 내 물미역 취향은 완전히 달라졌다. 부산 출신인 시댁 식구들이 먹는 방식을 따르게 된 것인데, 내륙 지방 사람들은 상상할 수 없는 희한한 방식이었다.

가장 큰 차이는 물미역을 데치지 않고 생으로 먹는다는 것이다. 미역은 검붉은 색깔의 해조류이다. 시장에 나오는 물미역도 이런 상태이며, 몇 가닥씩 고무밴드로 묶어 1천 원에 판다. 이것을 뜨거운 물에 데치면 예쁜 진녹색으로 변하며, 이때 생미역의 강한 바다 냄새와 바닷물의 짠맛 같은 것들이 빠지면서 맛이 순해진다. 그런데 바닷가 출신들은 이렇게 순화된 맛이 아니라 싱싱한 바다 냄새 그 자체를 즐긴다. 그래서 미역을 데치지 않고 검붉은 날것 그대로를 먹는다.

미역을 날것 그대로 먹기 위해서는 우선 싱싱한 물미역을 구입해야 한다. 그래서 깨끗하게 비닐 포장을 해 놓은 슈퍼마켓의 물미역을 구입하는 것은 위험하다. 비닐 속 상태를 잘 점검할 수 없기 때문이다. 재래시장에 가서 죽 둘러보면, 반짝반짝 검은 윤기가 흐르는 싱싱한 물미역들을 만날 수 있다. 눈으로 보는 것만으로는 안전하지 않다. 반드시 만져 보아야 한다. 미역의 엽상체를 손가락으로 만져 보아 미역이 뭉개져 손에 묻으면 이미 신선도가 떨어진 것이다. 미역의 질도 중요하다. 싱싱하지만 뻣뻣한 미역도 있다. 이런 것은 잘 빨아 놓아도 뻣뻣하고 맛이 없다. 매끄럽고 부드러운 미역을 골라야 한다. 데쳐 먹을 용도라면 약간 선도가 떨어지거나 다소 뻣뻣해도 문제가 되지 않으나, 생으로 먹는 경우에는 안 된다.

생으로 먹기 위해서는 미역을 잘 빠는 것이 핵심이다. 미역 뿌리 부분의 딱딱한 줄기를 얼추 떼어 내고 냉기가 가신 정도로 약간 미지근한 물에 손빨래를 하듯 두 손으로 박박 주물러 빤다. 한참을 빠닥빠닥 주물러 빨면 거품이 약간 인다. 마치 바닷가 파도와 함께 밀려오는 거품 같은 것이 생기는 것이다. 그러면서 다소 뻣뻣했던 미역은 점점 부드러워진다. 처음 보는 사람은 이렇게 이불 빨래하듯 치대면 미역이 뭉그러지지 않을까 걱정을 할 정도인데, 손가락

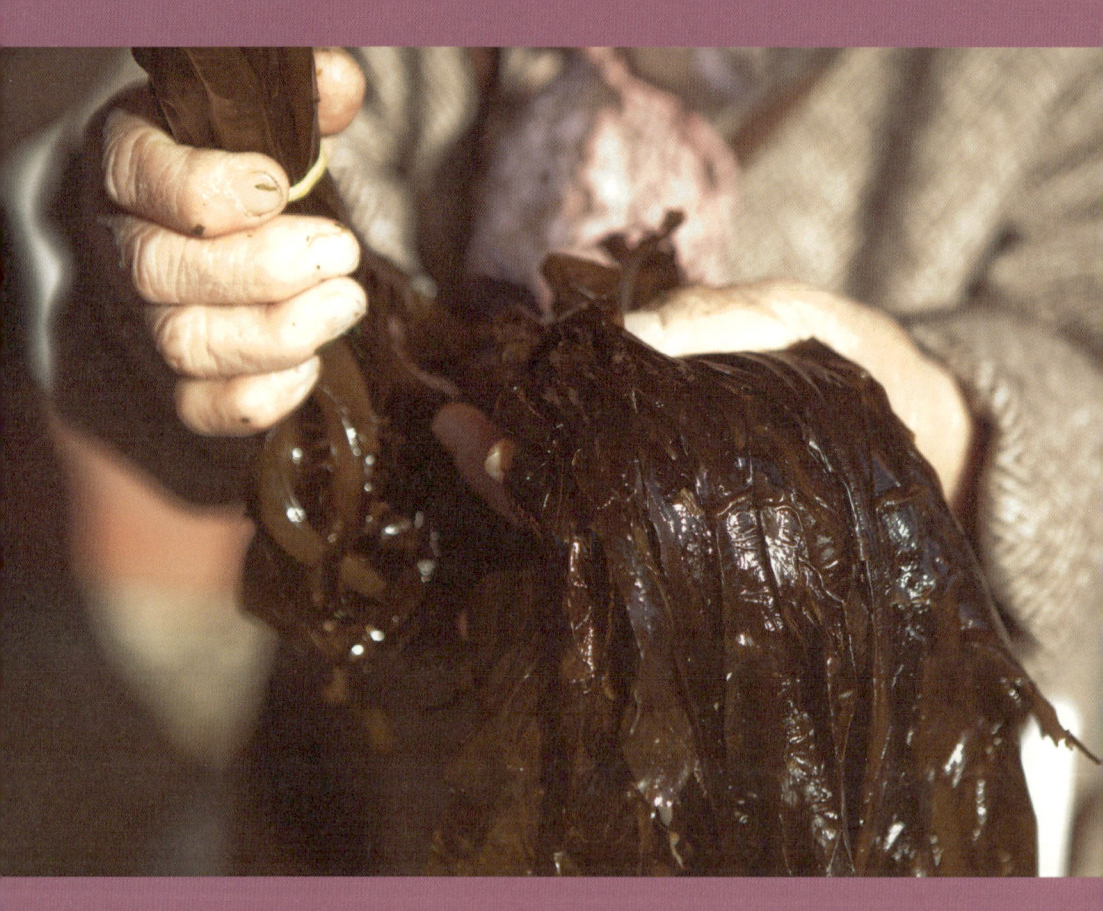

▶ 물미역은 반드시 손으로 만져 보고 살 것! 손에 묻어나지 않고 탱탱해야 한다.

으로 만졌을 때 뭉개지지 않는 싱싱한 물미역은 이렇게 치대도 전혀 상하지 않는다. 그러나 신선도가 약간이라도 떨어진 미역은 이렇게 빠는 과정에서 엽상체가 모조리 흘어져 버리고 줄기만 남는다. 만약 빨기 시작했는데, 이파리가 뭉개지면 날것으로는 먹을 수 없다. 끓는 물에 데치거나 국을 끓여 먹는 수밖에 없다.

어느 정도 짠물이 빠졌다 싶다면, 찬물로 두어 번 깨끗이 헹군다. 처음보다 훨씬 부드러워진 미역이 야들야들 맛있어 보인다. 사실 미역 빠는 일은 마른 미역의 경우도 중요하지만 지금은 다 잊혀진 과정이다. 옛날에는 미역을 데치지 않고 넓적한 상태로 말렸는데, 이런 미역은 물에 불려 여러 번 손으로 주물러 잘 빨아야 맛이 있었다. 요즘에도 이런 미역이 없는 것은 아니나 값이 매우 비싸다. 요즘 흔히 먹는 말린 미역은 끓는 물에 데쳐 말린 것들이다. 그래서 이런 미역은 물에 불리면 진녹색이 되고, 그리 공들여 빨지 않아도 부드럽다. 조리 과정이 단순해졌다고는 하지만 역시 맛은 데치지 않고 말린 미역이 윗길이다.

깨끗이 헹군 물미역을 바구니에 밭쳐 물을 뺀다. 이 물미역은 겨울철 밥상에서 가장 중요한 쌈 채소 노릇을 한다. 양념은 초고추장도 괜찮지만 역시 가장 맛있는 것은 멸치젓이다. 봄에 담가서 잘 익은 멸치젓은 이 계절에 다시 빛을 발한다. 너무 삭아 멸치 뼈와 국물만 남았다면 좀 섭섭한 일이고, 김치냉장고 같은 곳에서 잘 보관되어 건더기에 아직 멸치 살이 남아 있다면 가장 좋다. 이 멸치젓 건더기에다 마늘과 고춧가루만을 섞어 양념을 한다.

물미역에 밥을 얹고 짭짤한 멸치젓 한 점을 얹은 쌈을 입에 한가득 밀어 넣는다. 데친 미역에서는 맛볼 수 없는, 날것 그대로의 바다 냄새가 싱그럽다. 짭짤하고 감칠맛이 일품인 비린 멸치젓은 또 생미역과 어찌나 잘 어울리는지.

겨울철 별미인 과메기 같은 비린 음식도 쪽파와 함께 이 물미역에 싸 먹어야 제맛이 나는 법이다. 물미역 취향이 없는 내륙 지방 사람들은 대신 마른 김에 싸서 먹지만, 어찌 싱싱하고 매끄러운 물미역을 따라가랴.

잘 빨아 놓은 생미역으로 나물을 무쳐도 좋다. 굵은 줄기를 대강 떼어 내고 칼로 적당하게 썰어, 간장과 참기름, 깨소금만 넣어 살짝 버무린다. 비린 멸치 젓에 쌈을 먹는 것은 사실 아침에는 부담스러운데, 이런 미역무침은 아침 밥상에도 아주 잘 어울리는 반찬이다. 특히 남편과 시댁 식구들은 떡국에는 반드시 이 미역나물이 있어야 한다고 생각한다. 뜨거운 떡국에 미역나물을 얹어 떠먹으면서, 뜨거운 국물에 살짝 녹색으로 바뀌기 시작한 미역의 냄새가 싱그럽다고 말한다. 하지만 내 취향은 아니다. 고깃국에 김이나 파래 같은 해조류 냄새가 섞이는 것을 별로 좋아하지 않는 뭍사람 입맛이 여기에서도 고스란히 드러난다.

이렇게 먹고도 물미역이 남으면 국을 끓인다. 물미역으로 끓인 미역국은 마른 미역으로 끓인 미역국과는 맛이 아주 다르다. 냄비에 참기름을 두르고 미역을 살짝 볶은 후, 멸치나 조개 등을 넣고 끓인다. 참기름으로 맛을 탁하게 만들고 싶지 않다면 그냥 끓여도 된다. 싱싱한 갯가의 맛으로 먹는 국이라서 국물 재료로는 고기보다는 해물 쪽이 좋다. 특히 이 계절에 값이 싼 홍합 같은 것을 넣으면 아주 잘 어울린다. 단, 물미역으로 국을 끓일 때는 살짝 끓여서 바로 먹어야 한다. 물미역은 오래 끓이면 떫은맛이 생기니 많이 끓여서 서너 끼 넉넉히 먹는 미역국과 달리 단 한 끼에 해치우는 것이 좋다.

가장 값싼 재료인 물미역 하나로도 이 겨울 밥상은 활기가 넘친다. 그 활기는 마치 추운 겨울 바닷바람에도 아랑곳하지 않는 부둣가 사람들의 왁자한 분위기를 닮았다.

겨울은 해조류의 계절

- 겨울은 말 그대로 해조류의 계절이다. 여름에는 사실 해조류를 날것으로 먹기에는 다소 부담스럽다. 아무래도 신선도를 보장하기 힘들기 때문이다. 그래서 마른 김, 마른 파래 등 건조한 해조류를 먹게 된다. 마른 김과 파래는, 기름을 이용하여 굽거나 볶아 먹어도 좋고, 물과 간장, 혹은 물과 멸치액젓을 섞어 조물조물 무쳐도 맛있다.

- 비닐 포장된 해초무침으로 간단히 입맛을 돋우고 싶은가? 그것도 나쁘지는 않다. 하지만 뒷면의 식품첨가물을 잘 살펴보아야 한다. 상품으로 나온 상당수의 해초무침에는 선명한 녹색을 유지해 주는 색소가 포함되어 있기 때문이다. 그 외에 장기 보존을 위한 화학 첨가물도 들어 있지 않은지 살펴보라. 만약 이런 것이 들어 있다면 나는 과감히 포기하겠다.

- 겨울에 가장 싼 해조류 중 하나가 파래이고, 비슷한 종류로 감태와 매생이가 있다. 파래가 가장 굵고 거칠며, 매생이는 마치 거미줄처럼 가늘고 부드럽다. 감태는 그 중간이다. 이 순서대로 값도 차이가 난다. 파래가 가장 싸고 매생이가 가장 비싸다.
  이 세 가지 종류 모두 무를 채 썰어 넣고 무쳐 먹는다. 소금과 설탕, 식초를 넣고 새콤달콤 무쳐도 되고, 멸치액젓 등을 넣어 김치 맛이 나도록 무쳐도 된다. 당연히 파와 마늘, 깨소금이 들어가야 한다.
  또 세 가지 모두 전을 부쳐 먹을 수 있다. 밀가루와 물을 풀고, 새우 가루 같은 것을 약간 넣고 소금 간을 하여 부치면, 신선한 해조류의 향기가 더해진 전을 즐길 수가 있다. 국을 끓여 먹을 수 있는 것은 매생이와 감태 정도이다. 방법은 동일하다. 냄비에 참기름을 두르고 굴과 해초를 볶다가 물을 넣고 끓인다. 굴의 시원한 감칠맛에 해조류의 향긋한 향기가 어우러진 국이다. 굴을 맛있게 먹으려면 살짝 끓여야 하고, 쇠고기를 넣어 감칠맛을 보강하기도 한다. 아침에 이런 국 한 그릇이면 보양식을 먹는 느낌이다.

- 그 외에 겨울 해조류로 흔한 것은 톳이다. 끓는 물에 살짝 데쳐서 초고추장이나 멸치액젓에 무쳐 먹는다.

무농약 감귤 주스와 마멀레이드.

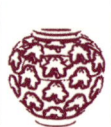

연말에 제주도에서 선물이 날아왔다. 열어 보니 귤이 한 상자 가득 들어 있었다. 서울 생활을 청산하고 제주도에 내려간 지인이 보낸 것이었는데, 첫 수확을 한 모양이었다. 연락을 그리 자주 하지 않아 감귤 농사를 시작한 것도 잘 모르고 있었는데, 이렇게 선물까지 받고 보니 미안하고 고마웠다.

무농약에 코팅(판매되는 귤은 싱싱해 보이려고 식용 왁스로 코팅을 한다.)도 하지 않은 귤이었다. 동봉한 편지에는, 농약을 3년 정도 뿌리지 않으면 감귤 나무가 죽는 경우가 많아 오랫동안 무농약을 고집하기가 힘들다고는 하지만 포기하지 않고 농약 없이 키워 보겠노라 적혀 있었다. 이번 귤은 자신이 키운 것이 아니라 자연이 키운 것이라는 말도 했다. 말은 그렇게 했지만, 농약 주지 않고 풀 뽑아 가면서 키우느라 고생깨나 했을 것이었다. 편지 말미에 "맛보시고 좋으면 주문해 주세요."라는 말이 있어서, 냉큼 돈부터 부쳤다.

농약을 치지도, 코팅을 하지도 않은 귤은 한눈에 금방 알아볼 수 있을 정도로 외양부터 다르다. 시중에서 파는 귤들은 표면이 깨끗하고 반들반들 윤기가 흐른다. 하지만 무농약 귤은 외양이 매우 못생긴 것이 특징이다.

맛있는 과일은 인간에게만 맛있는 게 아니라 벌레들도 맛있어 하는지, 유달리 병충해가 심하고 그래서 농약 없이 키우기는 정말 힘들다. 또한 나무 아래로 자라는 잡초들을 일일이 손으로 제거해 주기가 힘드니, 제초제를 뿌려 깨끗하게 없애는 방식이 보편화되어 있다. 귤은 여기에 한 가지를 더한다. 윤기를 더하고 유통 중에 덜 마르도록 하기 위해 식용 왁스로 코팅하는 것이다. 건조한 겨울 날씨에 바깥 공기를 오래도록 쐬어도, 여전히 매끈하고 야들야들한 껍질을 유지하는 것은 이 때문이다. 보기에는 예쁘지만 말 그대로 그저 보기에만 좋을 뿐, 사람 입으로 들어가서 좋을 리는 없을 듯하다.

농약도 쓰지 않고 코팅도 하지 않은 귤은 껍질에 윤기가 없고 거칠어진 갈색 흠집 부분이 많다. 때깔로만 보자면 입맛을 돋울 수는 없는 귤이다. 집에다 보관해도 껍질이 비교적 빨리 마른다. 하지만 이 못난이 귤이야말로 특별히 주문하지 않으면 맛볼 수 없는 진짜 건강한 귤이다. 크기도 들쭉날쭉하다. 선별기에 넣어 돌리지 않고 그냥 보냈으니 그럴 것이다. 껍질과 육질은 탱탱하여 껍질을 까려고 할 때 손톱이 잘 들어가지 않을 정도이고, 맛은 아주 진하다. 시중에서 파는, 껍질이 홀랑 잘 벗겨지고 약간 말랑하며 신맛이 덜한 귤과는 맛이 아주 다르다. "아, 귤이란 게 원래 이런 맛이었구나!"

귤을 좀 색다르게 먹고 싶다면 주스를 해 먹으면 좋다. 특히 귤이 상자에서 시들시들해지기 시작하여 빨리 먹어 치우고 싶을 때는, 녹즙기로 즙을 짜 먹는 것이 최고다. 아마 녹즙을 먹겠다고 야무진 마음으로 사 놓고는 주방의 천덕꾸러기로 전락한 녹즙기(주서)가 하나씩은 있을 것이다. 이것을 꺼내어 귤

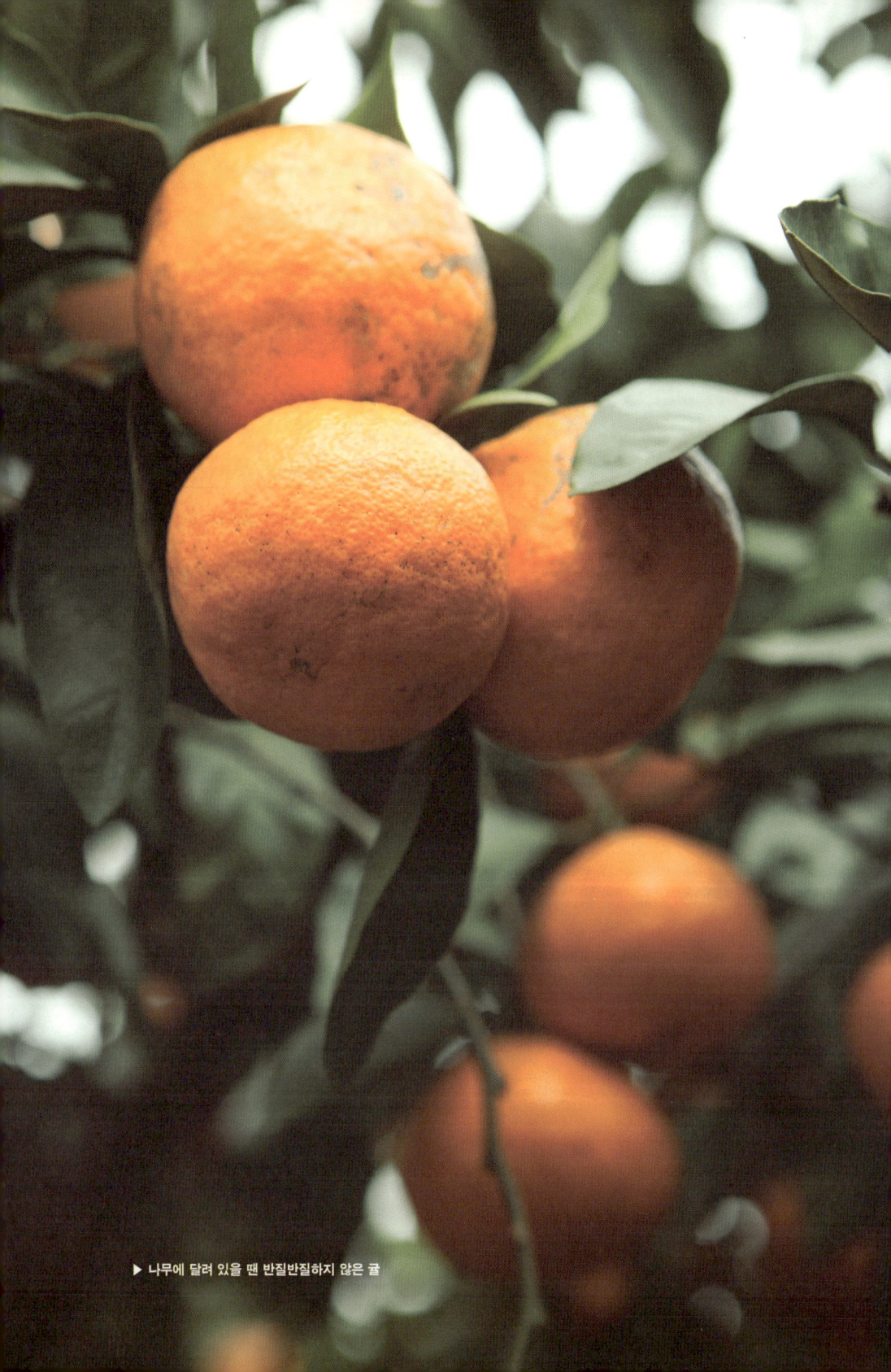

▶ 나무에 달려 있을 땐 반질반질하지 않은 귤

즙을 짜서 먹어 보라. 시중에서 파는 오렌지주스는 생각도 나지 않을 정도로 정말 신선하고 맛있다. '무가당 100퍼센트 오렌지주스'라고 파는 것들도 껍질까지 즙을 짜고, 진한 맛을 내기 위해 가열하여 졸이는 과정을 거친다고 한다. 그래서 맛이 진하지만 다소 독하다. 농축액을 수입하여 희석한 후, 인위적으로 오렌지 향과 단맛, 신맛을 첨가한 것들이다. 그에 비해 집에서 짠 생주스는 독하지도 않으면서 시원하고 신선하다.

남아도는 귤은 귤잼을 해도 좋다. 껍질을 깐 귤을 믹서에 갈거나 가위로 대강 잘라 설탕을 넣고 끓인다. 다른 잼과 마찬가지로, 처음에는 중불로 끓이다가 어느 정도 끓으면 약한 불로 천천히 저어 가면서 졸여야 한다. 신맛이 더 좋으면 레몬즙을 넣기도 하는데, 기호에 따라 맞추면 되며 꼭 필요한 것은 아니다.

무농약 귤은 껍질을 이용할 수 있다는 점이 매력적이다. 귤껍질은 좋은 식재료이기도 하며, 말려서 한약재로도 쓰는데 그것이 바로 '진피'이다. 농약을 쓰거나 코팅한 귤의 껍질은 거의 이용할 수 없는데, 무농약 귤은 마음 놓고 이 좋은 귤껍질을 모두 먹을 수 있는 것이다. 나는 이번에 무농약 귤을 받고 보니, 알맹이보다 그 껍질이 더 탐났다. '염불보다 잿밥'이라더니 내가 그 짝이다. 빨리 껍질로 뭔가를 해 보고 싶은 마음에 알맹이를 열심히 주스로 짜 먹었다.

무농약 귤껍질은 건조한 실내에서 아주 잘 마른다. 이것을 뜨거운 물에 우리면 좋은 차가 된다. 맛은 좀 맹숭맹숭하지만 독특한 향을 즐기며 마시기에 좋다. 혹은 채 썬 귤껍질을 설탕에 재워서 청을 만들어 두고 뜨거운 물에 타 먹어도 좋다.

며칠간 주스를 만들어 먹고 껍질을 모으니 한 바구니나 되었다. 올해 나는 이것으로 마멀레이드를 해 보기로 마음먹었다. 마멀레이드는 오렌지나 레몬

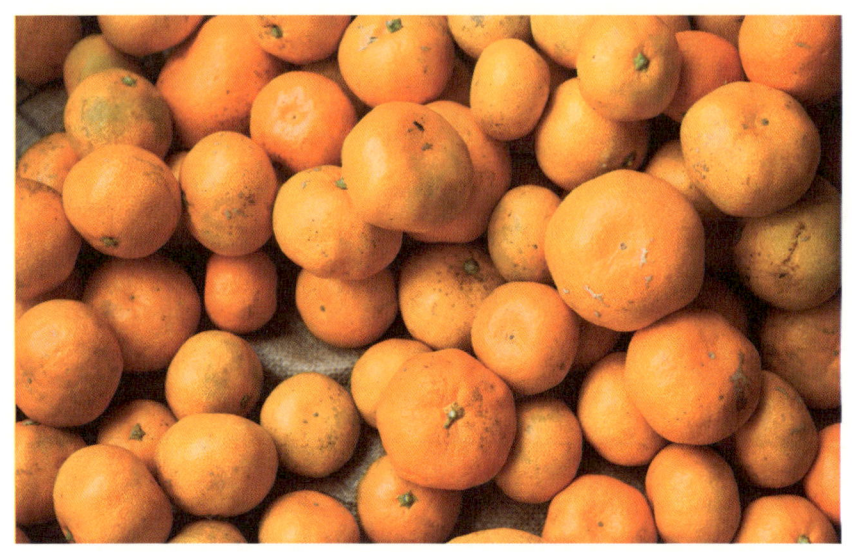

▶ 못생기고 거친 귤이 건강에 좋은 진짜배기!

등의 껍질을 곱게 채 썰어 설탕과 함께 끓인 것이다. 귤껍질은 물기가 적기 때문에 타지 않을 정도로 물을 넣어야 한다. 설탕은 잼을 만들 때만큼 들어가는데, 처음부터 한꺼번에 다 넣지 말고 후반부에 절반 정도를 넣는 것이 좋다. 설탕을 오래 끓이면 아무래도 맛이 탁해지기 때문이다. 이때 남겨 둔 귤주스도 함께 넣는다. 귤껍질은 신맛이 전혀 없고 향도 귤 알맹이와 다르기 때문에 귤주스를 넣어 귤의 신맛과 향을 첨가해 주어야 한다. 약한 불에서 저으며 끓이다 보면 거의 다 되었다는 느낌이 들 때가 있다. 육질에서 우러나온 즙이 설탕과 충분히 어우러져 끈적끈적한 느낌을 내면 완성된 것이다.

마멀레이드는 잼처럼 빵에 발라 먹어도 좋고, 요구르트에 넣어 먹어도 좋다. 특히 아무것도 가미하지 않은 플레인 요구르트는 발효유 특유의 냄새가 좀 거슬리는데, 귤껍질로 만든 마멀레이드는 향이 매우 강하여 함께 섞어 먹으면 아주 잘 어울린다. 큰 유리병 하나 가득 마멀레이드를 해 놓고 보니 뿌듯하기 이를 데 없다. 이 정도 양이면 여름까지 맛있는 요구르트를 먹을 것 같다.

이처럼 무농약 귤은 정말 하나도 버릴 것이 없다. 값이 좀 비싸다 싶을 수도 있는데 껍질까지 이용하니 오히려 매우 값싼 식재료이다. 내가 농사를 짓지 않아도 마음 놓고 먹을 수 있는, 좋은 제철 재료를 권해 주는 지인들이 새삼 고맙다.

구하기 힘든 무농약 귤, 이렇게 구매하자

- 귤은 유달리 무농약 제품을 사기가 힘들다. 인터넷에서 '무농약 귤'이라는 검색어를 치면 뭔가 많이 뜨기는 한다. 하지만 검색창에 '친환경', '무농약' 등이란 말을 내걸어 '낚시질'을 하고 있으면서도 정작 사이트에 들어가 찬찬히 살펴보면 그렇지 않은 것이 대부분이다.

- 에틸렌 가스로 인위적인 숙성을 시키지 않은 것을 가지고 '친환경'이라고 파는 것들도 꽤 많다. 혹은 그저 아무런 근거도 없이 '친환경'이라는 설명을 넣은 곳도 있다. 강조하건대, 무농약 농산물은 반드시 인증을 거쳐야 한다. 저농약, 무농약, 유기농의 세 등급 중 어디에 속하는지 확인하는 것이 필요하다. 껍질까지 이용하려면 저농약보다는 무농약과 유기농을 사는 것이 좋다. 유기농 상품은 무농약임은 물론이거니와 그 외의 비료 등도 규정된 것만 쓰는, 최상급의 친환경 상품이다.

- 사이트에서 먹음직스럽게 반짝반짝 빛나는 귤 사진을 발견할 수 있다면, 그건 대부분 코팅을 한 것이라 판단하는 게 현명하다. 고객의 '사용 후기'에 '껍질이 말랐어요.', '껍질이 안 까져요.', '어떤 것은 너무 시어요.' 식의 불만이 잔뜩 올라와 있는 것이 진짜 무농약 귤이다. 또한 이것저것 물품이 많은 사이트, 혹은 제주 특산물 이외에 여러 과일을 파는 사이트는 생산자가 아닌 유통업자가 파는 것이니 주의한다. 인터넷 사이트를 이용하는 것이라면 생산자에게 직접 사는 것이 더 안전하다.

- 인터넷도 이용하기 싫고 제주도에 귤 농사를 짓는 지인도 없다면, 생협을 이용하는 것이 좋다. 생협에 가면 못생긴 무농약 귤을 직접 보고 살 수 있다. 값 비싸고 못 생겨서 선뜻 사고 싶다는 생각이 들지 않겠지만 그래도 그게 진짜배기인 걸 어쩌겠는가.

쫀득 달착지근한 겨울 조개
꼬막과 홍합.

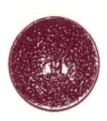

일반적으로 조개의 제철은 봄이다. 바지락을 비롯한 상당수의 조개가 5월 무렵 통통하게 살이 올라 제철의 모습을 드러낸다. 하지만 겨울에만 제맛을 내는 조개도 있다. 꼬막과 홍합이 대표적이다.

꼬막이란 말을 듣는 즉시 조정래의 대하소설 『태백산맥』을 떠올리게 되는 것은 나뿐만이 아닐 것이다. 소설 속의 벌교 꼬막 이야기를 어찌 잊을 수 있을까. 잘난 사회주의자 형을 둔 망나니 동생 염상구는, 예쁘게 생긴 여자만 보면 "솔찬여." 하고 입맛을 다시기 시작하여(이 대목에서 음한 기운의 회갈색 눈동자를 가진 배우 김갑수가 떠오르는 사람도 꽤 있으리라. 김갑수는 영화 「태백산맥」의 염상구 역을 계기로 '배고픈 연극배우'에서 영화와 텔레비전이 찾는 주연급 배우로 거듭났다.), 결국 쫀득한 '겨울 꼬막 맛'으로 그 엽색 행각을 끝내고야 만다. 꼬막 먹으러 전남 보성군 벌교를 찾아가거나 '벌교'를 앞세운 꼬막 전문점을 찾아가는 사람들 머릿속에서, 그 '겨울 꼬막 맛'이란 표현의 관능적 이미지를 지우기

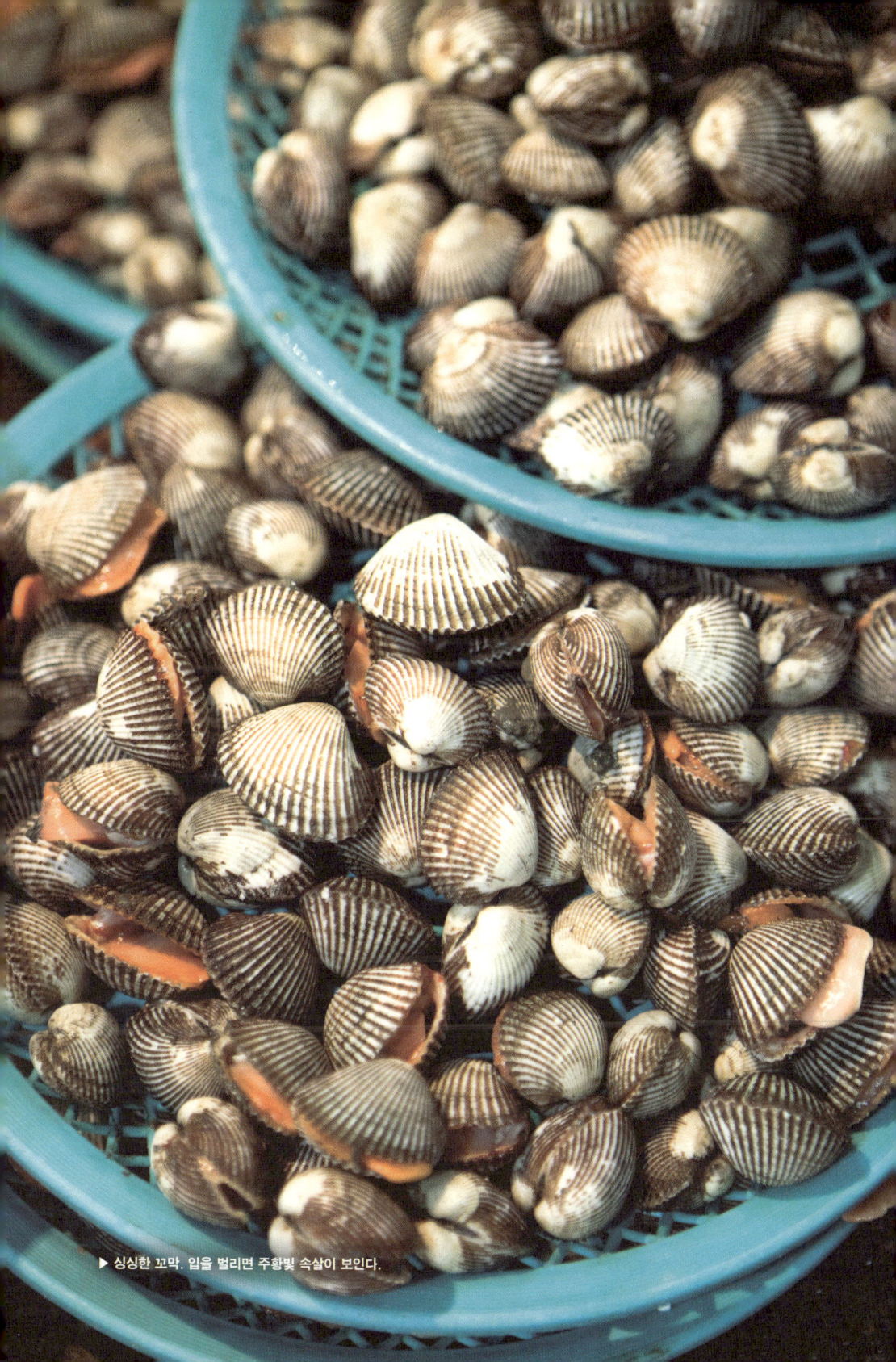
▶ 싱싱한 꼬막. 입을 벌리면 주황빛 속살이 보인다.

란 참으로 힘들 것이다.

꼬막 먹는 데 특별히 요리랄 게 필요 없다. 그저 씻고 데치는 것이 전부다. 개펄에서 사는 꼬막은 온통 뻘 범벅이라서 물에 넣고 여러 번 씻어야 한다. 이 과정에서 뻘만 차 있는 빈 꼬막도 골라낸다.

데치는 것은 더 중요하다. 물을 팔팔 끓여 꼬막을 넣고 휘휘 몇 번 저은 후 꺼낸다. 고수들은 살짝 익히면서도 모든 조개를 고루 익히는 비법으로, 한 방향으로만 저을 것을 권하기도 한다. 이 방향으로 저었다, 저 방향으로 저었다 하면 뜨거운 물이 고루 가지 않는다는 것이다.

데치는 와중에 조개가 벌어지면 벌써 늦은 것이다. 꼬막은 정말 살짝만 데쳐 속살의 피 색깔이 약간 남아 있어야 제맛이 난다. 이렇게 조심스레 잘 데친다고 해도 성질 급한 조개 몇 마리가 입을 벌린다. 그걸 먹어 보면 너무 익어 질기고, 맛이 상당 부분 빠져나간 것을 알 수 있다. 입을 벌리지 않은 꼬막은 껍질을 깐 후에도 속살이 그리 많이 줄어들지 않은 상태이고 여전히 촉촉하고 반드르르하다. 가장 맛있게 익은 상태이다.

벌교에 가서 꼬막을 주문하면, 그냥 양푼 하나 가득 삶은 꼬막을 갖다 준단다. 벼르기만 하고 여태 가 보질 못했는데, 나 역시 꼬막은 이 방식으로 먹는다. 아무 양념도 하지 않고 까 먹는 가장 원시적인 맛, 그러나 그것이야말로 가장 맛있는 꼬막 맛이다. 갓 데쳐서 따끈한 꼬막을 하나 가득 담은 양푼이 상 한가운데 놓이면, 사람마다 숟가락으로 직접 까서 입에 넣는다. 대개 이럴 때는 아무 말이 없다. 그저 딸깍딸깍 꼬막 까는 소리와, '후릅' 하고 입에 넣는 소리만 날 뿐이다. 그러다 어지간히 입에 들어가면 그제야 "이거 정말 맛있다!" 하는 말소리가 나오기 시작한다.

꼬막 까는 법은 이미 많이 알려져 있다. 숟가락을 누룽지 긁을 때처럼 잡고, 꼬막 뒤편의 양쪽 껍질이 볼록 튀어나와 있는 사이에 숟가락을 넣어 돌리면 딸깍 하고 껍질 한쪽이 떨어져 나간다. 보통 크기의 숟가락이 커서 잘 안 되면, 찻숟가락이나 어린이용 숟가락을 이용하면 쉽다.

반찬으로 먹을 때는 벌어진 껍질을 한쪽만 떼고, 나머지 껍질에 살이 붙은 채로 양념하는 것이 일반적이다. 양쪽을 모두 떼어 버리면 맛있는 조개의 육즙까지 다 흘러내려 버리기 때문이다. 양념은 집에서 담근 조선간장과 공장제 간장을 섞는 것이 핵심 포인트이다. 조개는 그 자체로 소금기를 상당히 머금고 있으니 간은 짜지 않게 한다. 고춧가루, 파, 마늘, 깨소금을 넣고 양념간장을 만들어 무치면, 쫀득하고 짭조름하며 싱싱한 갯냄새를 풍기는 꼬막 맛이 기막히다. 이렇게 맛있는 꼬막이지만 값이 '솔찬은' 게 흠이다. 그중에서도 '벌교 참꼬막'이라고 파는 것은 정말 비싸서 그냥 쳐다보기만 하는 경우가 많다.

이에 비해 서민들이 망설이지 않고 살 수 있는 겨울 조개가 홍합이다. 킬로그램당 2천 원 정도인데 껍질까지 얇으니 양으로 보자면 꼬막값의 10분의 1 정도밖에 안될 것이다. 그러니 예전부터 포장마차에서 홍합 국물을 공짜로 퍼줄 수 있었을 것이다. 추운 겨울밤 포장마차 안에서, 까만 홍합 껍데기로 국물을 홀홀 퍼마시던 추억은 누구나 갖고 있지 않을까.

홍합은 꼬막에 비해 씻기도 편하다. 예전에는 지저분한 상태로 팔았지만, 요즘은 꽤 깨끗하게 세척해서 판다. 하나씩 상태를 보아 가며 두어 번 정도 씻으면 깨끗하다.

홍합만 끓여 마늘과 소금을 넣고 국 삼아 먹는 것은 누구나 아는 방식이니 구태여 설명할 필요가 없으리라. 홍합의 매력은 어느 조개보다도 달착지근한 국물 맛이다. 조개 국물이 어찌 이리도 달착지근할 수 있을까. 홍합 국물에 물미역을 넣어 살짝 끓인 미역국은 한겨울에만 맛볼 수 있는 싱싱한 별미 미역

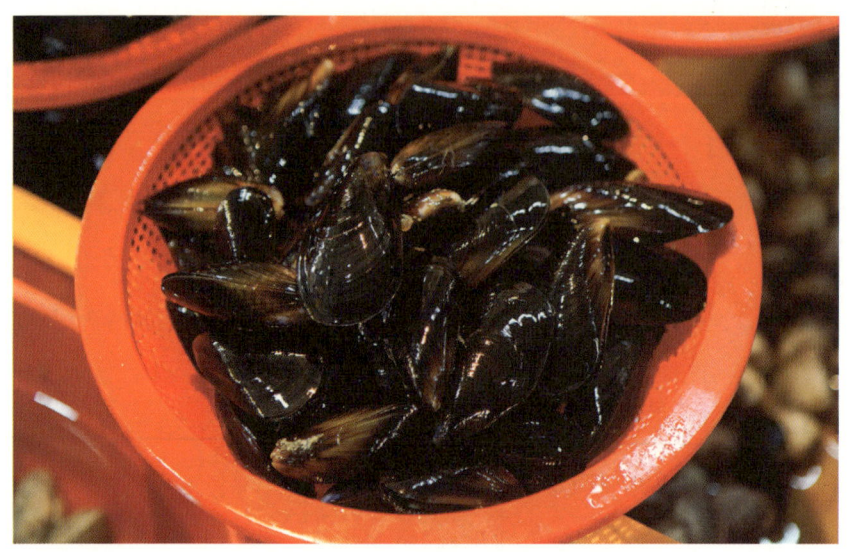
▶ 싼값에 즐길 수 있는 겨울 조개, 홍합

국이다. 칼국수나 콩나물국을 끓일 때 홍합을 넣어도 그 맛이 기막히다. 화학 조미료를 넣지 않고 감칠맛 나는 콩나물국을 끓일 수 있는 가장 편하고 효과적인 방법이 바로 홍합을 넣는 것이다. 이 경우 푹 끓이게 되어 홍합 살은 맛이 없어지지만, 국물에 우러난 조개의 깊은 맛과 콩나물의 시원한 맛이 환상적으로 어우러진다.

나는 몇 년 전부터 홍합으로 별미를 해 먹기 시작했는데 아주 만족스럽다. 전골냄비나 팬을 달궈 버터를 녹이고 여기에 홍합을 껍질째 넣어 볶는다. 홍합이 가열되면서 입을 조금씩 벌리기 시작하면 와인이나 청주를 뿌려 비린내를 잡는다. 여기에 마늘을 넣고 휘저어 뚜껑을 닫고 익힌다. 모든 조개가 그러하듯, 조개 육질을 먹으려면 살짝 익혀야 한다. 흐들흐들해 보이던 홍합 살이 약간 줄어들면서 익은 듯 보이면 후춧가루를 뿌린다. 이로써 모든 과정이 끝난다. 조리 시간이 5~6분 정도밖에 걸리지 않으니 초스피드 요리라 할 만하다. 소금은 넣지 않아도 간이 꽤 센 편이다. 홍합 자체에 소금기가 꽤 있는데, 여기에 버터의 소금기가 더해졌기 때문이다.

우묵한 접시에 담아 놓으면 양식당에서나 맛볼 수 있을 만한 요리처럼 꽤 그럴 듯해 보인다. 달착지근한 홍합에 고소한 버터 향이 어찌나 잘 어울리는지. 서양 요리에서 홍합을 즐겨 쓰는 이유를 충분히 알 것 같다. 이를 응용하여 스파게티 국수를 삶아 볶은 후, 홍합 볶은 것과 섞어 다시 한 번 볶아 내면 훌륭한 '홍합와인스파게티'를 만들 수도 있다. 토마토소스로 만드는 것에 비해 훨씬 간편한 방식이다. 이외에도 홍합에 버터를 넣어 팬이나 오븐에 굽는 요리도 있다. 보기에는 더 좋아 보이지만 훨씬 손이 많이 가는 것이 흠이다.

출출한 저녁, 밥보다 와인이나 맥주 한 잔이 더 당기는 날에 이 음식 한 접시 뚝딱 해 놓으면 어찌나 뿌듯한지. 구운 빵을 곁들여 남은 국물에 찍어 먹으면 한 끼 식사로도 충분하다.

홍합으로 차리는 일품요리

- 모시조개나 바지락 등에 와인만 넣어 깨끗하게 조리한 스파게티가 봉골레이다. 내가 홍합에 스파게티 국수를 넣을 생각을 한 것은 봉골레를 먹어 보고 나서였다. 보통의 스파게티가 토마토소스를 쓰거나 크림소스를 써서 맛이 진한 것에 비해, 봉골레는 시원한 해물의 맛을 그대로 즐기는 한국사람 입맛에 아주 잘 맞는 요리라 느껴졌다.

- 집에서 해 먹을 때 구태여 국수가 꼭 필요한 것은 아니다. 조개만 넉넉히 버터에 볶고 와인 뿌려 자작하게 뜸을 올리면 웬만한 조개는 다 맛있다. 강한 맛이 필요하면 홍고추를 넣고, 나처럼 후춧가루를 즐기면 후추 향만 가미하여 그대로 상에 올린다. 모시조개는 다소 가격이 비싸서 이렇게 조개만을 먹자고 넉넉히 사기가 부담스럽다. 그래서 값싼 홍합을 쓰면 좋은 것이다. 그저 값싼 홍합과 버터만 있다면 할 수 있는 편한 음식이 이것이다. 이 요리는 밥과도 잘 어울리고 빵과 먹어도 그만이다. 여기에 샐러드나 한 접시 있다면 뭐가 부럽겠는가.

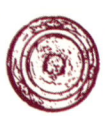

무조림, 들깨 뭇국, 무나물 맛있는 무 요리 열전

나는 어릴 적에 익은 무를 아주 싫어했다. 아작거리는 생무는 좋아해서, 김치 담그는 함지박 옆에 붙어 앉아 하염없이 집어 먹고는 냄새 나는 트림을 하기 일쑤였다. 김치 중에서도 동치미나 알타리무김치를 배추김치보다 훨씬 좋아하는 식성이었다. 그런데 말캉하게 익은 무는 도대체 먹고 싶은 생각이 들지 않았다. 쇠고기 뭇국을 끓이면 무는 건져 내었고, 무나물은 손도 안 댔다.

어른들은 늦가을이나 한겨울에 무밥이나 무시루떡 같은 것을 별미로 해 드셨다. 무밥은 콩나물밥이나 나물밥처럼 무를 채 썰어 쌀과 섞어 지은 밥을 들기름 넣은 양념간장에 비벼 먹는 것이고, 무시루떡은 멥쌀가루에 켜켜이 붉은 팥을 넣어 시루떡을 할 때 호박오가리를 넣듯, 무채를 넣어 찐 떡이다. 나는 콩나물밥과 김치밥은 좋아했고, 그냥 시루떡이나 호박오가리 넣은 시루떡도 아주 좋아했다. 그러나 거기에 무만 들어가면 고개를 돌렸으니, 내가 싫어하는 것은 오로지 멀컹하게 익은 무였다.

결혼 후 여러 음식을 하면서 식성이 다양해졌지만, 멀컹하게 익은 무는 좀처럼 밥상에 오르지 않았다. 다행히 삶은 무에 대해서는 남편도 나와 똑같은 식성이었던 것이다. 물론 나나 남편이나 푹 곤 고깃국에 덩어리째 삶아, 고기 국물 맛이 충분히 밴 뭇국은 그런대로 좋아했지만 딱 그것뿐이었다. 싫어하는 음식이 같으니 그건 참 다행한 일이었다.

그런데 참으로 이상하기도 하다. 나도 남편도, 나이가 들면서 어느 새인가 익은 무를 먹기 시작했다. 급기야 내가 가장 싫어하는 무나물까지 해 먹기 시작했으니, 이제 삶은 무에 제대로 맛을 들였다 할 수 있다.

무는 늦가을이 제철이다. 겨우내 시장에 나오는 무는 늦가을에 수확한 달고 맛있는 무를 저장했다가 파는 것이다. 그러니 겨울이 깊어 갈수록 무맛은 떨어진다. 12월과 1월에 한창 맛있던 무는 2월 중순을 넘으면 확실히 맛이 없어진다. 이때는 바람이 들거나 상한 무도 많아진다. 월동을 위해 뿌리에 잔뜩 저장했던 영양소와 수분이 점차 빠지면서 마치 중년 여자들에게 골다공증 생기듯 무 안에 구멍이 생기기 시작하고, 가끔 까맣게 상하기도 하는 것이다. 초봄이 되면 겨우내 키운 제주도산 무가 나오기 시작하고, 봄부터 여름까지는 온실에서 새로 키운 햇무가 함께 출하된다. 그런데 아무래도 이때는 제철이 아니라 무에 물이 많고 싱겁다. 그러니 지금부터 2월 초까지가 맛있는 무로 반찬을 해 먹을 수 있는 마지막 기회인 것이다.

무로 만드는 가장 쉬운 반찬은 무나물이다. 채 썬 무를 참기름에 볶고, 소금이나 조선간장으로 간을 한다. 그 외에 어떤 가미를 하지 않아도 맛있는데, 이런 맛은 여름 무에서는 절대로 기대할 수 없다.

심심한 무나물을 싫어하는 사람이라도, 무와 생새우를 넣어 조린 무조림은

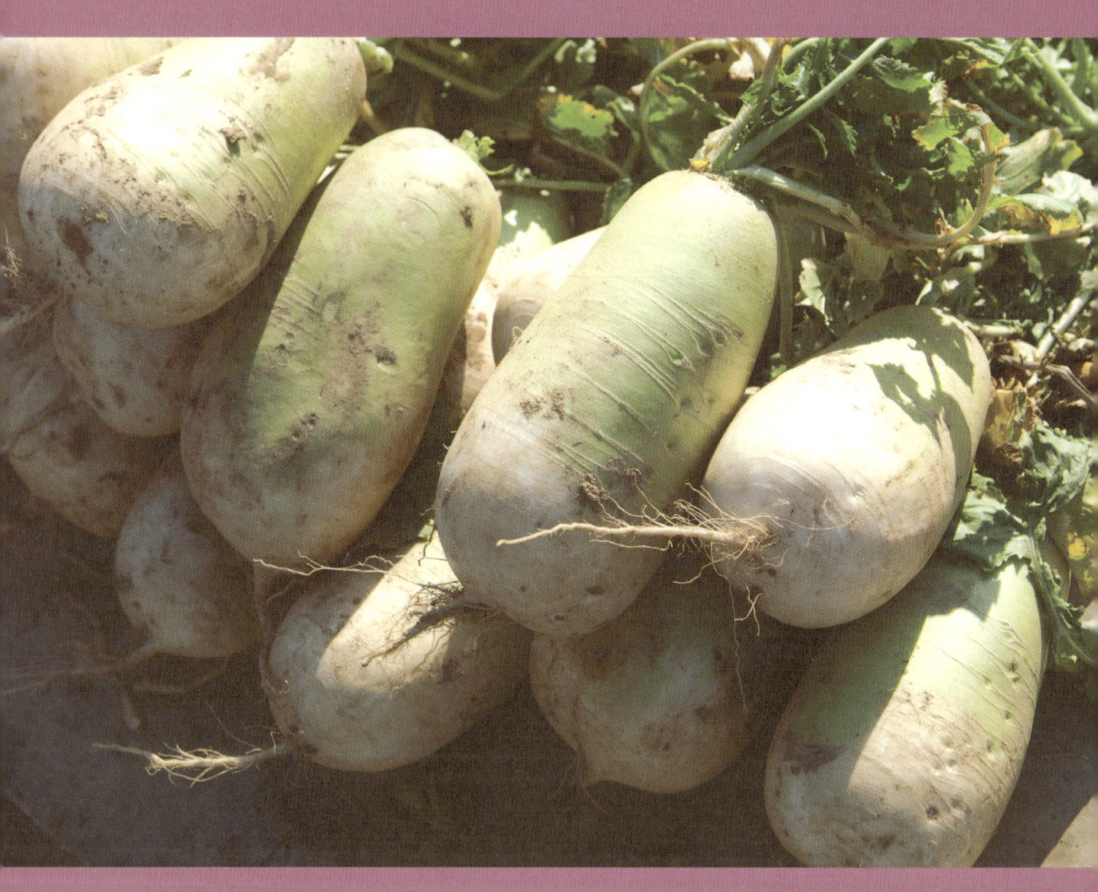

▶ 이런 가을무가 값싸게 나오면, 괜히 아까워서 동치미라도 넉넉히 담그고 싶다.

좋아하기 마련이다. 고등어나 갈치를 조릴 때 넣은 무가 정작 생선보다 더 맛있는데, 생새우 무조림도 그런 맛이다. 고등어나 갈치처럼 기름진 진한 맛이 아니라 새우의 달고 깨끗한 맛이 돋보인다. 조리법도 간단하다. 무를 도막 내고, 김장철에 넉넉히 사 놓았다 냉동실에 얼려 놓은 생새우를 함께 넣는다. 여기에 간장, 고추장, 약간의 설탕을 넣고 자작하게 물을 부은 뒤 조린다. 새우의 달착지근한 맛이 무에 스며들어 짭짤하고 입에 착 붙는다. 게다가 이 반찬은 여러 끼 먹어도 비린내가 나지 않아 좋다. 고등어조림이나 갈치조림에 들어간 무가 아무리 맛있어도 남은 것을 냉장고에 넣었다가 다시 데워 먹으면 비린내가 나는데, 이것은 비린내가 없어 넉넉히 조려 놓고 끼니때마다 데워 먹으면 아주 편하다.

가장 맛있는 별식은 들깨 뭇국이다. 채 썬 무를 참기름에 볶다가 쌀뜨물을 자작하게 부어 끓인 다음, 여기에 껍질 벗긴 들깻가루를 넣어 한소끔 더 끓인다. 뽀얀 들깨 국물 덕분에 보양식처럼 느껴지는 이 음식은 조리 방법이 아주 쉬워서 거의 거저먹기나 다름없다.

이보다 좀 더 맑은 들깨 맛을 원하면 손이 많이 가는 조리 방법을 택해야 한다. 앞선 방법대로 하면 무를 볶은 참기름에 볶은 들깻가루까지 섞여 기름 맛이 많이 난다. 그에 비해 생들깨를 재료로 쓰면 이와는 비교도 할 수 없는 맑은 들깨 향을 맛볼 수 있다.

생들깨를 물에 잘 씻어 돌과 불순물을 골라낸다. 깨는 물에 넣으면 모두 동동 뜨고 돌은 가라앉으니, 그저 조리로 건지기만 하면 된다. 깨를 건지면서 불순물들도 골라내야 한다. 그런데 이 과정에서 물 묻은 깨가 그릇에 엄청나게 달라붙는다. 지신밟기를 할 때 "물 묻은 바가지에 깨 달라붙듯이 만복아 다갈다갈 붙으소서." 하고 축원하는데, 깨를 씻어 보고 나서야 이 표현의 의미를 실감했다. 정말 귀찮게도 달라붙는다. 복이 이렇게 달라붙어 준다면 얼마나 좋겠는가.

생들깨를 믹서에 간 후, 고운 체에 밭쳐 껍질을 걸러 낸다. 이 과정은 번거롭고 시간도 좀 걸려서, 이 음식을 해 먹겠다는 생각을 하기가 좀처럼 힘들다. 거친 들깨 껍질도 참을 수 있다 싶다면 그냥 믹서에 오래오래 곱게 갈아 쓰면 되지만, 좀 더 고운 맛을 원하면 어쩔 수 없이 걸러야 한다. 이때 나는 몇 년 전에 사 놓은 두유제조기를 이용한다. 콩을 넣는 데 생들깨를 넣고 작동시키면, 따끈한 들깨 국물이 껍질과 분리되어 나온다. 이렇게 만든 들깨 국물을 냄비에 붓고, 무를 채 썰어 넣는다. 그대로 끓이다가 소금으로 간을 하고 마늘을 조금 넣으면 완성된다.

이런 뭇국은 정말 보양식으로 내놓아도 손색이 없다. 한 숟가락 뜨니 기름내 나지 않은 맑은 들깨 향이 코를 간지럽힌다. 그 속에 든 무가 시원한 맛을 더해 주면서 약간 독한 들깨 맛을 적절히 중화시킨다. 아침에 밥과 곁들여 먹으면 속이 든든하고, 저녁에 먹기에도 부담이 없다.

정말 내가 무나물과 뭇국이 맛있다는 글을 쓰리라고는 짐작도 못했다. 그런데 어쩌랴, 맛있는 것을. "어쩌겠어. 이제 할머니 식성으로 변한 거여." 하고 나는 중얼거렸다.

> **들깻가루와 참깻가루**
>
> ● 슈퍼마켓에서 살 수 있는 들깻가루는 두 가지다. 하나는 껍질째 갈아 파는 것으로, 주로 감자탕, 내장탕, 순대·곱창볶음 같이 잡내가 많이 나는 육류 요리에 넣는다. 다른 하나는 껍질을 벗겨 가루를 낸 들깻가루로, 들깻국이나 나물 볶는 용도로 쓴다.
>
> ● 슈퍼마켓에서 파는 제품 중에 가끔 들깻가루에 전분을 섞은 것이 있다. 들깻가루를 넣

는 요리는 대개 걸쭉한 맛을 내기 위해 찹쌀가루 등을 넣는 경우가 많다 보니, 아예 섞어서 파는 것이다. 하지만 나는 이것이 다소 불편하다. 나물 볶는 데 구태여 전분을 넣을 필요가 없고, 특히 뜨거운 국물에 들깻가루를 섞는 경우에는 전분 때문에 엉겨 버려 애를 먹을 때가 많다. 그래서 자잘한 글씨로 쓰여 있는 원재료를 꼼꼼히 들여다보고 사야 한다.

- 들깻가루를 사 놓고 나물 볶을 때 쓰면 꽤나 유용하다. 말린 시래기, 토란 줄기 등을 삶아 기름에 볶을 때 맛을 내기가 쉽지 않은데, 들깻가루를 좀 넣고 조선간장으로 간을 하며 푹 익히면 고소한 감칠맛이 난다.

- 참깨는 가루로 시판되는 것이 별로 없다. 참깨는 들깨에 비해 껍질이 얇아, 적당히 부순 깨소금을 기본양념으로 쓰기 때문이다. 구태여 곱게 갈아 넣을 필요가 없으니 참깻가루는 그리 많은 사람이 찾지 않는다. 게다가 참깨는 값이 꽤나 비싸다. 국산 참기름이나 국산 깨소금을 사려면, 일단 심호흡을 깊게 하고서 가격표를 봐야 한다. 그러니 참깻가루까지 만들어 팔 이유가 있겠는가. 그런데 북한 물품을 파는 사이트에서는 북한산 참깻가루를 매우 싼 가격에 팔고 있다. 안 사면 손해일 듯한 느낌이 들 정도로 싸다. 참깻가루도 일단 사 놓으면 쓸 데는 있다. 역시 나물 볶을 때 넣으면 들깻가루와는 또 다른 맛을 낸다. 또 설탕과 소금을 약간 섞어 인절미 등의 고물로 쓰면 맛있다. 꿀이나 조청을 넣어 버무려 동글동글하게 빚어 놓으면 간식으로 좋다. 이것을 다식판에 찍으면 깨다식이 된다.

겨울 생선회의 절정 숭어회와 방어회.

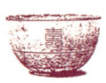

지구 온난화라는데 오히려 겨울은 더 추워지는 느낌이다. 이렇게 추운 겨울에 뜨끈한 매운탕도 아니고 차가운 생선회가 웬 말이냐고 하는 사람도 있지만, 천만에 말씀이다. 생선이야말로 채소 못지않게 철따라 맛이 현격하게 달라진다. 즉 생선 자체의 맛을 가장 예민하게 느끼게 되는 생선회는 그야말로 제철을 따져야 제대로 맛을 즐길 수 있다.

우리 집은 해물 마니아인 남편 때문에 겨우내 해산물이 떨어질 날이 없는데, 겨울에 가장 즐겨 먹는 생선회는 숭어회와 방어회이다. 값도 많이 비싸지 않을 뿐 아니라, 무엇보다 겨울에만 이 맛을 즐길 수 있기 때문이다.

숭어는 흰 살 생선이다. 숭어 하면 슈베르트의 가곡「송어」를 떠올릴 사람이 많을 텐데 우리나라에서 오랫동안 '숭어'로 오기되어 왔기 때문이다. 일제강점기에 일본인이 잘못 번역한 것을 그대로 쓴 탓인데, 최근에 개정이 확정되었음에도 일부 교과에서는 여전히 '숭어'로 오기하고 있다. 아무래도 노래

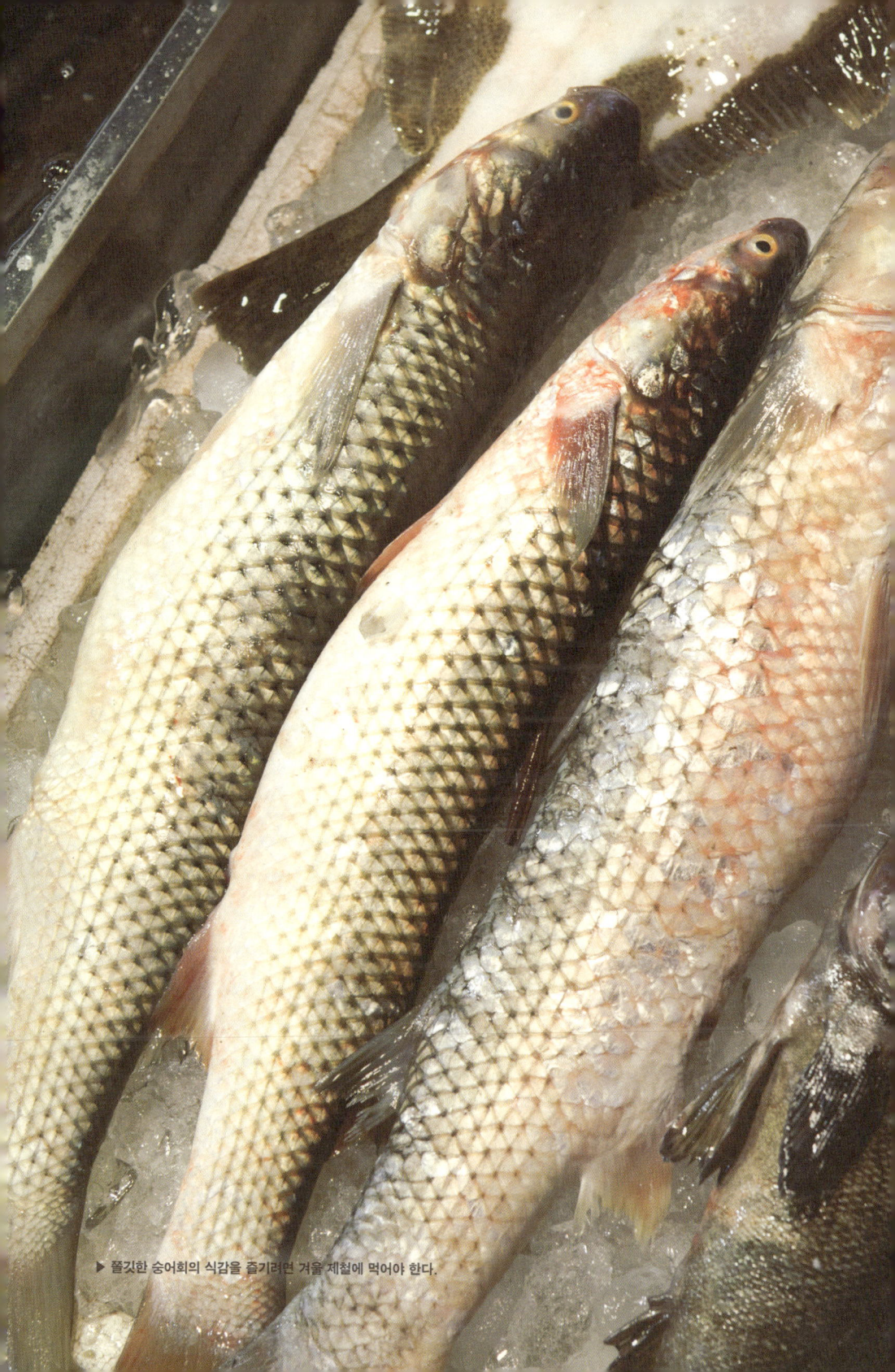

▶ 쫄깃한 숭어회의 식감을 즐기려면 겨울 제철에 먹어야 한다.

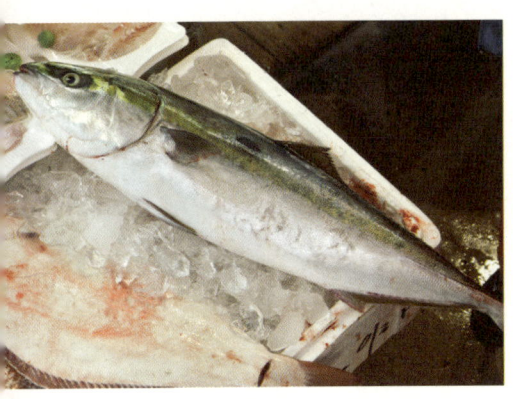
▶ 한겨울 횟감으로 그만인 방어.
죽은 것은 비싸지 않아 조림을 해 먹기에 좋다.

의 제목은 고유명사이다 보니 쉽게 바뀌지 않는 모양이다. 하지만 송어와 숭어는 전혀 다른 생선이다.

송어는 약간 넓적한 민물고기이고, 숭어는 강 하구에서부터 바다 연안까지를 오가면서 사는 바닷고기로 몸이 둥글고 긴 원통형으로 생겼다. 슈베르트의 「송어」에서 '거울 같은 강물에' 뛰논다는 물고기는 민물고기인 송어가 분명하다. 송어는 양식으로 키우기 때문에 민물고기 회로는 비교적 대중화되었는데, 한겨울에 자연산 송어 낚시를 즐기는 진짜 마니아들도 있다. 송어 살은 약간 노리끼리한 감이 도는 분홍색이어서 회를 떠 놓은 것만 보아도 숭어와 금세 구별이 된다. 그에 비해 바닷고기인 숭어는 살이 하얗고 깨끗하며, 회를 떠 놓으면 등 쪽의 빨간 살이 흰 살과 어우러져 매우 예쁘다.

숭어회는 흰 살 생선 특유의 맑은 맛이다. 광어회가 비교적 지방이 많은 고소한 맛이라면, 숭어회는 그보다 훨씬 맑고 쫄깃하다. 하지만 이 맛이 제대로 사는 계절은 오로지 겨울뿐이다. 대개 11월부터 2월까지를 숭어의 제철로 본다. 겨울이 지나 버리면 쫄깃한 식감이 현격하게 떨어지고 여름에는 특히 맛이 아주 싱겁다. 게다가 여름에는 흙내나 기름내 같은 잡냄새가 많이 생기니, 당연히 여름에는 별로 먹을 이유가 없다. 오직 겨울에만 숭어 살이 탱탱해지고 맛도 달착지근해진다.

오죽하면 시인 안도현이 「숭어회 한 접시」라는 시를 썼겠는가. 안도현은 눈 내리는 날 군산의 밤바다에서 맛보는 숭어회의 맛을 기막히게 그렸다. '싸드락 싸드락' 눈 밟는 소리를 표현한 첫 부분부터, 오돌오돌하다고 할 만큼 쫄깃한 숭어회의 질감을 연상시킨다. "세상은 혁명을 해도 / 나는 찬 소주 한 병에다 / 숭어회 한 접시를 주문하는 거라." 하는 구절은, 포장마차에 앉아서 '조근조근 따지듯이 숭어회를' 써는 주인 아줌마의 손목을 바라보다가 가끔 '바다야 너도 한잔할래?' 하며 바깥의 밤바다에 눈을 돌리는, 싸한 겨울 밤 풍경과 그윽하게 어울린다.

겨울 숭어로는 매운탕을 해도 좋다. 다른 생선들처럼 회 뜨고 남은 부분으로 서더리탕을 끓일 수도 있다. 단 그때에도 머리는 넣지 않는다. 다른 생선들과 달리 숭어만은 머리에서 특유의 흙내가 많이 나니 떼어 버리고 끓이는 것이 좋다.

숭어회보다 좀 더 진한 맛을 원하는 사람은 방어회를 찾는다. 방어는 등이 푸른 붉은 살 생선이니 맛이 훨씬 진할 수밖에 없고, 고등어나 삼치가 그렇듯 겨울에 기름기가 올라 더 고소해진다. 늘 냉동된 것을 먹게 되는 참치회와는 그 맛을 비교할 수도 없으며, 고등어회보다는 덜 부드럽고 덜 고소한 편이지만 대신 살이 탱탱하여 질감이 좋다.

무엇보다 방어는 모두 자연산이다. 이렇게 저렴한 가격으로 먹을 수 있는 자연산 생선회는 아마 방어밖에 없는 듯하다. 참치처럼 두툼하게 생긴 생선이라 작은 것 한 마리 떠 놓아도 양이 아주 푸짐하고, 몇 점 먹으면 회로 배를 채웠다는 느낌까지 든다.

울산의 항구 '방어진'은 방어가 많이 잡혀서 붙은 이름인데, 이제 중공업의 일 번지가 되어 방어는 생각도 할 수 없게 되었다. 이제는 '방어' 하면 제주도이다. 제주도 모슬포에서는 제철이 시작되는 늦가을에 방어축제를 하는데, 이때 마니아들은 제주도까지 날아가 방어 낚시를 한다.

살짝 붉은색이 도는 속살을 한 점 집어 입에 넣는다. 나는 회를 먹을 때 초고추장 찍어 상추에 싸 먹는 방식을 별로 좋아하지 않는다. 그 맛있는 생선 살을 왜 채소와 고추장 맛에 기대어 먹는단 말인가. 그에 비해 생선 맛을 그대로 살려 주는 고추냉이를 곁들인 간장을 더 선호한다. 그런데 나보다 입맛이 한 급 위인 남편은 된장과 고추장, 식초를 적절히 섞은 된장초장이나 고춧가루와 마늘을 넣은 양념간장이 붉은 살 생선에는 제격이란다. 가끔 참치회처럼 김과 참기름에 먹는 것을 좋아하는 사람도 있지만, 이 방식은 김과 참기름 냄새가 너무 강해 방어회의 맛을 제대로 느끼기 힘들다.

방어회의 맛은 '입에 짝 붙는다'고밖에는 달리 표현할 수 없다. 달착지근한 감칠맛과 지방의 고소한 맛에 쫄깃한 겨울 생선의 질감까지 환상적으로 어우러져 있다. 어찌면 살이 이토록 찰질 수 있을까. 등 부분의 살도 이 정도인데, 방어 뱃살까지 맛을 보면 그야말로 점입가경이라 할 만하다. 뱃살은 더 고소하고 그 촉감은 아작거린다는 느낌이 들 정도이다.

방어는 워낙 살이 많아, 자그마한 것 한 마리도 둘이 먹기에는 버거울 정도이다. 그래서 나는 토요일 저녁에 회를 떠 오면서 살을 얇게 썰지 말고 덩어리를 그대로 달라고 부탁한다. 방어회는 약간 도톰한 것이 먹기 좋으니, 집에서 아마추어들이 썰어도 괜찮다. 저녁에 먹을 만큼 썰어서 먹고, 나머지는 랩에 잘 싸서 김치냉장고에 넣어 두었다가 다음 날인 일요일 점심때 한 번 더 썰어 먹는다. 하룻밤 동안 재운 방어회는 부드럽게 숙성되어 갓 잡은 쫄깃한 맛과는 또 다른 매력이 있다. 일요일 대낮부터 따끈한 청주로 반주를 하게 되는 게 문제일 뿐.

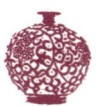

고소하고 부드러운 녹두 맛
녹두빈대떡.

내가 음식 관련 글을 쓰니 명절 때 시댁에서 솜씨를 발휘한다고 생각하는 사람이 많지만 천만의 말씀이다. 울산 출신인 시어머님 음식 솜씨가 워낙 뛰어나, 생선과 해물은 물론 파전 같은 음식은 거의 달인의 경지이다. 형님은 전남 해남 출신으로 어리굴젓 같은 고난도 음식도 척척 해낸다. 큰시누이는 생크림케이크나 호두파이 만들기를 예사로 안다. 이런 시댁에서, 내가 뽐낼 수 있는 유일한 음식은 녹두빈대떡이다. 이건 내 솜씨가 뛰어나서가 아니라, 시어머님과 형님이 모두 녹두빈대떡을 해 먹지 않는 남쪽 지방 출신이기 때문이다. 말하자면 내가 결혼해서 녹두빈대떡을 만들기 전까지, 이 음식은 시댁에서 한 번도 시도해 보지 않은 낯선 음식이었던 셈이다.

녹두빈대떡이나 만두 같은 음식이 중부 이북 지방의 음식이라는 것을 나는 결혼 후에나 알았다. 시어머님은 밀가루를 이용한 파전이나 부추전 같은 경남 지방의 음식을 월등히 잘하신다. 그에 비해 녹두빈대떡은 아예 해 먹는 법도 모르는 낯선 음식이라는 것이다. 떡만둣국, 송편, 녹두빈대떡 같은 것이 명절 음식이라는 것을, 부산 출신들은 그저 학교에서 배우고 시험 보기 위해서 외웠을 뿐이란다. 교육의 섬세한 지점에까지 얼마나 서울 중심의 헤게모니가 관철되는지가 여실히 드러나는 대목이다.

"돈 없으면 대폿집에서 빈대떡이나 부쳐 먹지."라는 대중가요(한복남 「빈대떡 신사」)가 나올 정도로 1950년대 빈대떡과 대포 한 잔 마시는 선술집들이 생겨 난 것 역시, 지역의 특성을 생각하면 충분히 이해할 만하다. 녹두빈대떡은 황해도와 평안도 쪽으로 올라갈수록, 속을 적게 넣고 녹두 고유한 맛을 살리는 방식으로 부친다. 즉 서울과 경기도의 녹두빈대떡과 달리, 평북 지방에서는 아무것도 넣지 않은 채 오로지 녹두만 부치는 것이다. 이런 빈대떡은 녹두 맛을 잘 알아야만 제맛을 낼 수 있는 것이니, 평안도 사람들이야말로 녹두빈대떡의 고수들이라 할 만하다. 그런데 1950년대에는 분단으로 인해 평안도의 월남민들이 서울로 많이 입성했다. 재산도 별로 없이 내려온 월남민들이 별 밑천 안 들이고 할 수 있는 것이 바로 빈대떡 장사였을 것이다.

하지만 이 음식은 '빈대떡이나'라고 이야기할 정도로 값싸고 쉬운 음식은 아니다. 품도 많이 들고 맛있게 부치기 위해서 노하우도 꽤 필요하다. 예전에는 빈대떡을 만들기 위해 우선 작은 맷돌에 녹두를 갈아야 했다. 마른 녹두를 매로 한 번 돌리면 두세 조각으로 쪼개지는데, 이것을 물에 불려 껍질을 제거한다. 이제는 기계로 거피한 녹두를 팔기 때문에 맷돌질을 안 해도 된다.

다음으로는 껍질 없이 깨끗이 불린 녹두를 조리질하여 돌을 골라낸다. 껍질을 벗겨 비닐봉투에 포장되어 판매되는 녹두를 산다고 해도 마찬가지다. 잡곡은 돌을 완전히 골라내지 않은 경우가 많기 때문에, 귀찮다고 그냥 했다가는 돌이 씹히는 빈대떡을 만들기 십상이다. 요즘에는 부엌에 아예 조리가 없거나, 조리질을 한 번도 안 해 본 사람들이 꽤 있다. 그러나 잡곡을 이용한 여러 음식을 하려면 조리는 필수적이다. 조리질 역시, 나는 초등학교 때 처음 조리를 잡은 날부터 했을 정도로 쉽고 간단하다.

이렇게 조리질을 한 녹두를 물에 담가 손으로 주무르면 알곡에 붙어 있던 녹두 껍질이 떨어져 나온다. 여러 번 물로 헹구어 남은 껍질을 흘려보내는데, 이것도 만만한 일이 아니다. 한두 번으로는 껍질이 모두 제거되지 않아, 열댓 번 이상 물을 붓고 휘저어 껍질을 내려보내야 한다. 그러나 정 못하겠다 싶으면 생략해도 된다. 껍질이 좀 남아 있어도 먹는 데는 지장이 없다. 다만 깨끗하고 부드러운 맛은 좀 떨어진다.

녹두를 갈 때는 매우 신중해야 한다. 가장 좋은 방법은 역시 맷돌에 돌리는 것이지만, 집에서는 믹서를 이용할 수밖에 없다. 믹서는 칼날을 이용하여 알곡을 자르는 데 비해, 맷돌은 돌 사이에 넣고 뭉개는 방식으로 갈아 낸다. 그래서 믹서에 간 것보다 입자가 훨씬 부드럽다. 하지만 맷돌을 쓸 수 없는 상황에서야 이걸 바랄 수는 없을 것이다. 내가 자꾸 맷돌 이야기를 하는 것은 믹서를 사용할 때도 맷돌에 돌렸을 때 정도의 입자 크기를 유지하는 것이 관건이라는 것을 강조하기 위해서이다. 손으로 만져 보아 입자가 약간 거칠거칠하다 싶을 정도로 갈아야 한다. 또 믹서가 아주 잘 돌아갈 정도로 물을 넣으면 반죽이 묽어져서 부칠 수가 없다. 팬에 놓으면 흐트러지고 뒤집어지지도 않는다. 그러니 약간 뻑뻑한 정도로 물을 넣는 것도 중요하다.

또한, 녹두를 너무 곱게 갈면 녹두빈대떡 특유의 퍼석하고 부드러운 질감이 살지 않는다. 부쳐 놓으면 표면이 매끈하지 않고 구멍이 펑펑 뚫리면서 퍼석한 느낌이 있는 것이 맛있는 녹두빈대떡의 특징인데, 곱게 갈면 마치 밀가루 부침처럼 매끈해지기가 쉽다.

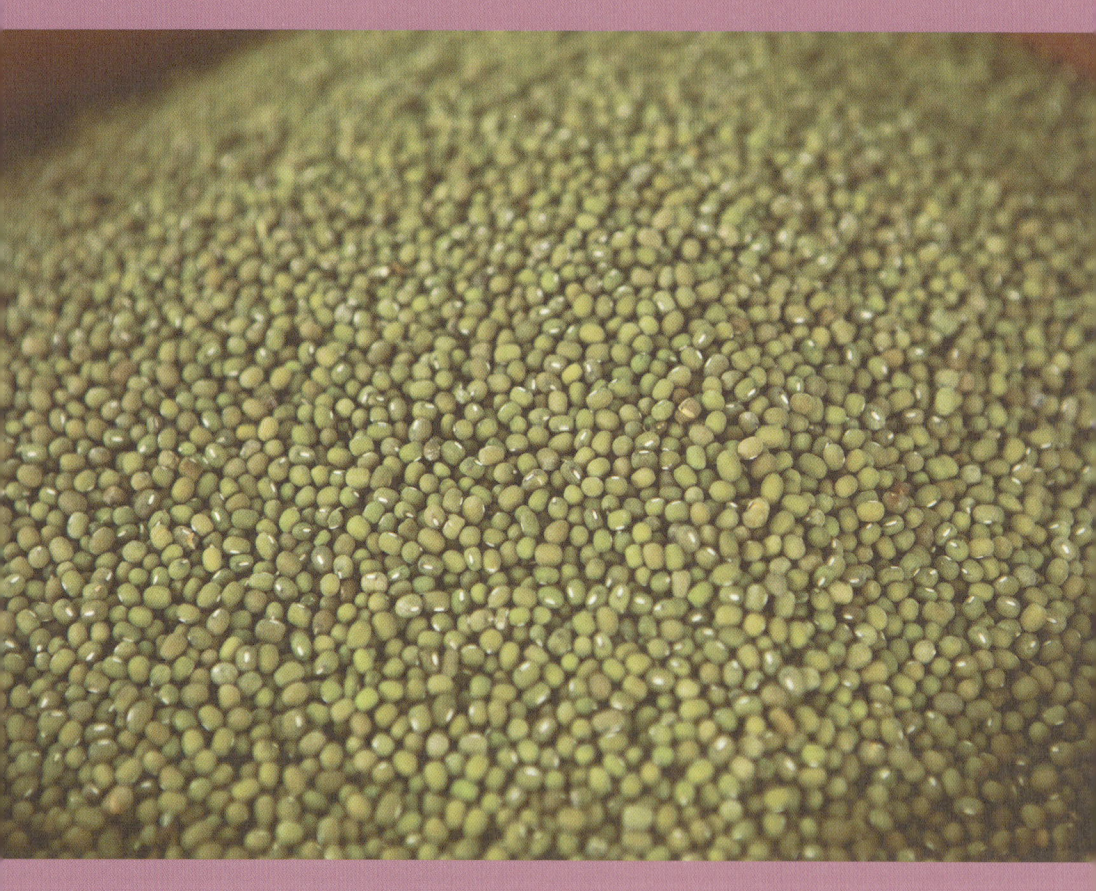

▶ 알알이 고운 녹두. 100퍼센트 녹두라 해도 빈대떡 맛은 조리 과정에서 천양지차가 된다.

녹두를 갈 때 쌀을 조금 섞어도 좋다. 녹두가 워낙 찰기가 없는 곡물이라 쌀을 섞어 부치기 편하게 하려는 것이다. 이때 쌀은 녹두처럼 충분히 불린 것을 쓴다. 그런데 여기에서 주의할 사항이 있다. 무지무지하게 중요하다. 맛있는 부침개를 한다고 찹쌀을 섞는 경우가 있는데, 금물이다. 찹쌀이 아니라 멥쌀을 섞어야 한다. 말했듯이 녹두빈대떡의 묘미는 바삭하면서 부드러운 맛인데, 이는 찹쌀의 찐득하게 부드러운 맛과는 정반대이기 때문이다. 찹쌀을 섞으면 빈대떡을 부치면서 뒤집을 때도 축축 처져서 도저히 뒤집을 수가 없다.

이도 저도 귀찮으니 그냥 시장에서 갈아 파는 것을 사다 쓰겠다고? 편하기는 해도 아주 좋은 방법은 아니다. 시장에서 갈아 파는 반죽은 농도는 그럭저럭 맞으나 너무 곱게 갈린 경우가 많다. 기계를 써서 일률적으로 갈다 보니 그렇게 갈 수밖에 없는 것이다. 게다가 찹쌀을 조금 섞는 경우도 많아 빈대떡 맛이 제대로 나지 않는다.

소는 돼지고기, 김치, 파, 숙주나물, 불린 다시마 등을 넣는데 고사리나 도라지 같은 것도 있으면 좋다. 옛날 방식대로 하자면, 반죽을 한 국자 떠서 번철(넓은 한국식 프라이팬)에 펴 놓고, 그 위에 길게 썬 김치와 파, 다시마, 고사리 등을 죽죽 늘어놓아 부친다. 소를 그리 많이 넣지 않고 녹두의 고유한 맛을 살리는 방법이다. 요즘은 소를 많이, 고루 넣는 것을 좋아하는 추세이니 모두 자잘하게 썰어 뒤섞어 골고루 펴 놓는다. 단, 소를 섞을 때 너무 치대어 만두소처럼 만들면 안 된다. 손가락으로 살살 뒤섞어 재료 고유의 맛을 살려야 한다.

부칠 때는 기름의 양과 온도가 중요하다. 밀가루 전에 비해 기름을 많이 둘러야 하고, 그 기름이 꽤 가열된 후에 반죽을 펴 놓는다. 기름 위에 반죽을 놓을 때 마치 튀김할 때처럼 기름 소리가 요란할 정도가 되어야 하는데, 그래야 표면이 바삭해지기 때문이다. 그 위에 소를 골고루 펴 놓고 다시 반죽을 얇게 덮어 뒤집는다. 소와 반죽을 처음부터 뒤섞어 부치는 것보다는 따로 놓는 것이 맛도 모양도 훨씬 깨끗하다.

빈대떡을 속까지 충분하게 익히기 위해서는 꽤 오래 가열해야 한다. 타지 않게 부치려면 처음 반죽 놓을 때보다는 낮은 온도에 기름도 적은 상태에서 익혀야 한다. 그래서 서양식 팬보다는 우리나라 번철이 훨씬 편하다. 번철은 중앙이 약간 낮아 기름을 부으면 가운데로 모인다. 거기에 반죽을 놓고 뒤집은 후 가장자리로 밀어 놓으면 낮은 온도에서 천천히 익는데, 그 과정에서 처음 넣었던 과도한 기름이 빠져나오면서 맛이 깔끔해진다. 그러나 이런 번철까지 갖추고 사는 사람은 거의 없으니, 이제는 프라이팬에서 가스 불과 기름 양을 계속 조절해 가면서 부치는 수밖에 없다.

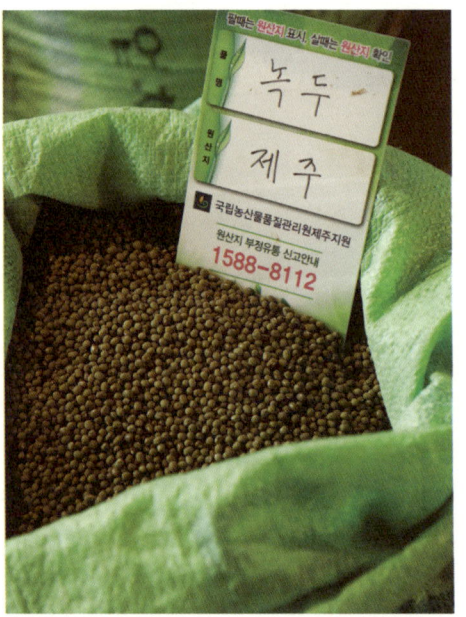

▶ 산지 표시가 되어 있는 알 녹두.
　빈대떡을 할 때에는 껍질을 까서 파는 거피 녹두를 사야 편하다.

갓 부친 빈대떡은 어찌나 맛있는지. 바삭하고 고소한 표면에 녹두 향 그윽한 부드러운 속이 입에서 살살 녹는다. 하루 종일 기름과 씨름하고 나면 저녁에는 기름내 나는 음식이 꼴도 보기 싫어지니, 그러기 전에 가장 먼저 부친 빈대떡을 한두 장 맛있게 먹는 게 좋다. 다 먹자고 하는 일인데, 내 손으로 만든 가장 맛있는 음식에 일단 내 입이 즐거워야 일할 맛도 나고, 그래야 차례 상 받는 조상님도 기뻐하시지 않겠는가.

'녹두 100퍼센트'가 맛의 전부가 아니다.

- 재료가 중요한 것은 사실이다. 그러나 빈대떡의 맛은 위에서 설명한 섬세한 공정에서 좌우된다. 녹두가 너무 비싸서 부담스러우면 대체할 수 있는 곡물이 있다. 동부콩이다. 길거리에서 파는 싸구려 빈대떡은 태반이 동부콩을 갈아서 만든다. 치자 같은 색소를 넣어 색을 노랗게 만들었을 뿐이다. 동부콩으로 빈대떡을 만들면 녹두의 향취와 달착지근한 맛은 떨어지지만, 위의 공정에 따라 잘 부쳐 놓으면 맛이 그리 없지는 않을 것이다.

- 흔히 부침개는 밀가루 혹은 메밀가루로 만든다. 이 두 가지는 물에 섞어 열을 가하면 바로 엉겨 붙어서 부치기가 쉽다. 그러나 콩이나 녹두 같은 종류의 곡물은 성질이 다르다. 녹두빈대떡에 익숙해지면, 녹두 이외의 여러 콩 종류를 부칠 수 있을 것이다. 가장 어려운 것은 녹말에 비해 단백질이 많아 도대체 잘 엉기지 않는 흰콩, 검은콩 등인데 대신 이것들은 잘 부쳐 놓으면 매우 고소하다.

고맙다, 동태.

설을 치르고 나니 가정 경제에 후유증이 꽤 크다. 아무리 안 쓰려고 해도 명절에 모인 사람들 손가락 빨게 할 수 없으니 결국은 살 것 다 샀고, 아무리 안 먹으려고 해도 기름진 음식으로 배를 채웠으니 배 속에서 기름기가 돌아다니는 것 같다. 한 달 치 반찬값과 기름기를 모두 설 명절에 한꺼번에 먹어 치운 셈이 됐으니, 2월은 기름기 없이 허리띠 졸라매며 빡빡하게 살아야 한다.

모든 것이 비싼데 그래도 만만한 것이 동태이다. 어느 여름엔가 동태값이 치솟을 때는, 셰익스피어 희곡의 시저 대사처럼 "동태, 너마저!" 하는 외마디 소리가 터져 나올 지경이었다. 윤기 반지르르 흐르는 생태도 아니고, 원양어선에서 건져 올려 탱탱 언 채로 들어오는 러시아산 동태값이 한 마리에 5~6천 원이라니. 그래도 그해 겨울에 들어서면서 다행히 동태값은 예전 수준으로 떨어졌다. 이후 다시 오르기는 했지만 그래도 크기 대비 가격이 다른 생선보다

싸고 만만한 편이다.

사람들은 동태로 해 먹을 음식이 별로 없다고 생각한다. 얼리지 않은 생태라면 맑고 시원한 국을 끓여 먹을 수도 있으련만, 냉동하여 육질의 맛이 떨어진 동태는 그저 고추장, 된장 풀고 얼큰한 찌개나 해 먹을 뿐이라고 생각하는 것이다. 나는 얼큰한 생선찌개를 그리 즐기지 않으니 이것은 거의 해 먹지 않고, 시어머님에게 배운 동태간국이나 반건조 동태구이 같은 것들을 해 먹는다.

동태로 탁하고 얼큰한 찌개가 아닌 깔끔하고 맑은 국물이 있는 음식을 해 먹고 싶다면, 동태간국을 끓이면 된다. '간국'은 짭짤한 국물이란 뜻이다. 짭짤하게 소금으로 절인 생선을 국처럼 끓인 것, 혹은 조리듯 자작하게 끓여 반찬 삼아 먹는 것을 대개 간국이라 부른다. 그래서 간국의 핵심은 생선을 짜게 절이는 것이다. 동태를 깨끗이 다듬어 소금으로 짭짤하게 절여 냉장고에 하루쯤 둔다. 어두육미(魚頭肉尾)이니, 당연히 머리도 버리지 않는다. 간국은 이렇게 절여 둔 것에 그대로 물을 부어 끓이는 음식이다. 물 대신 쌀뜨물이나 찹쌀가루를 약간 푼 것을 넣으면 맛이 더 부드러워진다.

식성에 따라 무나 버섯 같은 부재료를 넣어도 되지만 나는 무를 조금 넣거나 아니면 그도 넣지 않고 그저 깨끗한 동태 맛을 즐기

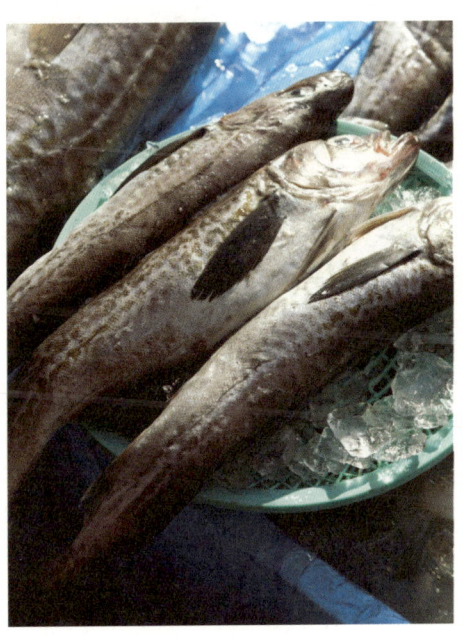

▶ 맑은 국은 역시 생태로 끓인 탕이 윗길이다.

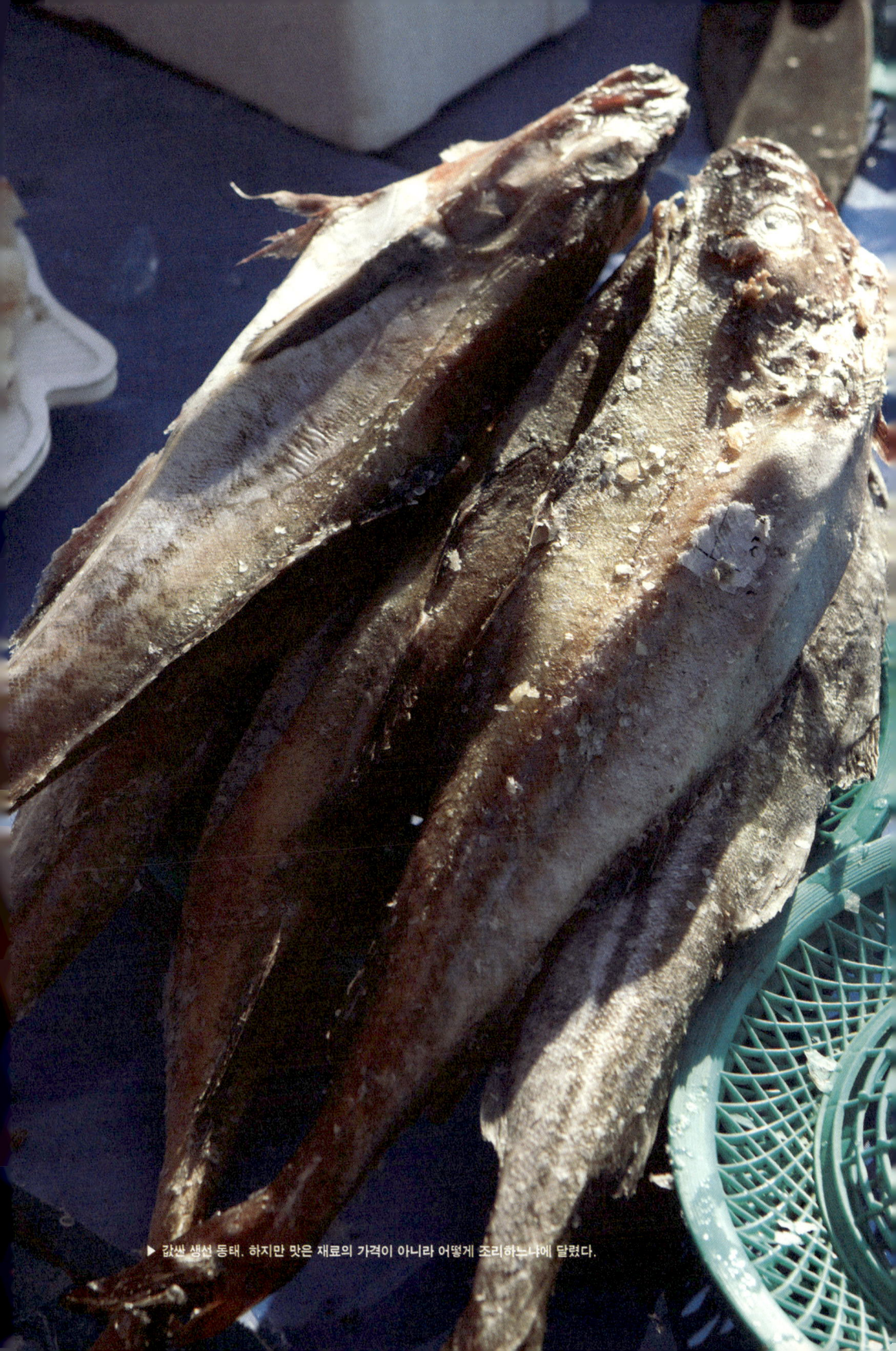

▶ 값싼 생선 동태. 하지만 맛은 재료의 가격이 아니라 어떻게 조리하느냐에 달렸다.

는 편이다. 조선간장으로 간을 하고 마늘과 파를 넉넉히 썰어 넣으면 그것으로 족하다. 물과 함께 끓일 때 동태 살에 밴 짭짤한 소금기가 동태 맛과 함께 자연스럽게 우러나와, 국물을 감칠맛으로 채운다. 생선을 절여서 하루쯤 두는 과정에서 약간 발효된 듯한 맛이 생기는데, 바로 그 국물이 우러나와 아주 매력적인 맛이 되는 것이다. 먹기 전에 식성에 따라 매운 고춧가루를 좀 넣어도 좋다.

적절하게 간이 밴 동태 살은 어찌나 쫄깃하고 맛있는지. 생태로 끓이는 맑은 탕은 살이 단단해지지 않도록 살짝 끓여 부드러운 살 맛을 즐기는 것에 비해, 동태는 이미 냉동되어 살이 퍼석해졌으니, 아예 쫄깃하고 깊이 있는 맛으로 변화시켜 버리는 것이다. 즉 생태에 비해 싱싱한 맛이 떨어진 동태의 그 특성을 결점이 아닌 장점으로 만드는 조리법인 셈이다.

반찬으로 먹는 간국은 국물을 조금 잡아 자작하게 끓인다. 자반고등어 찜을 할 때처럼 파와 마늘, 식성에 따라 고춧가루를 약간만 넣어 끓인다. 이때도 쌀뜨물을 쓰면 더 좋다. 자반고등어든 절인 동태든, 짜게 간을 하여 약간 발효된 생선의 맛을 즐기는 아주 훌륭한 방법이다. 쫄깃해진 동태 살을 젓가락으로 떼어 내어 역시 짭짤한 국물에 적셔 먹으면 그야말로 밥도둑이다.

동태로 그럴듯한 생선구이를 할 수도 있다. 동태를 두세 도막 내어, 구이용 생선을 손질하듯 넓적하게 가른다. 딱딱하게 언 동태를 집에서는 손질하기가 힘드니, 아예 생선 가게에서 이렇게 다듬어 달라고 하는 것이 좋다. 대개 생선 가게에서는 어떻게 먹으려고 고등어나 삼치처럼 다듬어 가느냐고 물어볼 텐데 그럴 때 나는 그냥 빙긋이 웃는다.

동태를 깨끗하게 씻은 후 간을 하는데, 간은 물간을 해야 한다. 즉 소금을 생선에 직접 뿌리는 것이 아니라, 소금물을 만들어 거기에 생선을 담가 놓는 것이다. 물간을 하면 간은 그리 짜지 않고 심심하게 하면서 살은 촉촉하고 부

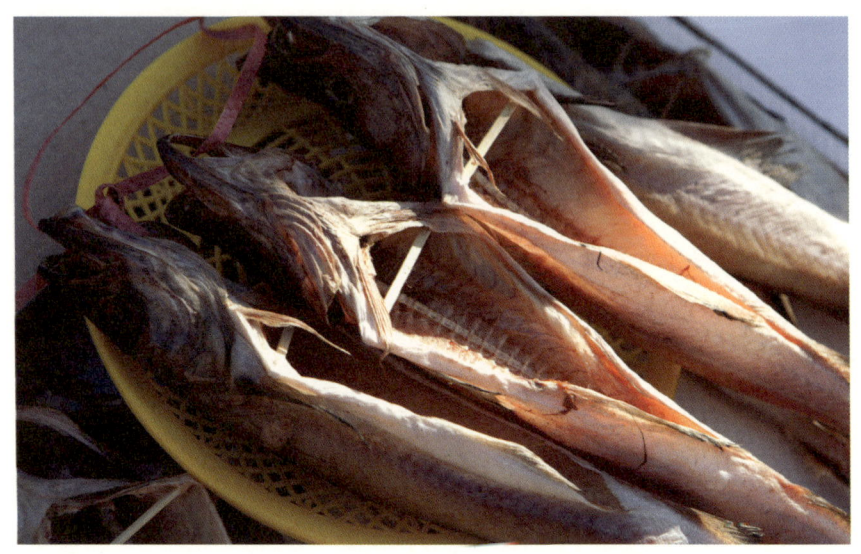

▶ 겨울의 명태 코다리는 동태보다 가격이 더 싸다. 조림을 해 먹으면 맛있다.

드럽게 만드는 효과가 있다. 싱거운 동태 살과 뒤섞여 생선구이의 간 정도로 바뀌는 것을 예상하여 소금을 적절히 풀면 된다. 한 시간쯤 놔두어 간이 배어들면 건져서 그늘에 널어 말린다. 봄가을에는 바깥바람 쐬면서 말리면 되는데, 요즘처럼 추울 때는 건조한 아파트 실내에 두는 것이 가장 좋다. 바깥에서 말릴 때 파리가 달려들지 않도록 조심하는 것은 기본이다. 생선을 말리는 용도로 나온 매달아 두는 망, 혹은 망사 뚜껑이 달린 채반들이 시판되고 있으니 이런 것을 쓰면 편하다. 실내에서 말릴 경우에는 비린내가 좀 나지만, 싸고 맛있는 반찬을 위해 그 정도는 감수한다.

하루 정도가 지나면 동태 살 표면은 약간 마르고 속은 마르지 않은 상태가된다. 좀 더 마른 것을 좋아하는 사람도 있고 덜 마른 것을 좋아하는 사람도 있으니, 말리는 정도는 취향에 따라 조절하면 된다.

기름을 넉넉히 두른 프라이팬에 이 꾸덕꾸덕 마른 동태를 지져 내면 완성이다. 살 자체가 진하고 고소한 맛을 내는 고등어나 삼치, 혹은 감칠맛 넘치는 조기나 이면수도 아니고, 그저 싱겁고 맹맹한 동태 살을 기름에 지진 것이 무슨 맛이 있겠느냐고 생각할 수도 있다. 하지만 의외로 담백하고 맛있다. 말리는 과정에서 동태 살이 쫀득한 질감으로 변하고 감칠맛도 더해졌기 때문이다. 정말 이게 동태일까 싶을 정도다.

시어머님은 명절이나 가족 모임이 있을 때마다 이 동태구이를 하셨다. 나이 들어 이제는 못하겠다고 매해 푸념을 하셨지만, 이기적인 입맛의 아들 며느리들이 "이것만은 안 돼요." 하고 한목소리였다. 몇 년 전부터 이 음식은 맏동서의 몫이 되었고, 나도 간간이 집에서 해 먹는다. 너덧 마리씩 다듬어 말린 동태를 냉동실에 보관해 놓고, 필요할 때마다 기름에 지져 먹으면 반찬 걱정이 없다. 동태야, 고맙다.

생태, 동태, 명태 코다리, 북어, 이 화려한 변주

- 명태처럼 화려한 변주가 가능한 생선이 있을까 싶다. 꽁치가 과메기로 변신하는 것이 아주 흥미롭기는 하지만, 명태처럼 다양한 방식으로 먹지는 않는다. 잘 알려진 이야기지만, 명태는 명란젓이나 창난젓, 내장 등으로 팔리는 것을 제외하고서도 다섯 가지 재료로 팔린다.

- '생태'는 말 그대로 얼리지 않은 싱싱한 명태이다. 찌개의 재료로 주로 쓰이며, 김장에 넣기도 한다. 신선도가 중요하기 때문에 가격이 꽤 비싸고, 게다가 생태가 주로 일본에서 수입되는 물품이었기 때문에 원전 폭파 이후에는 인기가 뚝 떨어진 감이 있다. 얼리지 않은 싱싱한 생태는 살이 아주 부드럽다. 매운탕이나 맑은 탕(흔히 '지리'라고 부르는데 일본식 표현이다.)을 끓이는데, 오래 끓이면 살의 맛이 없어지므로 미리 멸치나 다시마 등으로 국물을 만든 후에 생태에 부어 살짝 끓이는 것이 핵심이다.

- '동태'는 원양어선에서 잡아 꽁꽁 얼린 명태이다. 생태의 맑고 부드러운 맛은 나지 않으니, 오히려 된장과 고추장을 섞은 다소 강한 맛의 매운탕을 끓이는 것이 낫다는 사람들

이 많다. 특히 살짝 끓이는 맑은 탕은 확실히 생태와 비교되어 먹을 맛이 나지 않는다. 그러니 맑은 국이 그리우면 짜게 절인 간국을 끓이는 것이 현명하다.

- '명태 코다리'는 명태의 코 부분을 꿰어 반건조를 시킨 것이다. 대개 네 마리씩 묶여 있다. 도막을 내어 고추장과 간장 푼 양념에 짭짤하게 조리는 데 제격이다. 혹은 앞서 이야기한 방식으로, 배를 갈라 물간을 하여 다시 꾸득꾸득하게 건조시킨 다음 기름에 지져 먹어도 좋다.

- '북어'는 말린 명태이다. 아주 단단하게 말려 팔기 때문에 통북어는 손질하기가 힘들다. 북어 살을 결대로 찢으려면, 몽둥이로 잘근잘근 두드려 살을 연하게 만든 다음 찢어야 한다. 그러니 층간 소음이 문제가 되는 아파트에서는 거의 불가능한 일이다. 요즘에는 살을 다듬어 놓은 북어를 쉽게 구할 수 있다.

- 북어보다 비싸지만 맛에서 월등한, 말린 명태가 바로 '황태'이다. 북어가 명태를 그냥 말린 것이라면, 황태는 한겨울 추운 비닷바람 맞으며 얼었다 녹기를 반복하여 마른 북어이다. 그래서 살은 이미 부드럽게 결이 일어나 있고 살색도 발효된 듯 노랗다. 맛도 월등하거니와 무엇보다 살이 부드러워 조리가 쉽다. 가장 대표적인 것이 북어국이다. 북어나 황태를 기름에 볶다가 끓이는 것을 좋아하는 사람도 있는데, 나는 멸치 육수에 잘게 찢은 황태를 넣고 담백하게 끓이는 것을 좋아한다. 마지막에 달걀 푼 물과 파를 넣어 마무리한다. 황태로 만든 음식의 최고봉은 구이이다. 황태 온마리의 배를 갈라 만든 포를 간장과 고추장 섞은 양념에 재었다가 직화하거나 혹은 팬에 구워 내는 것이다. 간하기부터 굽는 정성까지 꽤 노하우가 필요한 고난도의 음식이다. 무엇보다 황태는 가격이 비싼데, 나는 북한 물품을 파는 사이트에서 비교적 값싸게 구입했더랬다. 그런데 남북관계가 악화되고 난 후, 도통 황태가 들어오지 않는다. 내 밥상의 풍요로움을 위해서라도 남북 관계가 빨리 좋아지기를!

겨울의 끄트머리
대보름 오곡밥.

요즘 같은 생활 패턴으로는 참으로 이해하기 어려운 명절이 바로 정월대보름이다. 설 지난 지 보름 만에 또 무슨 명절을 치른단 말인가. 설 때 그만큼 음식을 해 댔으면 됐지, 또 새로운 음식을 하고 술 마시고 놀자는 발상이 참으로 이상하지 않은가. 그래서 이제 대보름은 그저 피땅콩이나 호두 사다 먹는 날 정도로 남아 있을 뿐이다. 하지만 농사짓고 살던 옛날 생활 감각으로 되돌아가 생각해 보면 다르다. 아마 정월대보름은 설의 연장선상에 놓인 명절로, 긴 휴가의 마지막 날, 즉 축제의 화려한 피날레였을 것이다. 말하자면 설부터 먹고 놀기 시작한 분위기가 대보름까지 이어지고, 대보름으로 드디어 끝을 내는 것이다.

20세기 전반까지만 해도 겨울은 기나긴 농한기였다. 내가 초등학교를 다니던 1960년대 후반까지도 농한기를 이용한 농촌 부업을 개발해야 한다는 이야기들이 사회 교과서에 실려 있었다. 비닐하우스가 없었던 반세기 전만 하더라도, 설은 농한기인 겨울 명절의 절정이며 대보름은 그 마지막이었다. 대보름이 지나면 이제 농사꾼들은 씨앗을 고르고 농기구를 손보기 시작해야 한다. 대개 대보름 부근에 대동강 물이 풀린다는 '우수(雨水)'가 있다. 강물이 풀린다니 조금 있으면 언 땅도 풀릴 것이다. 그러니 농사짓는 사람들에게 대보름은 석 달이 넘는 긴 휴가의 아쉬운 마지막 날인 셈이다. 대보름에 연을 끊어 날려 보내고 쥐불을 놓는 것, 보름달을 보고 풍년을 기원하는 것에는 모두, 이제 그만 놀고 농사일 시작하자는 다짐과 풍년이 들었으면 좋겠다는 기원이 담겨 있었을 것이다.

그리고 보면 오곡밥도 예사롭게 느껴지지 않는다. 다섯은 인간의 손가락 수이며, 그래서 완전하게 꽉 찬 수이다. 오곡은 모든 곡식이라는 의미이니, 오곡밥은 모든 곡식으로 밥을 지어 먹으면서 한 해 농사를 무사히 치르도록 기원하는 의미를 담고 있는 것이다. 이런 기원의 의미가 아니더라도 요즘처럼 건강식을 중시하는 세상에서 온갖 잡곡으로 밥을 지어 먹는 날이 있다는 것은 참 좋은 일이다. 이때를 핑계 삼아 대고 평소에 해 먹지 않던 음식을 먹어 보는 재미도 있다.

오곡밥에는 대개 쌀, 콩, 팥, 수수, 찰기장(혹은 차조)을 넣는 것이 보통이다. 보리나 녹두, 강낭콩 등은 넣으면 안 되느냐고? 뭐 안 될 것이야 있겠는가마는, 강낭콩이나 녹두는 맛이 팥과 비슷하다. 게다가 오곡밥은 쌀도 찹쌀을, 기장과 수수도 찰기장과 찰수수를 쓰는 일종의 찰밥인데, 여기에 찰기가 떨어지는 보리를 섞기에는 좀 생뚱맞다. 결국 맛의 차별성이 강한 다섯 가지 곡식을, 그것도 찰기가 많은 곡식을 고르려면 이런 조합이 될 수밖에 없다.

이즈음에 슈퍼마켓에 가면 오곡을 모두 섞어 포장한 것을 판다. 500그램이나 1킬로그램 소포장으로 다섯 곡식을 모두 사자니 가격이 만만치 않아 뒤섞

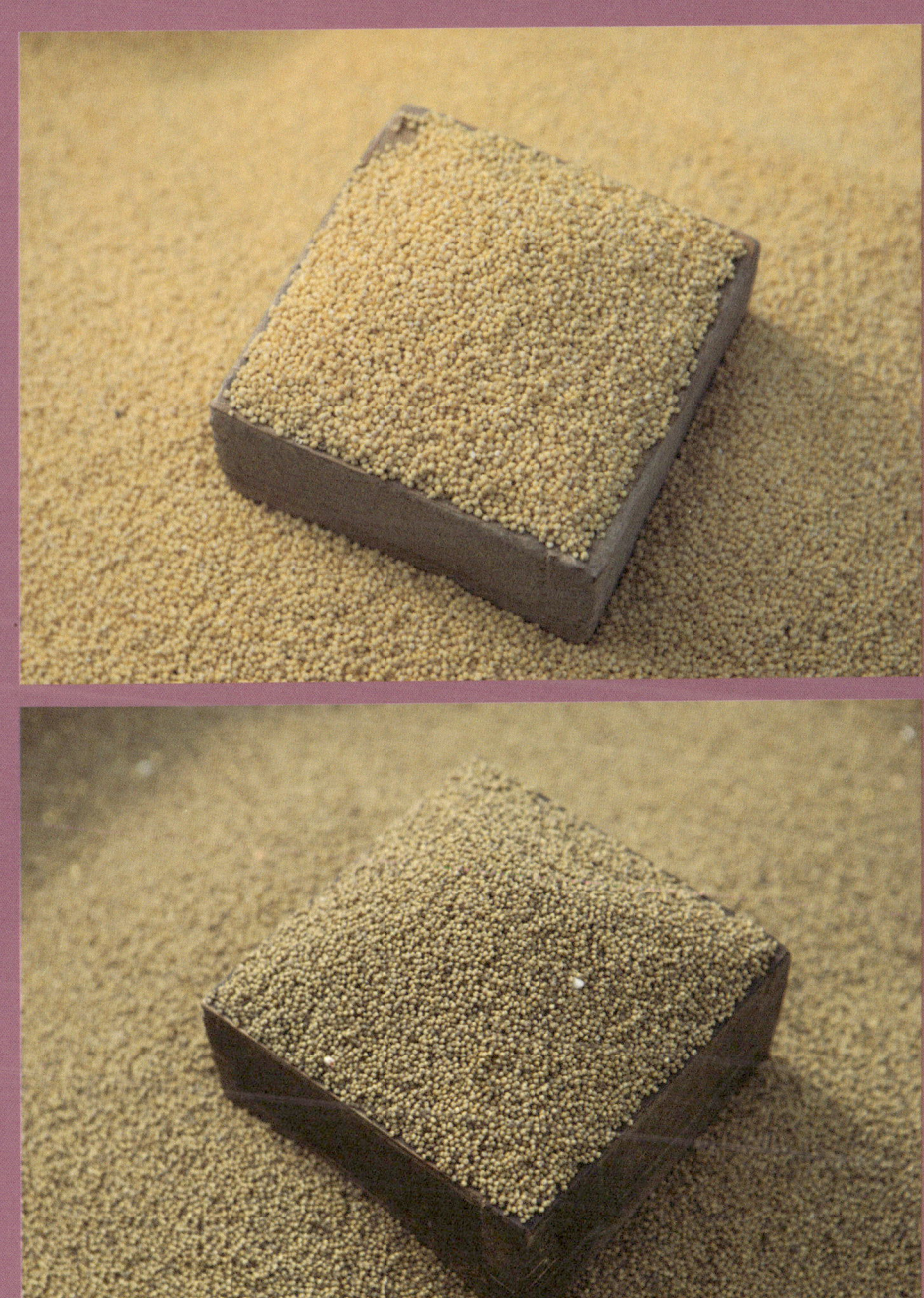

▶ 찰기장(위)과 차조(아래). 찰기장은 차조에 비해 노란빛이 선명하고 알곡이 굵다.

어 파는 잡곡에 눈이 갈는지도 모른다. 그러나 만약 그걸 샀다면 큰 낭패다. 왜냐하면 각 잡곡들은 크기가 달라, 조리 시간에서 차이가 많이 나기 때문이다. 따라서 이 뒤섞은 잡곡으로 오곡밥을 지으면 맛있는 오곡밥을 하기가 힘들다.

우선 잡곡은 쌀과 달리 간간이 돌이 섞여 있기도 하니 기장과 수수, 팥은 씻을 때 조리질을 하는 것이 안전하다. 찹쌀, 기장, 콩은 물에 충분히 불려 놓는다. 찹쌀과 기장은 자잘한 알곡이라서 금방 붇고, 콩은 하룻밤 정도는 지나야 충분히 불어 함께 안칠 수 있다. 그에 비해 수수와 팥은 미리 가열을 하는 것이 좋다. 수수는 따끈한 물에 불리거나 아예 물에 한 번 삶아 놓는 것이 좋고, 팥은 단단하기 때문에 반드시 미리 삶아 두어야 한다. 같이 삶아도 되지 않느냐고? 이 둘은 무르는 정도가 다르기 때문에 각기 따로 삶아야 한다.

이렇게 불리거나 삶아 놓은 다섯 곡식을 찜통에 찐 것이 오곡밥이다. 찜통에 찌는 이유는 모두 찰곡식이기 때문이다. 물과 함께 넣어 솥에다 밥을 하면 아래의 것들이 짓물러 버린다. 마치 찹쌀로 약식을 하듯이, 큰 들통에 면포를 깔고 불린 오곡을 잘 뒤섞어 넣은 후 증기로 쪄야 무르지 않고 깨끗하게 잘 익는다. 물에 넣고 끓이는 것이 아니라 증기로 찌는 방식이기 때문에, 덜 불었거나 삶지 않아 곡식의 단단한 속이 그대로 남아 있으면 제대로 익지 않는다. 그래서 각각의 곡식을 따로 준비하는 것이다.

찰밥은 간을 약간 해야 더 맛있다. 그러니 찜통에서 얼추 김이 오른 후에는 간간하게 소금물을 만들어 위에서 골고루 뿌려 간을 해야 한다. 이러니 오곡밥이란 제대로 하려면 참으로 손이 많이 가는 번거로운 음식이다.

그러나 요즘처럼 너덧 식구 먹을 것만 하면 되는 상황에서는 구태여 번거롭게 찜통을 쓸 필요가 없다. 약식이나 찰밥을 할 때처럼 압력솥을 쓰면 편하

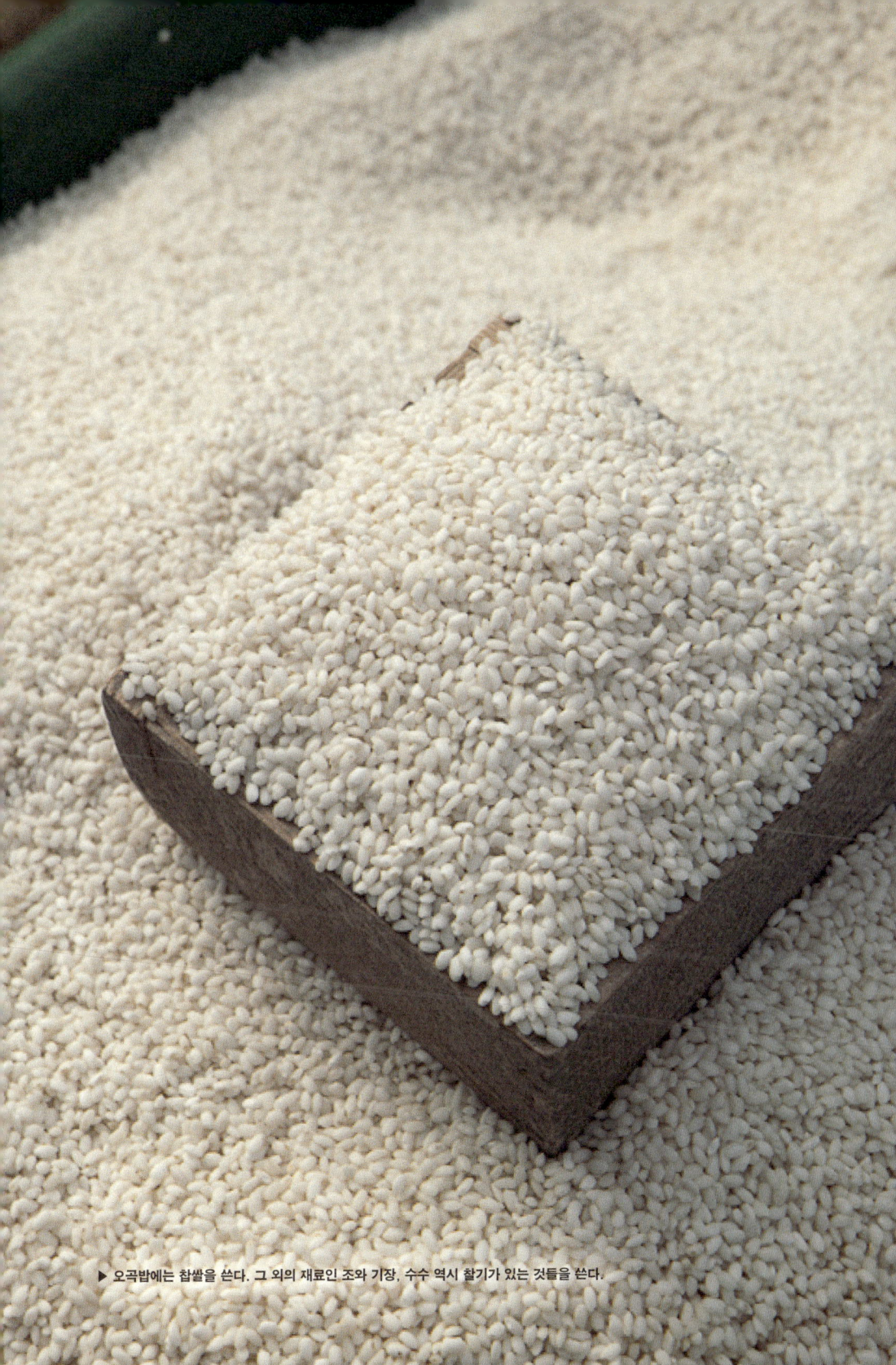

▶ 오곡밥에는 찹쌀을 쓴다. 그 외의 재료인 조와 기장, 수수 역시 찰기가 있는 것들을 쓴다.

다. 충분히 불리고 삶아 놓은 곡식들을 압력솥에 안쳐 밥을 하는데, 이때 가장 중요한 것이 곡식의 양과 밥물과 가열 시간이다. 곡식은 압력솥 깊이의 4분의 1을 넘지 않게 적은 양을 넣고, 밥물은 안쳐 놓은 곡식과 같은 수위로 맞춘다. 보통 밥을 지을 때보다는 물을 훨씬 적게 붓는 것이다. 물을 맞춰 놓고 소금을 약간 풀어 간을 맞춘다. 물을 맞춰 놓고 소금을 푸는 이유는 소금을 풀고 나면 그 사이에 알곡이 줄고 물의 수위가 높아지기 때문이다. 그러면 물을 맞추기가 힘드니, 아예 물의 양을 맞춰 놓고 난 후 소금을 넣는 게 좋다.

가열 시간은 압력솥의 추가 달랑거리며 돌기 직전까지이다. '직전'이란 타이밍을 맞추는 게 까다로울 수 있으나, 압력솥을 써 본 사람들이라면 그리 어렵지 않을 것이다. 불을 끈 후 그대로 압력이 다 빠질 때까지 두면, 그 증기로 찰곡식이 잘 익는다.

단 이대로 완전히 식을 때까지 두면 안 된다. 당장 먹을 것이 아니더라도 일단 뜨거울 때 뚜껑을 열고 주걱으로 위아래를 고루 뒤섞어야 한다. 밑의 곡식이 눋거나 뭉개지지 않아야 정상이다. 밑의 곡식이 뭉그러졌다면 가열 시간이 길었다는 의미이고, 눌었다면 물이 모자랐다는 의미이다. 찜통으로 하는 것과 맛이 조금 차이가 나지만, 편한 방법으로는 단연 추천할 만하다.

다섯 곡식이 화려한 향을 내뿜으며 어우러진 오곡밥에는 별 반찬이 필요 없다. 특히 김치는 가장 안 어울리는 반찬이다. 오곡밥과 찰떡궁합은 기름에 볶은 검은 나물들이다. 고사리, 시래기, 토란 줄기, 호박오가리 등을 고소하게 볶아 오곡밥과 먹으면 아주 잘 어울린다. 나물이 없다면 기름 발라 구운 김만으로도 밥 한 그릇이 꿀맛인데, 이때도 들기름을 발라 구운 김이 훨씬 맛있다. 이 맛있는 오곡을 키우느라 고생하는 손들을 생각하며, 일 년에 하루라도 감사하는 마음으로 밥을 지어 먹어야 하지 않을까.

오곡밥과 나물, 넉넉히 해 두어도 좋다

- 잡곡을 조리질하고 불리고 삶는 과정은 사실 상당히 귀찮다. 그러니 오곡밥은 큰 압력솥에 안쳐서 좀 넉넉하게 해 두어도 좋다. 다른 반찬이 필요 없이, 오로지 나물볶음과 김 정도만 있어도 한 끼 맛있게 먹을 수 있는 별식이기 때문이다.

- 오곡밥은 뚜껑을 덮어 전자레인지에 데우면 가장 편하다. 전자레인지를 쓰지 않는 경우라면 다시 한 번 증기를 올려 찌면 좋다. 이렇게 한두 그릇씩 찔 경우에는 구태여 면포를 쓰지 않고, 간편하게 커피 여과지를 쓰면 편하다.

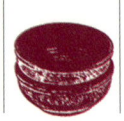

매콤한 석화젓과 고소한 굴튀김, 굴전.

겨울이 지나가니, 이제 스티로폼 박스째 굴을 싣고 오는 트럭 행상도 볼 수 없겠지 하는 생각이 든다. 굴은 대표적인 겨울 식재료이다. 김장철에 먹기 시작한 굴은 2월 말과 3월 초까지 밥상을 풍성하게 해 준다. 서해안의 자연산 굴은 5월까지도 먹지만, 흔히 구입할 수 있는 통영 등 남해안의 굴은 보통 겨울 한철의 식재료라고 보면 된다.

굴은 그냥 생으로 양념 초간장이나 초고추장에 찍어 먹어도 좋고, 소금과 파, 마늘, 고춧가루, 깨소금만으로 깔끔하게 무쳐도 기막히게 맛있다. 워낙 재료의 맛이 뛰어나니 어떻게 먹어도 맛있는 재료가 굴이다.

한동안 굴에 푹 빠져 겨울이면 온갖 굴 요리를 해 먹던 때가 있었다. 수산시장이나 길거리 행상에게 한 박스 사다가 원 없이 먹었다. 싱싱할 때 회로 먹기 시작하여, 휴일 점심때는 굴밥을 해 먹었다. 바쁜 아침에 마땅한 국이 없거나 밤늦게 출출해서 따끈한 국 생각이 나면 굴국을 끓였다. 달걀을 풀어 굴을 담갔다가 한 알씩 끓는 물에 떠 넣어 익히고, 조선간장과 마늘, 파를 넉넉히 넣으면 그야말로 5분 만에 뚝딱 국이 완성되니, 이보다 간편한 음식이 어디 있단 말인가.

그러다 점점 난이도가 높은 굴 요리에 도전하기 시작했는데 그것이 굴튀김과 석화젓, 즉 굴젓이다. 굴튀김은 기름기 많은 음식을 좋아하는 내 취향의 요리이다. 남편은 원래 맛있는 굴을 뭐 구태여 튀김까지 해 먹느냐고 하니, 오로지 내가 먹고 싶어서 우기고 우겨 하는 음식이다. 튀김용 굴은 알이 굵고 값도 싼 양식굴이 적당하다. 기름의 고소한 맛이 강해서 특별히 비싼 자연산을 쓸 이유가 없다. 소금물에 씻고 체에서 물기를 잘 뺀 굴을 밀가루, 달걀 물, 빵가루를 묻혀 튀겨 내는 방식인데, 가장 힘든 점은 가끔 '뺑' 하고 기름이 튄다는 것이다. 머금고 있던 물기가 갑자기 튀어나오는 것인데, 밀가루를 충실히 잘 묻히면 좀 덜하다. 달착지근한 굴에 고소한 튀김옷이 어우러지는 맛이 기가 막히지만 기름 튀는 것이 겁나고 남은 튀김 기름 처리가 귀찮다.

튀김은 귀찮은데 기름기 도는 굴을 먹고 싶을 때는 손쉽게 할 수 있는 굴전으로 우회한다. 밀가루와 달걀 물만 묻혀 팬에 얌전하게 부쳐 내면, 튀김의 바삭거리는 맛은 없어도 역시 고소한 기름과 어우러진 달착지근한 맛, 여기에 향긋한 겨울 굴 향이 일품이다. 그러나 굴튀김과 굴전은 너무 달착지근하고 고소한 맛이 강해, 많이 먹으면 느끼하다. 특히 맥주나 청주의 안주 삼아 함께 먹으면 과식하여 속이 느끼해지기 십상이다.

굴의 화려한 향을 고스란히 살리면서 깔끔한 반찬으로 먹고 싶다면, 단연 석화젓이 최고이다. 석화젓은 우리 맏동서의 주 장기이다. 형님은 해남 출신으로 기막힌 음식 솜씨를 지녔는데, 명절 때 온갖 나물을 맛깔나게 볶아 내는가 하면 매생이국 같은 전남 바닷가 음식으로 나 같은 서울내기를 놀라게 한

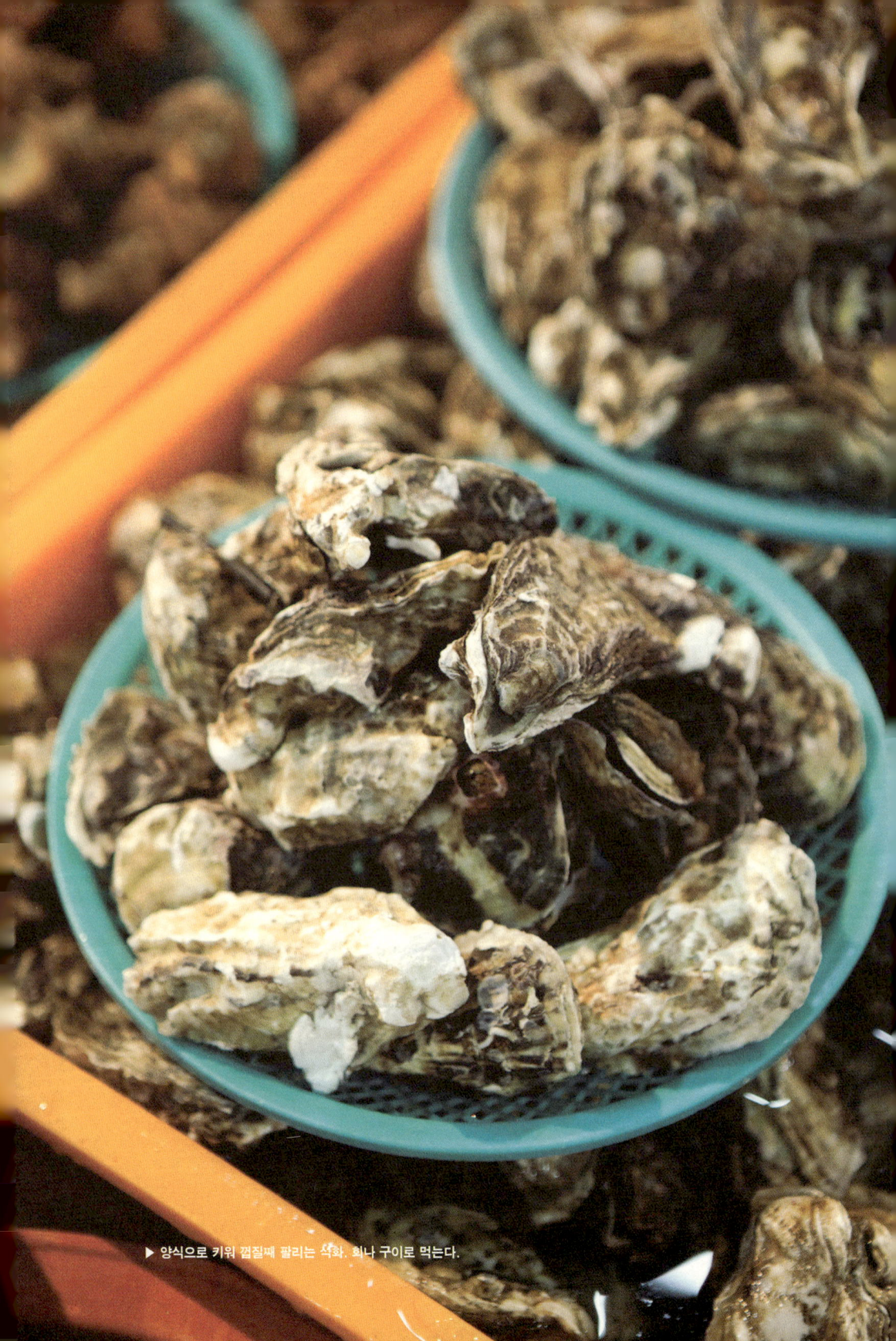

▶ 양식으로 키워 껍질째 팔리는 석화. 회나 구이로 먹는다.

다. 형님은 굴젓을 꼭 '석화젓'이라 부른다. 이 화려한 맛을 '굴젓'이라 불러 버리기에는 너무 투박하다는 것이다. 돌에서 피는 꽃이라는 의미의 석화(石花), 이 정도 아름다운 이름은 붙여 줘야 이 젓갈의 화려한 맛과 제대로 어울린다는 것이 형님 주장이다. 게다가 석화젓에는 꼭 자잘하고 향이 강한 자연산 굴을 써야 하는데, 여기에 이 정도 이름은 붙여 줘야 한다는 것이다.

사실 굴젓을 만드는 방식은 다양하다. 인터넷에서 굴젓 만드는 법을 검색하면 굴에 무, 배, 파, 마늘, 고춧가루 등을 넣고 멸치액젓과 소금을 섞어 버무리라는 레시피가 가장 많다. 버무린 첫날부터 먹기 시작하여 냉장고에 보관하면 열흘 정도는 두고 먹을 수 있는 음식이다. 그런데 솔직히 말해 이것은 젓갈이라기보다는 그냥 무침이라 하는 편이 옳다. 소금에 무친 것보다는 젓갈 맛이 나는 게 사실이지만, 그건 굴이 발효해서 생긴 맛이 아니라 멸치액젓 맛이다. 버무린 지 며칠 지나면 멸치액젓이 굴 안에 스며들고 굴도 약간 발효하여 맛이 좀 더 깊어지지만, 그래도 역시 이 정도는 그냥 무침이라 보아야 한다.

'형님표' 석화젓은 이것보다는 훨씬 난이도가 높다. 약간 강한 소금물에 굴을 씻어 그릇에 담아 상온에 둔다. 2~3일이 지나면 표면이 노르스름하게 변하기 시작하는데, 이때 소금과 고춧가루, 마늘, 통깨 등과, 무를 작고 납작하게 썰어 절인 것을 넣고 버무리는 것이다. 버무린 후 냉장고에 넣어 두면 무와 굴, 나머지 양념이 잘 어우러지면서 약간 새콤한 맛이 감돌기 시작한다. 향긋한 굴젓으로 숙성된 것이다. 이 방식은 확실히 무침과는 다른, 발효의 묘미를 느낄 수 있는 방식이다.

그런데 나는 이 형님표 레시피를 그대로 따라 하기에 좀 겁이 났다. 소금간도 하지 않은 굴을 그대로 상온에 방치하자니, 상하면 어떻게 하나 싶었던 것이다. 지금 와서 고백하거니와, 나는 형님이 시킨 방식대로 하지 않고 약간

변형을 했다. 아예 굴에 소금을 좀 넣어 상온에서 발효시키는 것이다. 그렇게 해 보니 굴이 절어 물이 우러나왔고, 그것들이 노르스름하게 발효가 될 때까지 시간이 좀 더 오래 걸렸다. 일주일을 넘기니 굴이 노르스름하게 발효되기 시작했는데, 이때 소금을 더 넣어 간을 맞추고 무와 양념들을 버무려 숙성시켰다.

나중에 안 것이지만 내 방식은 서산 등 서해안에서 어리굴젓을 담그는 방식과 형님 방식의 중간쯤에 위치한 것이었다. 서산 간월도 등지에서 굴젓을 담글 때는, 소금을 미리 모두 넣어 강하게 간을 하여 15도쯤의 온도에서 20일간이나 발효를 시킨다고 한다. 굴에서 우러나온 물이 노랗게 더 많이 익도록 두는 것이다. 20일 발효시켜 이미 굴젓이 되어 있는 것을 양념하지 않은 하얀 젓이라는 의미에서 '백젓'이라 부르는데, 이것을 고춧가루 등으로 양념한 것이 어리굴젓이란다.

어떻게 하더라도 집에서 만든 굴젓, 석화젓은 시장에서 파는 어리굴젓보다는 양념이 순하고 맛이 담백하다. 시장에서 흔히 구입할 수 있는 어리굴젓들은 지나치게 짜고, 그 맛을 순화시키기 위해 물엿과 고춧가루를 너무 많이 들이부어 달고 맵기까지 하다. 그러니 굴 특유의 향이 아니라 달고 매운 양념 맛으로 먹게 되는 것이다. 집에서 만든 굴젓의 단맛이 지나치게 적다 싶으면 그때 꿀이나 올리고당으로 단맛을 첨가하면 족하다.

굴 향이 은은히 살아 있는 진짜 굴젓을, 갓 지어 반지르르 윤기 흐르는 밥 위에 척 얹어 입에 넣어 보라. 이렇게 행복하게 겨울이 지나가는구나 싶다.

굴 한 상자 알뜰히 먹는 법

- 사실 트럭에서 파는 굴 한 상자는 양이 꽤 많다. 가게에서 근으로 살 때와 비교하면 가격이 월등히 싸서 사는 것이지, 막상 사 놓고는 걱정이 좀 된다. 굴젓 등 발효 음식을 만들면 해결되지만, 이 고난도의 음식을 감당할 수 없는 사람들은 난감하다. 그런 사람들이 택할 수 있는, 굴 한 상자를 끝까지 상하게 하지 않고 알뜰하게 먹는 방법을 추천한다.

- 일단 싱싱할 때는 생굴을 회처럼 먹는다. 입맛 까다로운 사람은 양식 굴은 횟감이 아니라고 쳐다보지 않기도 하는데, 우리 같은 보통 사람은 그것도 감지덕지이다. 초고추장이나 양념초간장, 혹은 고추냉이 간장에 찍어 먹는다. 구입한 지 이틀 정도까지 충분히 회로 먹을 수 있다.

- 이틀이나 사흘이 되도록 남아 있는 굴은 어쨌든 방치하지 말고 다 조리를 해야 한다. 굴전 등으로 익혀 먹고도 남는다면, 일부는 소금과 파, 마늘, 고춧가루, 깨소금 등을 섞어 굴무침을 한다. 이것은 즉석에서 먹어도 좋지만, 냉장실에 보관하면서 5~6일 동안 충분히 먹을 만하다. 이 정도 기간에 소화할 분량만 무쳐 놓는다.

- 나머지는 한 줌씩 작은 비닐봉지에 넣어 냉동실에 얼린다. 이 굴은 미역국이나 콩나물국 등을 끓일 때 매우 요긴하다. 고기의 느끼함은 부담스럽고 그렇다고 감칠맛 없는 밍밍한 국도 싫다면, 막강한 감칠맛을 지닌 굴이 좋은 재료가 될 것이다. 조개 미역국이 맛있듯이 굴 미역국도 맛있다. 또 콩나물국에 넣어도 시원한 감칠맛이 일품이다. 생태 맑은 국 등, 맑으면서도 감칠맛 나는 국물이 필요할 때 두루 쓸 수 있다. 그러니 버릴 것 하나 없는 게 굴이다.

겨울을 보내는 김칫국, 봄을 맞는 냉잇국.

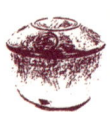

혹독한 겨울이었다. 아직 몇 번 더 추위와 폭설이 찾아올 수 있지만, 음식에는 벌써 봄기운이 돈다. 그토록 싱싱하게 맛있었던 김장 김치가 지겨워지기 시작했고, 대신 시장에 새로 나오기 시작한 봄나물에 눈길이 간다.

이제야말로 김치로 국도 끓일 수 있는 계절이 되었다. 김칫국에 계절이 있겠느냐 싶지만, 윤기가 자르르 흐르는 싱싱한 김장 김치를 푹푹 끓여 국으로 먹는다는 건 너무 아까운 일이지 않은가. 김칫국을 좋아하는 남편이 몇 번 해 먹자고 졸랐지만, 내가 매몰차게 거절했다. 봄부터 여름까지 김칫국은 실컷 먹을 텐데, 겨울부터 무슨 김칫국인가 말인가. 게다가 김칫국이나 김치찌개는 폭 익은 신 김치로 끓여야 제맛이다. 그러니 신 김치가 지겨워진 때가 바로 김칫국 끓여 먹을 제철인 셈이다.

결혼 전까지 나는 고기를 넣은 김칫국만 먹어 보았다. 고기 좋아하는 중부지방 입맛 탓이다. 다진 쇠고기를 조금 넣고 신 김치와 콩나물을 넣어 폭 끓인 김칫국은 시원하고도 감칠맛이 있다.

그런데 부산 출신인 남편은 시원한 국에 고기를 넣으면 딱 질색을 한다. 대표적인 것이 된장국과 김칫국이었다. 쇠고기 된장국, 쇠고기 김칫국 같은 것은 상상할 수도 없는 음식이라는 반응을 보였다. 그 시원하고 깨끗한 된장과 김치 맛에, 왜 고기 누린내를 섞느냐는 것이다. 남편의 선택은 단연 멸치였다.

결혼한 여자들이 대개 그러하듯 나도 남편 입맛을 따라갔다. 하지만 음식이란 내 손으로 내가 맛을 보며 만드는 것이다. 그러니 내 입에 맛이 없으면 만들 수가 없는 법이다. 고깃국의 들척지근한 맛을 즐기는 내 입맛이 멸치의 시원한 국물 좋아하는 남편의 입맛과 손을 잡은 결과, 아주 진한 멸치 육수를 쓰는 것으로 귀결되었다. 고기 국물 맛이 날 정도로 멸치를 진하게 쓰는 방식으로 두 취향을 절충한 것이다.

김장 김치를 송송 썰어 넣는데, 고춧가루가 너무 많은 김치는 물로 살짝 헹군다. 김칫국은 시원한 맛으로 먹는 것이니, 찌개처럼 국물을 너무 빨갛게 하면 시원함이 크게 떨어진다. 김치 외에 시원한 맛을 내는 콩나물을 넣어도 좋다. 그리고 국물 내는 큰 멸치를 넉넉히 넣는다. 그렇게 푹 끓여 낸 국물은 고깃국 못지않은 감칠맛이 나면서도, 기름기 하나 없이 말끔하고 시원하다. 미리 우려낸 멸치 육수에 김치를 넣고 끓이면 깨끗하고 좋은데, 그럴 시간이 없으면 그냥 함께 넣어 끓인다. 국그릇에 큰 멸치 몇 마리가 들어와 있으면 어떠랴. 건져 내면서 먹으면 되는 것을.

이렇게 늦겨울부터 끓여 먹기 시작하는 김칫국은 가을까지 먹는다. 물론 국과 찌개는 김장 김치로 끓여야 제맛이라, 김칫국용 김장 김치는 귀물 취급을 받으며 김치냉장고에 고이 모셔져 있다.

김칫국이 겨울의 끝을 알리는 국이라면, 냉잇국은 봄의 시작을 알리는 국이다. 냉이는 이파리를 그냥 드러낸 채 월동을 하는데, 적갈색으로 다 죽어가는 듯한 그 이파리가 날이 풀리기가 무섭게 생기를 되찾으며, 가운데에서부터 싱싱한 새 이파리가 조금씩 돋아나기 시작한다. 겨울의 언 땅에서 새롭게 솟아나는, 강한 기운을 담고 있는 냉이는 이렇게 처음 나올 때가 가장 향도 진하고 맛있다.

된장 냉잇국은 조개로 끓여야 제맛이다. 같은 된장국일지라도, 넣는 식물 재료에 따라 단백질 재료가 달라진다. 아욱은 새우와 잘 어울리고, 근대와 배추는 멸치와 끓여야 제맛이다. 그런데 원추리, 쑥, 냉이 등은 뭐니 뭐니 해도 조개로 맛을 내는 것이 최고이다.

흔히 서울 사람들은 여기에도 역시 고기를 넣는 경우가 많다. 고기로 기본적인 감칠맛을 내놓은 다음, 된장을 풀고 끓이면서 조개를 넣는 것이다. 그런데 이 방식대로 하면 조개의 깨끗한 맛을 죽이기 십상이다. 조개 외에 고기를 넣는 이유는 조개만으로는 충분히 감칠맛을 내기 힘들기 때문이다. 그래서 이때도 멸치 육수를 쓰는 것이 좋다. 일단 멸치 육수로 감칠맛의 기본을 만들어 놓는데, 멸치 냄새가 너무 강하여 나중에 넣을 조개의 향을 잡아먹으면 안 되니 주의한다. 크기가 약간 작은 중멸치를 쓰거나, 대멸치를 쓸 경우에는 마른 냄비에 한 번 살짝 볶아서 비린내를 조금 날리는 것이 좋다.

내가 초보 주부일 때는 냉이 다듬는 것이 두려워 냉이 사기를 꺼렸다. 엄마가 냉이를 한 바구니 놓고 잔뿌리 속에 있는 흙까지 긁어내는 것을 보아 왔기 때문이다. 그런데 요즘 냉이는 부드러운 밭 흙에서 재배해 나오는 것이 많아 예전의 냉이들보다 상태가 훨씬 깨끗하다. 지나치게 지저분한 이파리가 눈에 띄면 떼어 내고, 미지근한 물에 조금 담가 놓으면 웬만한 흙은 쉽게 씻긴다. 찬물로 여러 번 헹궈 보아, 더 이상 흙이 나오지 않을 정도로 씻으면 안심

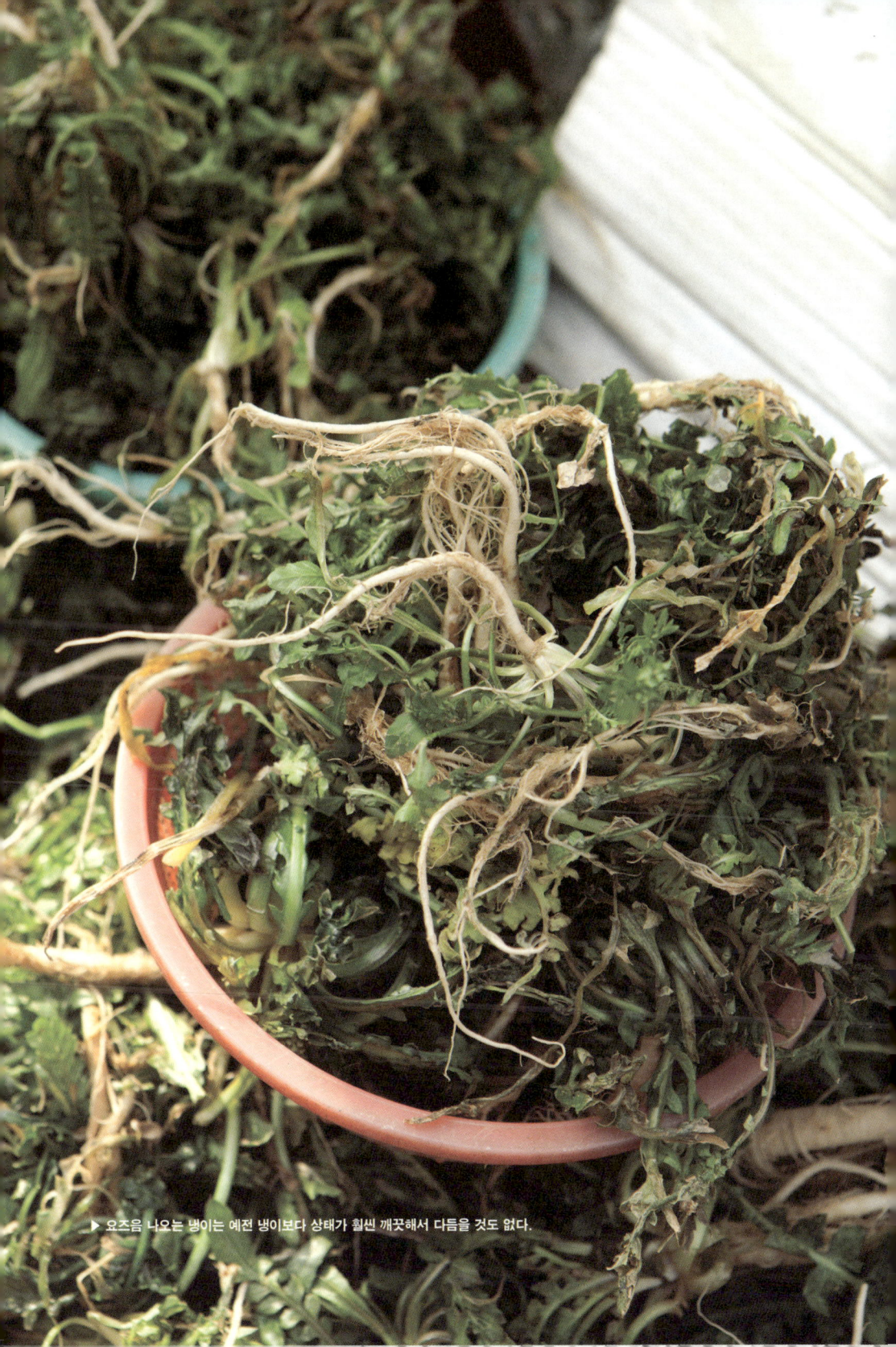

▶ 요즈음 나오는 냉이는 예전 냉이보다 상태가 훨씬 깨끗해서 다듬을 것도 없다.

할 수 있다. 그러고 보면 늘 문제는 두려움이다. 해 보면 그리 어려운 것이 아닌데도 어려울 것이라 지레짐작하는 것이다.

조개도 마찬가지다. 시장에서 파는 조개는 해감을 다 해 놓은 것이기 때문에 손질이 그리 번거롭지 않다. 냉잇국에는 모시조개가 최고이다. 그러나 역시 값이 문제이니, 보통은 바지락을 쓰게 된다. 그것도 비싸다면 값싼 홍합을 조금 넣는 것으로 만족할 수밖에 없다.

미리 만들어 둔 멸치 육수에 된장을 푼다. 쌀뜨물을 받아 넣으면 좋고, 혹시 없으면 찹쌀가루를 조금 풀어도 좋다. 기호에 따라 잘 씻은 냉이에 볶은 콩가루를 묻혀 넣는 사람들도 있다. 국물 맛이 훨씬 고소해지지만, 대신 맑은 맛은 그만큼 떨어진다.

된장이 끓으면 맨 마지막으로 냉이와 조개를 넣는다. 만약 조갯살 맛을 포기할 심산이면 된장 넣을 때부터 넣어 푹 익혀도 좋다. 국물 맛은 좋아지지만, 조갯살은 질기고 단단해져 맛이 없어진다. 값싼 홍합을 쓴다면 처음부터 푹 끓여 국물만 쓰는 것도 괜찮은 방법이다. 냉이 역시 조개와 함께 넣는다. 요즘 나오는 냉이는 그리 질기지 않아, 오래 끓이지 않아도 충분히 무른다. 너무 큰 냉이는 세로로 절반을 찢어서 넣으면 먹기가 더 편하다.

된장의 구수한 맛에 실린 향긋한 냉이 향이 입맛을 돋운다. 와, 이제 정말 봄이구나! 맛있는 한 해가 또 시작되었다.

나를 위한 제철 밥상

1판 1쇄 펴냄 2012년 2월 28일
1판 2쇄 펴냄 2012년 4월 25일

지은이 | 이영미
발행인 | 김세희
편집인 | 이현정
펴낸곳 | 판미동

출판등록 | 2009. 10. 8 (제2009-000273호)
주소 | 135-887 서울 강남구 신사동 506 강남출판문화센터 5층
전화 | **영업부** 515-2000 **편집부** 3446-8774 **팩시밀리** 515-2007
홈페이지 | www.panmidong.com

한국어판 ⓒ ㈜민음인, 2012. Printed in Seoul, Korea

ISBN 978-89-6017-406-1 13590

판미동은 민음사 출판 그룹의 브랜드입니다.